全国高等卫生职业教育创新技能型"十三五"规划教材

◆ 供临床医学、预防医学、公共卫生管理、护理等专业使用

基层公共卫生服务技术

JICENG GONGGONG WEISHENG FUWU JISHU

主　编　杨柳清

副主编　刘明清

编　委（以姓氏笔画为序）

王　丹　重庆三峡医药高等专科学校

刘明清　沧州医学高等专科学校

关红军　牡丹江医学院

李　芳　黔东南民族职业技术学院

李佳蔓　重庆三峡医药高等专科学校

杨术兰　重庆三峡医药高等专科学校

杨柳清　重庆三峡医药高等专科学校

余朝旭　黔东南民族职业技术学院

张力文　雅安职业技术学院

董　赟　雅安职业技术学院

编写秘书

李佳蔓　重庆三峡医药高等专科学校

华中科技大学出版社
http://www.hustp.com
中国·武汉

内 容 提 要

本书是全国高等卫生职业教育创新技能型"十三五"规划教材。

全书除绪论外,分12章。其中,绪论主要围绕基层开展公共卫生服务的工作任务介绍初级卫生保健、疾病三级预防策略及公共卫生服务等相关基础知识,第一章至第十二章根据国家基本公共卫生服务规范设置了三大项目,分别为面向所有人群的服务项目(含居民健康档案建立与管理服务、健康教育服务、传染病及突发公共卫生事件应急处理、卫生计生监督协管服务)、面向特殊人群的服务项目(含0~6岁儿童健康管理服务、孕产妇健康管理服务、老年人健康管理服务、预防接种服务)和面向患病人群的服务项目(含慢性病患者健康管理服务、严重精神障碍患者管理服务、肺结核患者健康管理服务)。

本书主要供临床医学、预防医学、公共卫生管理、护理等专业使用,也可作为基层全科医师、基层社区卫生护理人员等继续教育培训的参考教材。

图书在版编目(CIP)数据

基层公共卫生服务技术/杨柳清主编. —武汉:华中科技大学出版社,2018.8(2024.1 重印)
全国高等卫生职业教育创新技能型"十三五"规划教材
ISBN 978-7-5680-4409-7

Ⅰ.①基… Ⅱ.①杨… Ⅲ.①公共卫生-卫生服务-中国-高等职业教育-教材 Ⅳ.①R199.2

中国版本图书馆 CIP 数据核字(2018)第 194044 号

基层公共卫生服务技术　　　　　　　　　　　　　　　　　　　　　杨柳清　主编
Jiceng Gonggong Weisheng Fuwu Jishu

策划编辑:居　颖
责任编辑:余　琼　毛晶晶
封面设计:原色设计
责任校对:曾　婷
责任监印:周治超
出版发行:华中科技大学出版社(中国·武汉)　　　电话:(027)81321913
　　　　　武汉市东湖新技术开发区华工科技园　　　邮编:430223
录　排:华中科技大学惠友文印中心
印　刷:武汉科源印刷设计有限公司
开　本:787mm×1092mm　1/16
印　张:16.5
字　数:387 千字
版　次:2024 年 1 月第 1 版第 13 次印刷
定　价:49.80 元

全国高等卫生职业教育创新技能型
"十三五"规划教材编委会

网络增值服务使用说明

欢迎使用华中科技大学出版社医学资源服务网yixue.hustp.com

1.教师使用流程

（1）登录网址：http://yixue.hustp.com （注册时请选择教师用户）

（2）审核通过后，您可以在网站使用以下功能：

管理学生

建立课程　　　　　　　　布置作业

下载教学　　　　　　　　查询学生学习
资源　　　　　教师　　　记录等

2.学员使用流程

建议学员在PC端完成注册、登录、完善个人信息的操作。

（1）PC端学员操作步骤

①登录网址：http://yixue.hustp.com （注册时请选择普通用户）

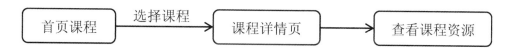

②查看课程资源

如有学习码，请在个人中心-学习码验证中先验证，再进行操作。

首页课程 → 选择课程 → 课程详情页 → 查看课程资源

（2）手机端扫码操作步骤

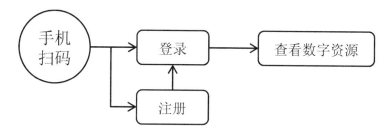

手机扫码 → 登录 → 查看数字资源
手机扫码 → 注册 → 登录

总序

Zongxu

　　随着我国经济的持续发展和教育体系、结构的重大调整,职业教育办学思想、培养目标随之发生了重大变化,人们对职业教育的认识也发生了本质性的转变。我国已将发展职业教育作为重要的国家战略之一,高等职业教育成为高等教育的重要组成部分。作为高等职业教育重要组成部分的高等卫生职业教育也取得了长足的发展,为国家输送了大批高素质技能型、应用型医疗卫生人才。

　　为了全面落实职业教育规划纲要,贯彻《国务院关于加快发展现代职业教育的决定》《教育部关于深化职业教育教学改革全面提高人才培养质量的若干意见》等文件精神,体现"以服务为宗旨,以就业为导向,以能力为本位"的人才培养模式,积极落实高等卫生职业教育改革发展的最新成果,创新编写模式,满足"健康中国"对高素质创新技能型人才培养的需求,2017年8月在全国卫生职业教育教学指导委员会专家和部分高职高专院校领导的指导下,华中科技大学出版社组织全国30余所院校的近200位老师编写了本套全国高等卫生职业教育创新技能型"十三五"规划教材。

　　本套教材充分体现新一轮教学计划的特色,强调以就业为导向、以能力为本位、以岗位需求为标准的原则,按照技能型、服务型高素质劳动者的培养目标,遵循"三基"(基本理论、基本知识、基本技能)、"五性"(思想性、科学性、先进性、启发性、适用性)、"三特定"(特定目标、特定对象、特定限制)的编写原则,着重突出以下编写特点:

　　(1)密切结合最新的护理专业课程标准,紧密围绕执业资格标准和工作岗位需要,与护士执业资格考试相衔接。

　　(2)教材中加强对学生人文素质的培养,并将职业道德、人文素养教育贯穿培养全过程。

　　(3)教材规划定位于创新技能型教材,重视培养学生的创新、获取信息及终身学习的能力,实现高职教材的有机衔接与过渡作用,为中高职衔接、高职本科衔接的贯通人才培养通道做好准备。

　　(4)内容体系整体优化,注重相关教材内容的联系和衔接,避免遗漏和不必要的重复。编写队伍引入临床一线教师,力争实现教材内容与职业岗位能力要求相匹配。

(5)全套教材采用全新编写模式,以扫描二维码形式帮助老师及学生在移动终端共享优质配套网络资源,使用华中科技大学出版社提供的数字化平台将移动互联、网络增值、慕课等新的教学理念、教学技术和学习方式融入教材建设中,全面体现"以学生为中心"的教材开发理念。

本套教材得到了各院校的大力支持和高度关注,它将为新时期高等卫生职业教育的发展做出贡献。我们衷心希望这套教材能在相关课程的教学中发挥积极作用,并得到读者的青睐。我们也相信这套教材在使用过程中,通过教学实践的检验和实际问题的解决,能不断得到改进、完善和提高。

全国高等卫生职业教育创新技能型"十三五"规划教材

编写委员会

前言

Qianyan

《基层公共卫生服务技术》是全国高等卫生职业教育创新技能型"十三五"规划教材，主要供临床医学、预防医学、公共卫生管理、护理等专业使用，也可作为基层全科医师、基层社区护理人员等继续教育培训的参考教材。

"没有全民健康，就没有全面小康。"在健康中国国家战略背景下，为居民免费提供基本公共卫生服务是实现公共卫生服务均等化的重要措施，也是目前基层卫生服务机构的主要工作任务。高职高专医护类专业主要面向基层卫生服务机构培养人才，要求学生不仅要熟练掌握临床诊疗的基本知识与技能，更要具备实施城乡居民健康档案管理、健康教育、预防接种等国家基本公共卫生服务项目的综合实践能力。本教材是基于健康中国背景下编写的全新教材，是针对医护、公共卫生类专业的培养目标，满足基层卫生服务机构岗位胜任力的人才需求而组织编写的。教材以国家基本公共卫生服务规范为重要依据，将岗位工作需要的基本理论、基本知识、基本技能进行序化整合，结合高职高专三年学制及有限学时等因素，力争突出教材的思想性、科学性、先进性、启发性、适应性。

教材除绪论外，分12章。其中，绪论主要介绍初级卫生保健、疾病三级预防策略及公共卫生服务等相关基础知识，第一章至第十二章根据国家基本公共卫生服务规范项目设置了面向所有人群、特殊人群和患病人群的项目内容。教材中知识链接、能力检测、参考文献作为拓展学习的引导，使学生能在学习过程中不拘泥于教材内容，拓展学习空间。

教材全体编写委员本着严谨、求实、科学的态度，查阅相关书籍、调研岗位任务，力争使教材内容科学、语言浅显、案例生动，具有可操作性与指导性。但是由于本教材为首次编写，无同类教材参考，虽然大家付出了艰辛的努力，但限于编写经验不足、水平有限，难免有错误、疏漏与不足之处，真诚希望所有读者及时反馈，不吝赐教，提出建设性意见，以便我们对教材不断修改、完善。

此外，教材编写得到了重庆三峡医药高等专科学校、沧州医学高等专科学校、牡丹江医学院、黔东南民族职业技术学院、雅安职业技术学院等院校的大力支持，在此表示诚挚的谢意。

杨柳清

目录

Mulu

本书配套有相关慕课资源,请登录学堂在线-国家精品课程在线学习平台 http://www.xuetangx.com/,在搜索栏输入课程名称"基层公共卫生服务技术",即可获取相关资源。

绪 论

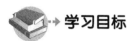

扫码看课件

健康是促进人的全面发展的必然要求，是经济社会发展的基础条件，是广大人民群众的共同追求。没有全民健康，就没有全面小康。2015年我国首次把"健康中国"作为国家战略，制定了"健康中国2030"规划纲要，将以基层为重点，以改革创新为动力，预防为主，中西医并重，将健康融入所有政策，人民共建共享作为卫生与健康工作方针，提出了以提高人民群众健康为目标，以解决危害城乡居民健康的主要问题为重点，切实加强对影响国民健康的重大和长远卫生问题的有效干预，确保实现人人享有基本医疗卫生服务的重大战略目标。

"健康中国2030"规划纲要是我国推进健康中国建设的行动纲领。落实预防为主方针，加强公共卫生服务体系建设，促进基本公共卫生服务均等化是推进健康中国建设的重要内容。

案例引导

家里来了位特殊客人

小殷的父母长期外出打工，他从小与爷爷奶奶生活在乡村。有一天乡镇卫生院的王医生来家里做客，小殷记得三年前发高烧去乡镇卫生院看病，就是这位王医生为他诊治的。今天王医生专程来小殷家主要是为他们家里每个人建立健康档案，还用血压计等一些设备给他们一家人进行了健康检查。

问题：

1. 王医生为什么不在乡镇卫生院内坐诊等候患者，却来到健康人家里作上门服务,请你分析其意义。

　　2. 王医生这次上门服务是否需要收费,为什么?

第一节　初级卫生保健

一、概念

　　"人人享有卫生保健"是全球的卫生战略,为实现这一目标,1978 年世界卫生组织(WHO)在国际初级卫生保健会议上发表了《阿拉木图宣言》,提出了推行初级卫生保健是实现"人人享有卫生保健"目标的基本策略和根本途径。WHO 指出:初级卫生保健(primary health care,PHC)是一种基本的卫生保健,它依靠切实可行、学术可靠又受社会欢迎的方法和技术,使社区的家庭通过积极参与普遍能够享受,其费用也是社区或国家依靠自力更生精神能够负担的。它是国家卫生系统和社会经济发展的组成部分,是国家卫生系统的中心职能和主要环节。它是个人、家庭和社区同国家卫生系统保持接触,使卫生保健深入人民生产和生活的第一步,也是整个卫生保健工作的第一要素。

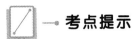 **考点提示**　初级卫生保健的定义、基本内容。

知识链接

人人享有卫生保健

　　"人人享有卫生保健"是一项全球性卫生战略,强调不同国家、地区和人群间要较公平、合理地分配卫生资源,所有个人和家庭都能享受到初级卫生保健;人们懂得疾病是可以预防的,通过努力,可以创造自己和家庭的健康和幸福。

　　初级卫生保健是最基本的,人人都能得到的、体现社会平等权利的,人民群众和政府能负担得起的卫生保健服务。其内涵:从需要上来说,是人们不可缺少的;从受益来说,是人人都能得到的;从技术上来说,是科学可靠的;从费用上来说,是人人能够负担得起的;从国家来说,是政府的职责;从群众来说,既是权利又是义务;从卫生机构来说,是要提供最基本的卫生服务;从社会经济发展来说,是社会经济发展的重要组成部分,是精神文明建设的重要内容。

二、初级卫生保健的内容

(一)四个方面

　　1. 健康教育和健康促进　通过健康教育和各种环境支持,促使人们自觉改变不良的行为生活方式,控制、减轻和消除危害健康的因素,提高健康水平。

2. 预防保健 采取积极有效的措施,预防各种疾病的发生、发展和流行;对重点特殊人群开展有针对性的保健服务。

3. 合理治疗 以基层医疗机构(社区卫生服务中心或乡镇卫生院)为核心,为社区居民提供及时有效的基本治疗服务,防止疾病恶化,争取早日痊愈。

4. 社区康复 对已经确诊的患者,要积极采取措施防止并发症和致残。对丧失了正常功能或功能上有缺陷的残疾者,通过医学的、教育的、职业的和社会的综合措施,尽量恢复其功能,使他们重新获得生活、学习和参加社会活动的能力。

(二)八项要素

《阿拉木图宣言》中提出初级卫生保健的具体内容因不同的国家和居民团体可有所不同,但至少包括八项。

(1)对当前主要卫生问题及其预防和控制方法的健康教育。
(2)改善食品供应和合理营养,供应足够的安全卫生的水。
(3)基本环境卫生。
(4)妇幼保健和计划生育。
(5)主要传染病的预防接种。
(6)地方病的预防与控制。
(7)常见病和外伤的合理治疗。
(8)提供基本药物。

1981年第34届世界卫生大会上增加:使用一切可能的办法,通过影响生活方式和控制自然和社会心理环境来预防和控制慢性非传染性疾病和促进精神卫生。

三、初级卫生保健的实施原则

1. 体现社会公正原则 初级卫生保健是人人都能得到的一种基本保健服务,就要体现卫生服务、卫生资源的分配和利用的公正性。

2. 社区群众参与原则 提供的预防、保健、康复服务需要社区个人、家庭、政府的积极参与才能得到推广普及。

3. 部门协同原则 初级卫生保健是整个社会经济发展的一个重要组成部分,因此,仅靠医疗保健部门的努力是不能实现的,还必须依赖卫生部门与其他有关部门(包括政治、经济、文化部门等)的通力合作与协调行动。

4. 预防为主原则 预防为主是我国卫生与健康工作方针的重要内容,突出预防服务是初级卫生保健的显著特征。

5. 适宜技术原则 适宜技术是实施初级卫生保健的重要基础。初级卫生保健提供的是一种基本的卫生服务,解决老百姓最基本的卫生需求。卫生保健部门使用的技术、设备、药品应是可靠、方便、乐于接受而且费用低廉的。

6. 综合应用原则 仅靠医疗卫生保健服务是不能改善全体人民卫生状况的,还需要满足个人生活中最基本和最低的生活需要,如营养、教育、社区环境卫生、安全饮用水、住房等。

第二节　疾病三级预防策略

　　三级预防是针对疾病自然史的全过程而采取的积极预防措施,包括在病理发生期采取的第一级预防措施,症状发生前期采取的第二级预防措施,临床出现期及发病后期采取的第三级预防措施。

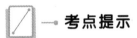

考点提示　三级预防策略(第一级、第二级、第三级预防)。

一、第一级预防

　　第一级预防称病因预防(primary prevention),采取健康促进及特殊的保护措施,以减少和控制疾病的发生。①卫生立法、健康教育、改变不良行为方式和生活习惯、创造良好的劳动和生活居住环境。②控制健康危险因素:如改善环境卫生、保护环境、清洁饮水、污染物无害化处理、控制人口过度增长等。③特殊防护措施:如免疫接种、消毒杀菌灭虫、监测高危险性环境(如工业毒物)和高危险性人群(如免疫缺陷者、高血压高危险人群)等。

二、第二级预防

　　第二级预防又称临床前期预防(secondary prevention),主要通过病例发现、年度体检或周期性健康检查、社区筛检达到早期发现、早期诊断和早期治疗(即"三早")疾病的目的。如:定期做胸部 X 线检查以早期发现肺癌、肺结核或硅肺(硅粉尘接触作业人群)患者;妇女定期体检以早期发现乳腺癌或宫颈癌;在肝癌高发区做甲胎蛋白测定以早期发现肝癌;医院内严格洗手、消毒预防医源性疾病等。疾病早期发现后立即制订合理有效的治疗方案,控制疾病的发展,促进身体尽早痊愈。

三、第三级预防

　　第三级预防又称临床预防(tertiary prevention),通过采取积极、有效的措施,防止疾病进一步恶化或发生严重的并发症或后遗症,尽可能地保护和恢复机体的功能,包括防止病残和康复工作。防止病残是为了使患者不致丧失劳动能力,即力求病而不残、残而不废,保存人的社会价值;康复工作是对身体和心理残废者以及老年人采取措施,使他们能够在身体、心理、社会及职业上成为有用的人。做好第三级预防,开展康复医学服务,充分发挥社区康复保健功能,可以减轻临床治疗压力,促进病残者恢复,提高生命质量。

第三节 公共卫生服务

一、基本公共卫生服务

(一) 定义

基本公共卫生服务,是指由疾病预防控制机构、城市社区卫生服务中心、乡镇卫生院等城乡基层医疗卫生机构向全体居民提供的公益性的公共卫生干预措施,以达到疾病预防控制的目的。其特征是服务免费,费用由政府承担,直接面向群众。

(二) 意义

1. 是党和政府实施的惠民政策 基本公共卫生服务由各级财政共同提供经费保障,项目本质就是政府购买公共卫生服务,交由基层医疗卫生机构实施,让居民享受国家基本卫生保健制度。

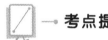 **考点提示** 国家基本公共卫生服务的概念、内容及实施。

2. 是促进基本公共卫生服务逐步均等化的重要内容 为城乡居民免费提供基本公共卫生服务,使居民人人能享受到公共卫生资源与卫生服务,从而促进基本公共卫生服务逐步均等化,实现人人公平、共享。

3. 是我国公共卫生制度建设的重要组成部分 基本公共卫生服务是我国公共卫生领域的一项长期的、基础性的制度安排,是医药卫生体制改革的一项十分重要的内容,是落实"预防为主,普及健康"的大事。

(三) 项目内容

我国的基本公共卫生服务项目自 2009 年启动以来到今年,项目内容从 9 类扩大至 14 类,先后增加了中医药健康管理服务、结核病患者健康管理服务等,基本公共卫生服务补助经费标准从人均 15 元提高至 55 元。

为进一步规范国家基本公共卫生服务项目实施,国家卫生健康委员会组织制定了《国家基本公共卫生服务规范》,明确了服务对象、服务内容、服务流程、服务要求及工作指标,到 2017 年已先后修订三次。目前国家基本公共卫生服务主要针对三大类人群。

1. 面向所有人群的服务项目 居民健康档案建立与管理服务、健康教育服务、传染病及突发公共卫生事件应急处理、卫生计生监督协管服务。

2. 面向特殊人群的服务项目 0~6 岁儿童健康管理服务、孕产妇健康管理服务、老年人健康管理服务、预防接种服务。

3. 面向患病人群的服务项目 慢性病患者健康管理服务(包括高血压患者健康管理和 2 型糖尿病患者健康管理)、严重精神障碍患者管理服务、肺结核患者健康管理服务、中医药健康管理服务。

基本公共卫生服务均等化

基本公共卫生服务均等化是指每个公民都能平等地获得基本公共卫生服务。我国现阶段的基本公共卫生服务均等化的目标:通过实施国家基本公共卫生服务项目和重大公共卫生服务项目,明确政府责任,对城乡居民健康问题采取干预措施,减少主要健康危险因素,有效预防和控制主要传染病及慢性病,提高公共卫生服务能力和突发公共卫生事件应急处置能力,使城乡居民逐步享有均等化的基本公共卫生服务。

促进基本公共卫生服务均等化的主要任务:①制定和实施基本公共卫生服务项目。②实施重大公共卫生服务项目。③提高服务能力,大力培养公共卫生技术人才和管理人才,转变公共卫生服务模式。④规范管理,完善基本公共卫生服务规范。⑤转变运行机制。

基本公共卫生服务均等化是我国新一轮医药卫生体制改革的重要目标和要求之一。"均等化"体现的是公平性和人人享有,旨在使人人都均等地获得基本公共卫生服务。

二、重大公共卫生服务

(一) 定义

重大公共卫生服务也是促进基本公共卫生服务逐步均等化的重要内容,是国家针对主要传染病、慢性病、地方病、职业病等重大疾病和严重威胁妇女、儿童等重点人群的健康问题以及突发公共卫生事件预防和处置需要,制定和实施的公共卫生服务。

(二) 项目内容

2009 年我国首先启动了六项重大公共卫生服务项目。

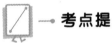 **考点提示** 重大公共卫生服务的内容。

(1) 结核病、艾滋病等重大疾病防控。

(2) 国家免疫规划。

(3) 农村孕产妇住院分娩补助。

(4) 实施"百万贫困白内障患者复明工程"。

(5) 在贵州、云南等六省实施消除燃煤型氟中毒危害项目,扩大地氟病区的改炉改灶覆盖范围。

(6) 实施农村改水改厕项目,为农户进行无害化厕所建设,改善农村环境卫生。

重大公共卫生服务项目随着重大疾病流行、人群健康问题等方面的需要而不断充实与调整。我国在六项重大公共卫生项目基础上逐步增加了以下项目:15 岁以下人群补种乙肝疫苗项目;农村妇女乳腺癌、宫颈癌检查项目;对全国农村妇女孕前和孕早期进行免费补服叶酸项目;孕产妇乙肝、梅毒、艾滋病免费筛查项目;贫困地区儿童营养改善项目和新生儿疾病筛查项目。人口和计划生育部门组织开展计划生育技术服务,主要包括避孕、节育、优生优育科普宣传,避孕方法咨询指导,发放避孕药具,实施避孕、节育和恢复生育力手术,随访服务,开展计划生育手术并发症及避孕药具不良反应诊治等。

第四节　课程学习的意义

随着我国医疗卫生体制的改革,按照"保基本,强基层,建机制"的原则,我国基层卫生事业得到较快发展。基层医疗卫生机构的职责由过去单一从事医疗工作,转变为开展"防、治、保、康、教、计"六位一体的全科医疗服务,特别是面向社区人群开展公共卫生服务成为基层医疗卫生机构的主要工作任务之一,也是卫生行政部门考核基层医疗机构工作成绩的主要指标。专科层次医、护类及公共卫生大类的学生毕业后到基层医疗卫生机构工作,其开展基本公共卫生服务的能力成为毕业生岗位胜任力的重要因素。通过学习本门课程:

（1）能全面学习国家基本公共卫生服务项目,掌握其内涵,了解其流程与要求。

（2）能将公共卫生与临床诊疗、人群保健等相关知识紧密融合,强化知识应用,提升评判性思维能力。

（3）毕业后能较快适应岗位工作任务,缩短过渡期,提高岗位工作能力。

（4）通过为辖区内居民熟练地开展公共卫生服务,建立起良好的信任关系,有利于顺利开展各项医疗卫生服务工作,成为居民健康的"守门人"。

 小　结

贯彻预防为主的方针,落实基本公共卫生服务均等化,强化基层医疗卫生服务机构的职能,让全民共享基本公共卫生服务是实现健康中国的重要内容。"人人享有卫生保健"是一项全球性卫生战略,初级卫生保健是实现"人人享有卫生保健"目标的基本策略和根本途径。

我国基本公共卫生服务通过政府购买的形式免费向居民提供。基本公共卫生服务项目和重大公共卫生服务项目的实施是我国逐步实现基本公共卫生服务均等化的重要内容。基本公共卫生服务项目主要通过疾病预防控制机构、城市社区卫生服务中心、乡镇卫生院等城乡基层医疗卫生机构免费为全体居民提供,其他基层医疗卫生机构也可提供,目前有14类。重大公共卫生服务项目主要通过专业公共卫生机构组织实施,项目内容在不断扩大。

（杨柳清）

能力检测

第一章
居民健康档案建立与管理服务

 学习目标

扫码看课件

掌握:居民健康档案的服务对象、服务要求、建立和使用方式,健康档案表单填写基本要求以及健康档案管理工作流程。

熟悉:居民健康档案建立的工作模式、服务流程和考核指标。

了解:居民健康档案基本内涵、目的、意义,健康档案的信息化管理与应用。

1968 年,美国的 Weed 等人率先提出并要求医生在医疗服务中采取以个人健康问题为导向的健康记录方式(problem oriented medical record,POMR),以方便观察追踪患者详细患病情况和既往史。此后居民健康档案被广泛运用,它不仅记录了个人健康问题,还成为居民健康状况的资料库,记录着居民的疾病家庭史、药物过敏史、遗传史和生活方式等状况。

案例引导

红星社区卫生服务中心的"新任务"

张某一家刚搬进红星社区,由于他们家原来居住的社区没有为居民建立健康档案,因此现在红星社区卫生服务中心拟对辖区内新迁来的常住居民在较短时间内集中进行健康档案的建立。

问题:

1. 红星社区卫生服务中心是否应该为居民建立健康档案?

2. 如果要建立健康档案,其建立的原则是什么?

3. 假设你是红星社区卫生服务中心的工作人员,你准备如何开展本次建档工作?

第一节　居民健康档案管理基本知识

一、健康档案的定义

健康档案是医疗卫生机构为城乡居民提供医疗卫生服务过程中的规范记录,是以居民个人健康为核心、贯穿整个生命过程、涵盖各种健康相关因素的系统化文件记录。居民健康档案是居民享有均等化公共卫生服务的重要体现,是医疗卫生机构为居民提供高质量医疗卫生服务的有效工具,是各级政府及卫生行政部门制定卫生政策的参考依据。全面、系统、完整的居民健康档案可帮助基层医疗卫生人员了解居民个人及其家庭、社区的相关资料,正确开展居民的健康管理,为居民提供综合、协调、连续和完整的医疗卫生保健服务。

二、健康档案的组成

我国居民健康档案一般由个人健康档案、家庭健康档案、社区健康档案三个部分组成。

三、健康档案的基本内容

(一)个人健康档案

个人健康档案是指在自然人从出生到死亡的整个过程中,其健康状况的发展变化情况以及所接受的各项卫生服务记录的总和。

1. 主要内容

(1)以问题为导向的健康问题记录:通常包括患者的基础资料、健康问题目录、问题描述、病程流程表、化验及检查的项目与结果、专家会诊记录等。

(2)以预防为导向的记录:通常包括预防接种、周期性健康检查、儿童生长与发育评价、健康教育、危险因素筛查及评价等。

2. 个人健康档案的归类管理方式

(1)以家庭为依据的归类管理方式。

(2)以健康状况为依据的归类管理方式。

(二)家庭健康档案

家庭健康档案是指以家庭为单位,记录家庭成员和家庭整体在医疗保健活动中产生的有关健康基本状况、疾病动态、预防保健服务利用情况等的文件材料。家庭健康档案是居民健康档案的重要组成部分。

> **知识链接** - ●
>
> **常见的家庭类型**
>
> 家庭是个人生活的主要环境之一,它影响到个人的遗传和生长发育,影响疾病的发生、发展、传播及康复,家庭与居民的健康息息相关。常见的家庭类型:①核心家庭:

由父母及未婚子女组成的家庭。②扩展家庭:由两对或两对以上夫妇或其未婚子女组成的家庭,是由核心家庭及夫妇单、双方的父母、亲属共同构成的家庭。③其他家庭:如单亲家庭、重组家庭等。

1. 主要内容

(1)家庭基本资料:包括家庭住址、人数及每个人的基本资料等。

(2)家系图:用以表示家庭结构及各成员的健康状况和社会关系资料,是简明的家庭综合资料。

(3)家庭卫生保健:记录家庭环境的卫生状况、居住条件、生活起居方式,是评价家庭功能、确定健康状况的重要参考资料。

(4)家庭评估资料:包括对家庭结构、功能、家庭生活周期等的评价。

(5)家庭主要问题目录及其描述:主要记载家庭生活压力事件及危机发生日期、问题描述及结果等。

(6)家庭成员健康资料。

2. 家庭健康档案建立的注意事项　家庭健康档案建立时,应避免以户口本为单位进行建档。若以一个户口本为一个家庭建档,会由于户口本内的家庭成员较多或者家庭成员分住两套房等情况,而造成后期的建档及服务管理困难。因此,为方便管理,社区家庭建档主要以居住的房屋为单位进行建档。

(三)社区健康档案

社区健康档案是记录社区资源、社区主要卫生问题、社区居民健康状况及卫生服务开展情况等的文件资料。以社区为单位,通过入户居民卫生调查、现场调查和现有资料收集等方法,收集和记录反映社区人口学特征、居民健康水平、社区主要卫生问题,社区政治、经济、文化、环境等信息,并在系统分析的基础上评价居民健康需求,最终达到以社区为导向,进行整体性、协调性医疗保健服务的目的。社区健康档案的主要内容如下。

(1)社区基本资料:包括社区地理位置、经济状况、人口学资料等。

(2)社区健康资料:社区健康问题、健康问题分布及控制情况、主要健康问题、危险因素情况等。

(3)社区卫生服务状况:门诊统计,如门诊量、门诊常见健康问题种类及构成等;住院统计,如住院患者数量、患病种类等;转诊统计,如转诊患者数量、转诊病种等。

(4)社区卫生资源:包括辖区内卫生服务机构的种类、数量、位置、服务范围等。

四、建立健康档案的意义

1. 为居民提供科学、规范的健康管理和健康监测　完整而系统的健康档案,能够帮助医务人员全面、系统地了解患者的健康问题及其患病的相关背景信息,有助于增进医务人员与居民的沟通交流,使医务人员正确理解个人及家庭健康问题,做出正确的临床决策。同时通过长期管理和照顾患者,有机会发现患者现存的健康危险因素和疾病,有利于及时为患者及其家庭提供科学规范的健康管理和健康监测。

2. 为实现社区卫生服务规范化提供保障　通过健康档案的建立,可以及时收集居民健康信息,为居民提供便捷有效的健康服务,提高工作效率和资源利用效率,实现社区卫生服务规范化。

3.为社区诊断和解决社区居民主要健康问题提供依据　通过对社区居民疾病谱、死因谱等资料进行统计分析,全面了解社区居民的主要健康问题,制订切实可行的卫生服务规划,利用社区内外一切可利用的卫生资源,提供系统性、协调性和连续性的卫生服务,解决社区居民主要健康问题。

4.为全科医学教育和科研提供信息资料　略。

5.为社区卫生服务质量和技术的评价提供依据　健康档案记录的内容和形式克服了以往门诊病历过于简单、不规范、医疗及法律效力差等缺点,不但能够评价医务人员的服务质量和技术水平,而且成为社区卫生服务领域内重要的医疗法律文书。

五、建立健康档案的基本原则

1.政策引导、居民自愿　加强政策宣传,积极引导城乡居民自愿参与建立健康档案工作。

2.突出重点、循序渐进　优先为老年人、慢性病患者、孕产妇、0～6岁儿童等建立健康档案,逐步扩展到全人群。

3.规范建档、有效使用　规范健康档案的建立、使用和管理,保证信息的连续性、完整性和有效使用。

4.资源整合、信息共享　以基层医疗卫生机构为基础,充分利用辖区相关资源,共建、共享居民健康档案信息,逐步实现电子信息化。

第二节　居民健康档案管理基本技能

一、健康档案建立的工作模式

(一)集中建档模式

1.适用对象　对辖区居民首次普及建档。

2.基本形式　拉网式入户调查或在较集中的时间内在社区居民聚集点集中建档。

3.主要流程　预备会议—宣传发动—组建建档团队—建档培训—调查准备—调查及建档。

(1)预备会议　主要内容包括:一是宣传国家、地方有关政策、法规等,明确建档工作的重要性、必要性。二是组织学习方案,明确各部门任务分工,确保任务完成质量。

(2)宣传发动　由街道、居委会(村委会)、社区中心、楼长采用多种方式(会议、宣传专栏、宣传横幅、海报、宣传信件等)对居民进行宣传、发动,为后阶段的调查活动做好准备。

(3)组建建档团队　成立居民建档小组,明确组长、组员的职责。小组组长通常由基层医疗机构负责人担任,小组成员主要由从事公共卫生服务的人员、社区或乡镇工作人员、各居民楼楼长等组成。

（4）建档培训　建档前要对建档团队进行集中培训。一是明确各组及组员的具体工作任务，提出任务完成的质量标准。二是对建档团员的主要公共卫生工作人员进行培训，包括内容填写规范等，做到人人都掌握相关专业知识（如中医体质辨识知识等），人人都能熟练填写调查表。三是进行服务理念、服务礼仪及建档相关技术的培训。

（5）调查准备

分工协作：社区中心根据工作量等分配辖区调查小组的调查范围，调查小组调查前要先给居委会（村委会）、各居民楼楼长提供调查进度计划，以便他们配合工作。

软件准备：①基础数据准备；②资料单据准备；③服饰准备。

硬件准备：主要是医疗器械的准备。

（6）调查及建档

入户调查的基本流程：自我介绍—出示证件—说明意图、恳请配合—开展调查。

调查建档人员工作时，一般采取流水线作业的方式进行。每组建档完成后交由组长统一登记和初审后，于当日交社区中心档案室，并相互登记核对，双方签字。

几个注意事项如下。

调查及建档的注意事项：①实事求是，准确完整；②填写规范明了，方便查找。

地址填写的注意事项：在实际建档过程中经常遇到档案地址不详的情况，为了规范管理，便于查找，在调查建档前应将所有的居委会辖区楼栋数编排好，做到一楼一图。例如，为辖区楼栋建档时，凡是调查了的住户打√表示，未调查的住户打×表示，见图1-1，以方便对住户建档情况进行管理。

9√	一单元	10√	19√	二单元	20×	29√	三单元	30√
7√		8√	17√		18√	27√		28√
5√		6√	15√		16√	25√		26√
3×		4√	13√		14√	23√		24√
1√		2×	11√		12√	21×		22√

图 1-1　某街道办事处居委会居民楼层示意图

电话号码填写的注意事项：①原则上座机、手机的电话号码均要填写。②部分已取消使用座机的家庭，一定要留存手机号码。③选择电话联系人时，应结合家庭类型，尽量选择配合度较高的人员进行电话登记和回访，以提高回访的准确率。

（二）独立建档模式

1. 适用范围　对集中建档过程中遗漏的居民的补充建档，是对集中建档的一个补充。

2. 基本形式　有针对性的入户调查。

3. 主要流程

（1）查漏　对集中建档的情况进行统计分析，查找出不同村（居）委会的建档情况，对楼层中没有参与集中建档的居民，开展第二次建档工作。

查漏主要方式：①在居民花名册中进行比对核实；②在居民楼层平面图做出标识。

（2）补缺　根据查漏获得的信息，对未建档的居民开展有针对性的入户调查，并建立健康档案。

4. 注意事项 一是避免重复建档,二是要继续标识好没有完成建档的家庭,为下一次的补建工作做好准备。

（三）分散建档模式

1. 适用范围 分散建档模式是集中建档模式的补充模式。

2. 基本形式 社区会议、社区活动(健康教育讲座、义诊宣传等)、全科诊室诊治。

3. 主要流程 发动宣传、补充建档。

由于参加活动的居民不是来自一个独立的社区居委会或村委会,补充建档有一定的分散性。分散建档最需要避免的问题是重复建档。常用的解决办法:①现场建档人员应与社区卫生服务中心档案管理办公室取得联系,由档案室人员进行核对,提供居民基本信息,查询是否已经建档;②携带笔记本电脑,从社区中心档案室拷贝基础建档数据,在建档现场查询是否已经建档。

（四）归类建档模式

1. 适用范围 0~6岁儿童、孕产妇、老年人、慢性病患者和严重精神障碍患者等重点人群。

2. 基本形式 集中建档、独立建档、分散建档基础上的建档模式。

3. 主要流程 调查活动—归类建档。

在集中建档、独立建档、分散建档的过程中,会发现高血压、糖尿病、严重精神障碍患者等重点建档人群,则必须按照国家对不同疾病的管理要求进行分类标识,按重点建档人群种类进行归类建档。

常见的重点建档人群包括:①辖区居民到医院就诊,新增的高血压或者糖尿病患者;②精神疾病中心或者村居委会通知辖区新增的重性精神障碍患者;③街道办事处村居委会计生部门统计数据中新增的育龄期妇女、新生儿;④社区软件自动提醒新增的65岁以上老年人。

（五）病员建档模式

1. 适用范围 常规就诊居民。

2. 基本形式 就诊、咨询、体检。

3. 主要流程 就诊、咨询、体检—电脑查询—建档。

全科医生在社区卫生服务工作中,对前来就诊、咨询、体检的辖区居民要在全科医生工作站电脑查询,对凡是信息中心没有建档的居民要进行档案建立。

二、健康档案的管理

健康档案记载着居民一生中有关健康问题的全部信息,加强健康档案的管理可使其在基层卫生服务中发挥更有效的作用。健康档案的管理原则是对居住半年以上的户籍及非户籍居民实行分类管理,以辖区内常住居民的管理为主,同时加强对流动性较大的暂住居民的管理。

（一）健康档案质量的控制

健康档案质量管理的基本步骤如下。

1．组建质量审查小组　选择熟悉建档流程和档案表格、具有较高水平医学专业知识的医务人员组成质量审查小组，专门负责建档工作的质量控制。

2．明确质控职责任务

（1）对质控中发现的问题要及时反馈给相关建档组，以便提高建档质量。

（2）按建档质量的好、中、差考评结果汇总比例登记，作为对建档人员的考核标准。

（3）凡是填写不清楚、不明确、有明显错误或不完整的内容，要开展电话回访后再更改。

（4）对医学专业性错误，要立即更正，以达到完整、合格的档案标准要求。

（5）将重点人群的各项检查结果进行汇总核对，做到检查者和检查结果匹配一致。

（6）体检结果的汇总填写和分发。

（7）体检结果汇总完毕，要用社区专用的体检结果告知书正确填写体检项、体检结果和健康指导意见，并负责居民体检通知书的发放和咨询服务工作。

（8）将原始体检结果装入档案袋中，送档案室归档，相互签字确认。

（二）居民健康档案的存放

医疗卫生服务过程中填写的健康档案相关记录表单，应装入居民健康档案袋统一存放。农村地区可以家庭为单位集中存放保管。有条件的地区录入计算机，建立电子化健康档案。

（三）发放居民健康档案信息卡

医务人员在为居民建立健康档案的同时，需要为服务对象填写并发放健康档案信息卡。信息卡的作用主要是便于居民下一次接受服务时调用健康档案及更新档案信息。居民健康档案信息卡一般在首次建档时发放。

（四）居民健康档案的维护更新

社区居民健康档案的及时更新，是保证健康档案完整性的前提，也是对居民进行健康管理与监测的基础。对居民健康档案的维护更新可以从多方面入手。

1．一般复诊者　一般复诊填写接诊记录和（或）其他应记录的项目，由接诊医生填写居民个人健康档案中的接诊记录或相应的项目记录表，并补充或更新个人健康档案中的长期性健康问题目录或暂时性健康问题目录。

2．重点管理人群　由责任医生填写居民个人健康档案中的接诊记录或相应的随访表，并补充或更新个人健康档案中的长期性健康问题目录或暂时性健康问题目录。

3．常规年检者　对常规年检者接诊医生或责任医生应根据年检表的内容，为就诊者进行检查，并填写新一年度的健康管理年检表，同时根据情况补充或更新居民个人健康档案中的长期性健康问题目录或暂时性健康问题目录。

健康档案在维护更新时要注意：个人信息填写要及时、准确；健康与服务信息要全面、完整；档案资料要连续、综合、系统。

（五）健康档案的信息化管理

随着信息技术产业的高速发展，大量电子病案开始在健康档案管理中得到运用。目前，我国大部分地区的居民健康档案已经实现了信息化管理。

1．健康档案信息化管理的内容

（1）初级管理：利用计算机管理软件，对个人、家庭、社区健康档案中的各种文字资料进行记录、查询、检索。

（2）中级管理：在健康档案中，除了一些文字信息外，还要记录图像、声音及动态画面等信息，使健康档案内容更加完整、逼真。另外，还需要进行健康信息的统计分析。

（3）高级管理：由于计算机网络技术的发展，将健康档案中的信息通过互联网传送，从而达到远程医疗的目的；建立以居民健康档案、电子病历为基础的区域卫生信息平台，实现健康信息资源共享。

知识链接

电子化健康档案软件

随着计算机的广泛运用，电子化健康档案软件得到大量开发。电子化健康档案软件的功能很多，除了单纯的档案录入管理外，还能对所辖区域内的数据进行分析，提供社区诊断报告，对辖区内常见疾病发病率、死亡疾病进行排序；对育龄期妇女情况、新生儿情况、65 岁以上老年人情况等重点人群信息，传染病报告、流行病情况、安全饮水情况、非法医疗执业情况等做出分析，得出可行的整改措施和方案，为解决社区健康问题提供方便。

2．健康档案信息化管理的意义

（1）有利于上级行政主管部门及时掌握各基层医疗机构建档工作的进度情况和质量效果。

（2）有利于全科医生运用和发挥计算机的简便快捷、灵活输入输出、网络多用户使用、计算统计等功能，提高工作效率。

（3）有利于基层及二、三级医疗机构在基本医疗、双向转诊等工作中对患者基本信息和疾病的了解，建立以居民健康档案为基础的区域卫生信息平台，实现信息资源共享。

3．健康档案信息化管理的注意事项

（1）规范化编码：所有交入档案室的建档资料，按照国家统一标准进行 17 位的编码。编码完毕后，按各村（居）委会为单位分片安排人员进行软件数据的录入。

（2）效率与质量并重：注意录入的速度和质量，减少或控制错误录入。

（3）充分利用社区软件：数据录入完成后，要充分利用社区软件为辖区居民提供电子信息化管理服务。如：自动提醒慢性病患者回访时间；自动提醒 0～6 岁儿童预防接种或者家族访视；自动更新生成新增 65 岁以上老年人名单。

（六）档案管理

1．专人管理　档案管理首先要确定专人管理，避免因人员变更而造成档案管理混乱的局面。其次，要加强对档案管理人员的培训，提高管理水平和责任感，使其更好地完成档案管理工作。

2. 制度管理

（1）档案借阅制度：明确档案查询、借用、归还的要求，确保档案的完整，不丢失档案。制度管理上做到了严格管理，规范使用，保证档案管理工作的正常运转。

（2）档案归档制度：要求建档档案按村（居）委会分片管理，坚持"四统一"，即明确统一的档案盒、统一的档案袋、统一的编码和代码、统一的档案柜。档案的规范管理，提高了档案管理质量。

（3）档案信息化制度：所有的档案信息经整理后，以电子文档的形式归档。在调档、更新、归档过程中，都使用计算机查询，按照提示信息查阅，按照提示信息为重点人群提供服务，工作效率明显提高，同时极大地提高了检索速度和档案的质量。

3. 文书立卷"当年清" 对年度形成的各类有价值保存的文件材料全部整理归档。在做好文书档案工作的同时，还要注重声像、照片、电子文件等档案的收集整理，从源头上确保档案资源在载体和门类上的齐全完整。

第三节　城乡居民健康档案管理服务规范

一、服务对象

辖区内常住居民（指居住半年以上的户籍及非户籍居民），以 0～6 岁儿童、孕产妇、老年人、慢性病患者、严重精神障碍患者和肺结核患者等人群为重点。

考点提示　掌握居民健康档案的服务对象。

二、服务内容

（一）居民健康档案的内容

居民健康档案内容包括个人基本信息、健康体检、重点人群健康管理记录和其他医疗卫生服务记录。

考点提示　掌握居民健康档案的内容、建立及使用。

1. 个人基本信息　主要包括姓名、性别等基础信息和既往史、家族史等基本健康信息。

2. 健康体检　主要包括一般健康检查、生活方式、健康状况及其疾病用药情况、健康评价等。

3. 重点人群健康管理记录　主要包括国家基本公共卫生服务项目要求的 0～6 岁儿童、孕产妇、老年人、慢性病患者、严重精神障碍患者和肺结核患者等各类重点人群的健康管理记录。

4. 其他医疗卫生服务记录 主要包括上述记录之外的其他接诊、转诊、会诊记录等。

（二）居民健康档案的建立

1. 健康档案的建立方式

（1）常规方式：辖区居民到乡镇卫生院、村卫生室、社区卫生服务中心（站）接受服务时，由医务人员负责为其建立居民健康档案，并根据其主要健康问题和服务提供情况填写相应记录，同时为服务对象填写并发放居民健康档案信息卡。

（2）多元化方式：通过入户服务（调查）、疾病筛查、健康体检等多种方式，由乡镇卫生院、村卫生室、社区卫生服务中心（站）组织医务人员为居民建立健康档案，并根据其主要健康问题和服务提供情况填写相应记录。

2. 电子健康档案的建立 已建立居民电子健康档案信息系统的地区应由乡镇卫生院、村卫生室、社区卫生服务中心（站）通过上述方式为个人建立居民电子健康档案，并按照标准规范上传区域人口健康卫生信息平台，实现电子健康档案数据的规范上报。

（三）居民健康档案的使用

1. 复诊 已建档居民到乡镇卫生院、村卫生室、社区卫生服务中心（站）复诊时，在调取其健康档案后，由接诊医生根据复诊情况，及时更新、补充相应记录内容。

2. 入户服务 入户开展医疗卫生服务时，应事先查阅服务对象的健康档案并携带相应表单，在服务过程中记录、补充相应内容。已建立电子健康档案信息系统的机构应同时更新电子健康档案。

3. 转诊、会诊 对于需要转诊、会诊的服务对象，由接诊医生填写转诊、会诊记录。

4. 其他情况 所有的服务记录由责任医务人员或档案管理人员统一汇总、及时归档。

（四）居民健康档案的终止和保存

1. 居民健康档案的终止 居民健康档案的终止缘由包括死亡、迁出、失访等，均需记录日期。对于迁出辖区的还要记录迁往地点的基本情况、填写档案交接表等。

2. 居民健康档案的保存 纸质健康档案应逐步过渡到电子健康档案，纸质和电子健康档案，由健康档案管理单位（即居民死亡或失访前管理其健康档案的单位）参照现有规定中的病历的保存年限、方式负责保存。

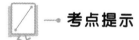 **考点提示** 掌握居民健康档案的服务要求。

三、服务流程

居民健康档案管理服务规范中有两大重要环节，一是确定建档对象，二是居民健康档案管理，见图 1-2、图 1-3。

四、服务要求

（一）各级医疗卫生机构及卫生行政部门的职责

（1）乡镇卫生院、村卫生室、社区卫生服务中心（站）负责首次建立居民健康档案、更新

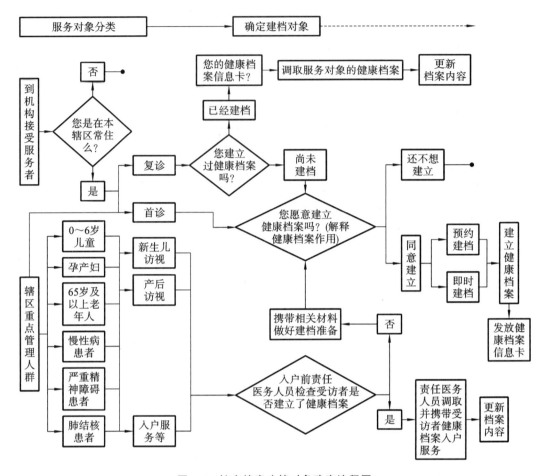

图 1-2 健康档案建档对象确定流程图

信息、保存档案。

（2）其他医疗卫生机构负责将相关医疗卫生服务信息及时汇总、更新至健康档案。

（3）各级卫生行政部门负责健康档案的监督与管理。

（二）健康档案的信息保护

健康档案的建立要遵循自愿与引导相结合的原则，在使用过程中要注意保护服务对象的个人隐私，建立电子健康档案的地区，要注意保护信息系统的数据安全。

（三）健康档案的信息更新

乡镇卫生院、村卫生室、社区卫生服务中心（站）应通过多种信息采集方式建立居民健康档案，及时更新健康档案信息。已建立电子健康档案的地区应保证居民接受医疗卫生服务的信息能汇总到电子健康档案中，保持资料的连续性。

（四）健康档案的编码

统一为居民健康档案进行编码，采用 17 位编码制，以国家统一的行政区划编码为基础，以村（居）委会为单位，编制居民健康档案唯一编码。同时将建档居民的身份证号作为身份识别码，为在信息平台上实现资源共享奠定基础。

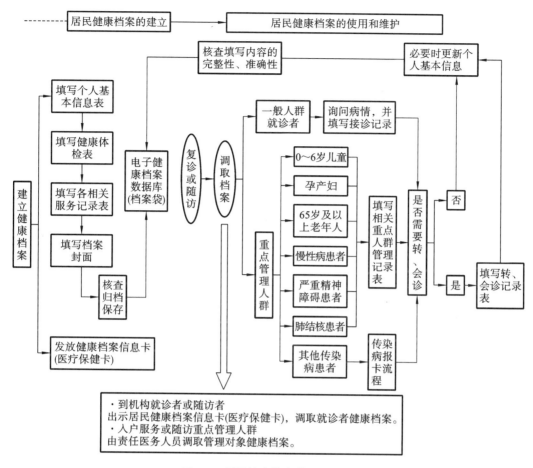

图 1-3 居民健康档案管理流程图

（五）健康档案的相关记录内容

（1）按照国家有关专项服务规范要求记录相关内容，记录内容应齐全完整、真实准确、书写规范、基础内容无缺失。

（2）各类检查报告单据和转、会诊的相关记录应粘贴留存归档，如果服务对象需要可提供副本。

（3）已建立电子版化验和检查报告单据的机构，化验及检查的报告单据交居民留存。

（六）健康档案的保管

健康档案管理要具有必需的档案保管设施设备，按照防盗、防晒、防高温、防火、防潮、防尘、防鼠、防虫等要求妥善保管健康档案，指定专（兼）职人员负责健康档案管理工作，保证健康档案完整、安全。电子健康档案应有专（兼）职人员维护。

（七）中医药方法的应用

积极应用中医药方法为城乡居民提供健康服务，记录相关信息纳入健康档案管理。健康体检表的中医体质辨识内容由基层医疗卫生机构的中医医务人员或经过培训的其他医务人员填写。

（八）电子健康档案的应用标准与规范

（1）电子健康档案在建立完善、信息系统开发、信息传输全过程中应遵循国家统一的相关数据标准与规范。

（2）电子健康档案信息系统应与新农合、城镇基本医疗保险等医疗保障系统相衔接，逐步实现各医疗卫生机构间数据互联互通，实现居民跨机构、跨地域就医行为的信息共享。

（九）其他要求

对于患有多种慢性病的患者，其随访服务记录表可以通过电子健康档案实现信息整合，不需要重复询问。

五、工作指标

（1）健康档案建档率＝建档人数/辖区内常住居民数×100％。

注：建档指完成健康档案封面和个人基本信息表，其中0～6岁儿童不需要填写个人基本信息表，其基本信息填写在"新生儿家庭访视记录表"上。

（2）电子健康档案建档率＝建立电子健康档案人数/辖区内常住居民数×100％。

（3）健康档案使用率＝档案中有动态记录的档案份数/档案总份数×100％。

注：有动态记录的档案是指1年内与患者的门诊就诊记录相关联或者有符合对应服务规范要求的相关服务记录的健康档案。

六、居民健康档案建档相关表格及填表说明

1. 居民健康档案表单目录 见图1-4。

居民健康档案表单目录

1. 居民健康档案封面
2. 个人基本信息表
3. 健康体检表
4. 重点人群健康管理记录表（见各专项服务规范相关表单）
  4.1 0～6岁儿童健康管理记录表
    4.1.1 新生儿家庭访视记录表
    4.1.2 1～8月龄儿童健康检查记录表
    4.1.3 12～30月龄儿童健康检查记录表
    4.1.4 3～6岁儿童健康检查记录表
    4.1.5 男童生长发育监测图
    4.1.6 女童生长发育监测图
  4.2 孕产妇健康管理记录表
    4.2.1 第1次产前检查服务记录表
    4.2.2 第2～5次产前随访服务记录表
    4.2.3 产后访视记录表
    4.2.4 产后42天健康检查记录表

图1-4 居民健康档案表单目录

4.3 高血压患者随访服务记录表

4.4 2型糖尿病患者随访服务记录表

4.5 严重精神障碍患者管理记录表

    4.5.1 严重精神障碍患者个人信息补充表

    4.5.2 严重精神障碍患者随访服务记录表

4.6 肺结核患者管理记录表

    4.6.1 肺结核患者第一次入户随访记录表

    4.6.2 肺结核患者随访服务记录表

4.7 中医药健康管理服务记录表

    4.7.1 老年人中医药健康管理服务记录表

    4.7.2 儿童中医药健康管理服务记录表

5. 其他医疗卫生服务记录表

5.1 接诊记录表

5.2 会诊记录表

6. 居民健康信息卡

续图 1-4

2. 居民健康档案封面 见图 1-5。

编号□□□□□□-□□□-□□□-□□□□□

居民健康档案

姓　　名：＿＿＿＿＿＿＿＿＿＿＿＿＿＿＿＿＿

现 住 址：＿＿＿＿＿＿＿＿＿＿＿＿＿＿＿＿＿

户籍地址：＿＿＿＿＿＿＿＿＿＿＿＿＿＿＿＿＿

联系电话：＿＿＿＿＿＿＿＿＿＿＿＿＿＿＿＿＿

乡镇(街道)名称：＿＿＿＿＿＿＿＿＿＿＿＿

村(居)委会名称：＿＿＿＿＿＿＿＿＿＿＿＿

建档单位：＿＿＿＿＿＿＿＿＿＿＿＿

建 档 人：＿＿＿＿＿＿＿＿＿＿＿＿

责任医生：＿＿＿＿＿＿＿＿＿＿＿＿

建档日期：＿＿＿＿＿年＿＿＿＿月＿＿＿＿日

图 1-5 居民健康档案封面

3. 个人基本信息表 见表 1-1。

表1-1 个人基本信息表

姓名：　　　　　　　　　　　　　　　　　　　　　　　　　　　　编号□□□-□□□□□

性别	1.男　2.女　9.未说明的性别　0.未知的性别　□	出生日期	□□□□□□□□
身份证号		工作单位	
本人电话		联系人姓名	联系人电话
常住类型	1.户籍　2.非户籍　□	民族	01 汉族　99 少数民族_____　□
血型	1.A 型　2.B 型　3.O 型　4.AB 型　5.不详/Rh:1.阴性　2.阳性　3.不详　□/□		
文化程度	1.研究生　2.大学本科　3.大学专科和专科学校　4.中等专业学校　5.技工学校　6.高中 7.初中　8.小学　9.文盲或半文盲　10.不详　□		
职业	0.国家机关、党群组织、企业、事业单位负责人　1.专业技术人员　2.办事人员和有关人员 3.商业、服务业人员　4.农、林、牧、渔、水利业生产人员　5.生产、运输设备操作人员及有关 人员　6.军人　7.不便分类的其他从业人员　8.无职业　□		
婚姻状况	1.未婚　2.已婚　3.丧偶　4.离婚　5.未说明的婚姻状况　□		
医疗费用 支付方式	1.城镇职工基本医疗保险　2.城镇居民基本医疗保险　3.新型农村合作医疗　4.贫困救助 5.商业医疗保险　6.全公费　7.全自费　8.其他_____　□/□/□		
药物 过敏史	1.无　2.青霉素　3.磺胺　4.链霉素　5.其他_____　□/□/□/□		
暴露史	1.无　2.化学品　3.毒物　4.射线　□/□/□		
既往史	疾病	1.无　2.高血压　3.糖尿病　4.冠心病　5.慢性阻塞性肺疾病　6.恶性肿瘤 _____　7.脑卒中　8.严重精神障碍　9.结核病　10.肝炎　11.其他法定传染病 12.职业病_____　13.其他____ □确诊时间　年　月/□　确诊时间　　年　月/□确诊时间　　年　月 □确诊时间　年　月/□　确诊时间　　年　月/□确诊时间　　年　月
	手术	1.无　2.有:名称①_____时间_____/名称②_____时间_____□
	外伤	1.无　2.有:名称①_____时间_____/名称②_____时间_____□
	输血	1.无　2.有:原因①_____时间_____/原因②_____时间_____□
家族史	父　　亲　□/□/□/□/□/□____	母　　亲　□/□/□/□/□/□____
	兄弟姐妹　□/□/□/□/□/□____	子　　女　□/□/□/□/□/□____
	1.无　2.高血压　3.糖尿病　4.冠心病　5.慢性阻塞性肺疾病　6.恶性肿瘤　7.脑卒中 8.严重精神障碍　9.结核病　10.肝炎　11.先天畸形　12.其他_____
遗传病史	1.无　2.有:疾病名称_____　□		
残疾情况	1.无残疾　2.视力残疾　3.听力残疾　4.言语残疾　5.肢体残疾 6.智力残疾　7.精神残疾　8.其他残疾_____　□/□/□/□/□/□		

续表

生活环境	厨房排风设施	1.无 2.油烟机 3.换气扇 4.烟	□
	燃料类型	1.液化气 2.煤 3.天然气 4.沼气 5.柴火 6.其他	□
	饮水	1.自来水 2.经净化过滤的水 3.井水 4.河湖水 5.塘水 6.其他	□
	厕所	1.卫生厕所 2.一格或二格式粪池 3.马桶 4.露天粪坑 5.简易棚厕	□
	禽畜栏	1.无 2.单设 3.室内 4.室外	□

表 1-1 的填表说明如下。

（1）本表用于居民首次建立健康档案时填写。如果居民的个人信息有所变动,可在原条目处修改,并注明修改时间或重新填写。若失访,在空白处写明失访原因;若死亡,写明死亡日期和死亡原因。若迁出,记录迁往地点基本情况,填写档案交接表。0～6 岁儿童无须填写该表。

（2）性别:按照国标分为未知的性别、男、女及未说明的性别。

（3）出生日期:根据居民身份证的出生日期,按照年（4 位）、月（2 位）、日（2 位）顺序填写,如 19490101。

（4）工作单位:应填写目前所在工作单位的全称。离退休者填写最后工作单位的全称;下岗待业或无工作经历者需具体注明。

（5）联系人姓名:填写与建档对象关系紧密的亲友姓名。

（6）民族:少数民族应填写全称,如彝族、回族等。

（7）血型:在前一个"□"内填写与 ABO 血型对应编号的数字;在后一个"□"内填写与"Rh"血型对应编号的数字。

（8）文化程度:指截至建档时间,本人接受国内外教育所取得的最高学历或现有水平所相当的学历。

（9）药物过敏史:表中药物过敏主要列出青霉素、磺胺或者链霉素过敏,如有其他药物过敏,请在其他栏中写明名称。

（10）既往史:

①疾病:填写现在和过去曾经患过的某种疾病,包括建档时还未治愈的慢性病或某些反复发作的疾病,并写明确诊时间,如有恶性肿瘤,请写明具体的部位或疾病名称,如有职业病,请填写具体名称。对于经医疗单位明确诊断的疾病都应以一级及以上医院的正式诊断为依据,有病史卡的以卡上的疾病名称为准,没有病史卡的应有证据证明是经过医院明确诊断的。可以多选。

②手术:填写曾经接受过的手术治疗。如有,应填写具体手术名称和手术时间。

③外伤:填写曾经发生的后果比较严重的外伤经历。如有,应填写具体外伤名称和发生时间。

④输血:填写曾经接受过的输血情况。如有,应填写具体输血原因和发生时间。

（11）家族史:指直系亲属（父亲、母亲、兄弟姐妹、子女）中是否患过所列出的具有遗传性或遗传倾向的疾病或出现过相应的症状。有则选择具体疾病名称对应编号的数字,可以多选。没有列出的请在"其他"中写明。

（12）生活环境:农村地区在建立居民健康档案时需根据实际情况选择填写此项。

4. 健康体检表 见表1-2。

表 1-2　健康体检表

姓名:　　　　　　　　　　　　　　　　　　　　　　　　　编号□□□-□□□□□

体检日期	年　　月　　日		责任医生		
内容	检查项目				
症状	1.无症状　2.头痛　3.头晕　4.心悸　5.胸闷　6.胸痛　7.慢性咳嗽　8.咳痰　9.呼吸困难 10.多饮　11.多尿　12.体重下降　13.乏力　14.关节肿痛　15.视力模糊　16.手脚麻木 17.尿急　18.尿痛　19.便秘　20.腹泻　21.恶心呕吐　22.眼花　23.耳鸣　24.乳房胀痛 25.其他_____　　　　　　　　　　　　　　　　□/□　□/□　□/□				
一般状况	体　温		℃	脉　率	次/分
	呼吸频率	次/分	血　压	左侧　　　/　　mmHg 右侧　　　/　　mmHg	
	身　高	cm	体　重	kg	
	腰　围	cm	体重指数（BMI）	kg/m²	
	老年人健康状态自我评估*	1.满意　2.基本满意　3.说不清楚　4.不太满意　5.不满意　　□			
	老年人生活自理能力自我评估*	1.可自理(0～3分)　2.轻度依赖(4～8分) 3.中度依赖(9～18分)　4.不能自理(≥19分)　　□			
	老年人认知功能*	1.粗筛阴性 2.粗筛阳性,简易智力状态检查,总分_____　　□			
	老年人情感状态*	1.粗筛阴性 2.粗筛阳性,老年人抑郁评分检查,总分_____　　□			
生活方式	体育锻炼	锻炼频率	1.每天　2.每周一次以上　3.偶尔　4.不锻炼　　□		
		每次锻炼时间	分钟	坚持锻炼时间	年
		锻炼方式			
	饮食习惯	1.荤素均衡　2.荤食为主　3.素食为主　4.嗜盐　5.嗜油　6.嗜糖 □/□/□			
	吸烟情况	吸烟状况	1.从不吸烟　2.已戒烟　3.吸烟　　□		
		日吸烟量	平均_____支		
		开始吸烟年龄	_____岁	戒烟年龄	_____岁
	饮酒情况	饮酒频率	1.从不　2.偶尔　3.经常　4.每天　　□		
		日饮酒量	平均_____两		
		是否戒酒	1.未戒酒　2.已戒酒,戒酒年龄:_____岁　　□		
		开始饮酒年龄	岁	近一年内是否曾醉酒　1.是　2.否　□	
		饮酒种类	1.白酒　2.啤酒　3.红酒　4.黄酒　5.其他_____ □/□/□/□		

生活方式	职业病危害因素接触史	1.无 2.有(工种_____从业时间_____年) 毒物种类 粉尘_____防护措施1.无 2.有_____□ 　　　　　放射物质_____防护措施1.无 2.有_____□ 　　　　　物理因素_____防护措施1.无 2.有_____□ 　　　　　化学物质_____防护措施1.无 2.有_____□ 　　　　　其他_____防护措施1.无 2.有_____□
脏器功能	口 腔	口唇 1.红润 2.苍白 3.发绀 4.皲裂 5.疱疹　　　　　□ 齿列 1.正常 2.缺齿━ 3.龋齿━ 4.义齿(假牙)━　□/□/□ 咽部 1.无充血 2.充血 3.淋巴滤泡增生　　　　　　□
	视 力	左眼_____右眼_____(矫正视力:左眼_____右眼_____)
	听 力	1.听见 2.听不清或无法听见　　　　　　　　　　　　　□
	运动功能	1.可顺利完成 2.无法独立完成任何一个动作　　　　　　□
查体	眼 底*	1.正常 2.异常_____　　　　　　　　　　　　　　　□
	皮 肤	1.正常 2.潮红 3.苍白 4.发绀 5.黄染 6.色素沉着 7.其他____□
	巩 膜	1.正常 2.黄染 3.充血 4.其他_____　　　　　　□
	淋巴结	1.未触及 2.锁骨上 3.腋窝 4.其他_____　　　　□
	肺	桶状胸:1.否 2.是　　　　　　　　　　　　　　　　　□ 呼吸音:1.正常 2.异常_____　　　　　　　　　　　□ 啰 音:1.无 2.干啰音 3.湿啰音 4.其他_____　□
	心 脏	心率:_____次/分 心律:1.齐 2.不齐 3.绝对不齐　□ 杂音:1.无 2.有_____　　　　　　　　　　　　　　□
	腹 部	压痛:1.无 2.有_____　　　　　　　　　　　　　　□ 包块:1.无 2.有_____　　　　　　　　　　　　　　□ 肝大:1.无 2.有_____　　　　　　　　　　　　　　□ 脾大:1.无 2.有_____　　　　　　　　　　　　　　□ 移动性浊音:1.无 2.有_____　　　　　　　　　　　□
	下肢水肿	1.无 2.单侧 3.双侧不对称 4.双侧对称　　　　　　□
	足背动脉搏动*	1.未触及 2.触及双侧对称 3.触及左侧弱或消失 4.触及右侧弱或消失 □
	肛门指诊*	1.未及异常 2.触痛 3.包块 4.前列腺异常 5其他_____□
	乳 腺*	1.未见异常 2.乳房切除 3.异常泌乳 4.乳腺包块 5其他____□/□/□/□
	妇科*	外阴	1.未见异常 2.异常_____　　　　　　　　　　□
		阴道	1.未见异常 2.异常_____　　　　　　　　　　□
		宫颈	1.未见异常 2.异常_____　　　　　　　　　　□
		宫体	1.未见异常 2.异常_____　　　　　　　　　　□
		附件	1.未见异常 2.异常_____　　　　　　　　　　□
	其 他*	

辅助检查	血常规*	血红蛋白_____ g/L　白细胞_____×10⁹/L 血小板_____×10⁹/L　其他_____
	尿常规*	尿蛋白_____　尿糖_____　尿酮体_____　尿潜血_____　其他_____
	空腹血糖*	_____ mmol/L 或_____ mg/dL
	心电图*	1.正常　2.异常_____　□
	尿微量白蛋白*	_____ mg/dL
	大便潜血*	1.阴性　2.阳性　□
	糖化血红蛋白*	_____%
	乙型肝炎表面抗原*	1.阴性　2.阳性　□
	肝功能*	血清谷丙转氨酶_____ U/L　血清谷草转氨酶_____ U/L 白蛋白_____ g/L　总胆红素_____ μmol/L 结合胆红素_____ μmol/L
	肾功能*	血清肌酐_____ μmol/L　血尿素氮_____ mmol/L 血钾浓度_____ mmol/L　血钠浓度_____ mmol/L
	血脂*	总胆固醇_____ mmol/L　甘油三酯_____ mmol/L 血清低密度脂蛋白胆固醇_____ mmol/L 血清高密度脂蛋白胆固醇_____ mmol/L
	胸部X线片*	1.正常　2.异常_____　□
	B超*	腹部B超　　1.正常　2.异常_____　□
		其他　　　1.正常　2.异常_____　□
	宫颈涂片*	1.正常　2.异常_____　□
	其他*	
现存主要健康问题	脑血管疾病	1.未发现　2.缺血性卒中　3.脑出血　4.蛛网膜下腔出血　5.短暂性脑缺血发作　6.其他_____　□/□/□/□/□
	肾脏疾病	1.未发现　2.糖尿病肾病　3.肾功能衰竭　4.急性肾炎　5.慢性肾炎 6.其他_____　□/□/□/□/□
	心脏疾病	1.未发现　2.心肌梗死　3.心绞痛　4.冠状动脉血运重建　5.充血性心力衰竭　6.心前区疼痛　7.其他_____　□/□/□/□/□
	血管疾病	1.未发现　2.夹层动脉瘤　3.动脉闭塞性疾病　4.其他_____　□/□/□
	眼部疾病	1.未发现　2.视网膜出血或渗出　3.视盘水肿　4.白内障 5.其他_____　□/□/□/□
	神经系统疾病	1.未发现　2.有_____　□
	其他系统疾病	1.未发现　2.有_____　□

住院治疗情况	住院史	入/出院日期	原 因	医疗机构名称	病案号
		/			
		/			
	家庭病床史	建/撤床日期	原 因	医疗机构名称	病案号
		/			
		/			

主要用药情况	药物名称	用法	用量	用药时间	服药依从性 1.规律 2.间断 3.不服药	
	1					
	2					
	3					
	4					
	5					
	6					

非免疫规划预防接种史	名称	接种日期	接种机构
	1		
	2		
	3		

健康评价	1.体检无异常　　　　　　　　　　　　　　　　　　　　　　　　□ 2.有异常 异常 1 _____ 异常 2 _____ 异常 3 _____ 异常 4 _____

健康指导	1.纳入慢性病患者健康管理 2.建议复查 3.建议转诊 　　　　　　　　　　　□/□/□	危险因素控制：　　　□/□/□/□/□/□/□ 1.戒烟 2.健康饮酒 3.饮食 4.锻炼 5.减体重(目标_____) 6.建议接种疫苗_____ 7.其他_____

表 1-2 的填表说明如下。

（1）本表用于老年人、高血压、2 型糖尿病和严重精神障碍患者等的年度健康检查。一般居民的健康检查可参考使用,肺结核患者、孕产妇和 0～6 岁儿童无须填写该表。

（2）表中带有 ＊ 号的项目,在为一般居民建立健康档案时不作为免费检查项目,不同重点人群的免费检查项目按照各专项服务规范的具体说明和要求执行。对于不同的人群,完整的健康体检表指按照相应服务规范要求做完相关检查并记录的表格。

（3）一般状况。

体重指数(BMI)＝体重(kg)/身高的平方(m²)。

老年人生活自理能力自我评估：65 岁及以上老年人需填写此项，详见老年人健康管理服务规范附件。

老年人认知功能粗筛方法：告诉被检查者"我将要说三件物品的名称（如铅笔、卡车、书），请您立刻重复"。过 1 min 后请其再次重复。如被检查者无法立即重复或 1 min 后无法完整回忆三件物品名称为粗筛阳性，需进一步用简易智力状态检查量表检查。

老年人情感状态粗筛方法：询问被检查者"你经常感到伤心或抑郁吗"或"你的情绪怎么样"。如回答"是"或"我想不是十分好"为粗筛阳性，需进一步用老年抑郁量表检查。

（4）生活方式。

体育锻炼：指主动锻炼，即有意识地为强体健身而进行的活动。不包括因工作或其他需要而必需进行的活动，如为上班骑自行车、做强体力工作等。锻炼方式填写最常采用的具体锻炼方式。

吸烟情况："从不吸烟者"不必填写"日吸烟量""开始吸烟年龄""戒烟年龄"等，已戒烟者填写戒烟前相关情况。

饮酒情况："从不饮酒者"不必填写其他有关饮酒情况的项目，已戒酒者填写戒酒前相关情况，"日饮酒量"折合成白酒量（啤酒/10＝白酒量，红酒/4＝白酒量，黄酒/5＝白酒量）。

职业病危险因素接触史：指因患者职业原因造成的粉尘、放射物质、物理因素、化学物质的接触情况。如有，需填写具体粉尘、放射物质、物理因素、化学物质的名称或填不详。

（5）脏器功能。

视力：填写采用对数视力表测量后的具体数值（五分记录），对佩戴眼镜者，可戴其平时所用眼镜测量矫正视力。

听力：在被检查者耳旁轻声耳语"你叫什么名字"（注意检查时检查者的脸应在被检查者视线之外），判断被检查者听力状况。

运动功能：请被检查者完成以下动作："两手摸后脑勺""捡起这支笔""从椅子上站起，走几步，转身，坐下"等以判断被检查者运动功能。

（6）查体：如有异常请在横线上具体说明，如可触及的淋巴结部位、个数；心脏杂音描述；肝脾肋下触诊大小等。建议有条件的地区开展眼底检查，特别是针对高血压或糖尿病患者。

眼底：如果有异常，具体描述异常结果。

足背动脉搏动：糖尿病患者必须进行此项检查。

乳腺：检查外观有无异常，有无异常泌乳及包块。

妇科：①外阴：记录发育情况及婚产式（未婚、已婚未产或经产式），如有异常情况请具体描述。

②阴道：记录是否通畅，黏膜情况，分泌物量、色、性状以及有无异味等。

③宫颈：记录大小、质地，有无糜烂、撕裂、息肉、腺囊肿；有无接触性出血、举痛等。

④宫体：记录位置、大小、质地、活动度；有无压痛等。

⑤附件：记录有无块状物体、增厚或压痛；若扪及肿块，记录其位置、大小、质地；表面光滑与否、活动度，有无压痛以及与子宫及盆壁关系。左右两侧分别记录。

（7）辅助检查：该项目根据各地实际情况及不同人群情况，有选择地开展。老年人，高血压、2 型糖尿病和严重精神障碍患者的免费辅助检查项目按照各项规范要求执行。

尿常规中的"尿蛋白、尿糖、尿酮体、尿潜血"可以填写定性检查结果,阴性填"－",阳性根据检查结果填写"＋""＋＋""＋＋＋"或"＋＋＋＋",也可以填写定量检查结果,定量结果需写明计量单位。

大便潜血、肝功能、肾功能、胸部 X 线片、B 超检查结果若有异常,请具体描述异常结果。其中 B 超写明检查的部位。65 岁及以上老年人腹部 B 超为免费检查项目。

其他:表中列出的检查项目以外的辅助检查结果填写在"其他"一栏。

(8)现存主要健康问题:指曾经出现或一直存在,并影响目前身体健康状况的疾病。可以多选。若有高血压、糖尿病等现患疾病或者新增的疾病需同时填写在个人基本信息表既往史一栏。

(9)住院治疗情况:指最近 1 年内的住院治疗情况。应逐项填写。日期填写年月,年份应写 4 位数字。如因慢性病急性发作或加重而住院或家庭病床,请特别说明。医疗机构名称应写全称。

(10)主要用药情况:对长期服药的慢性病患者了解其最近 1 年内的主要用药情况,西药填写化学名及商品名,中药填写药品名称或中药汤剂,用法、用量按医生医嘱填写,用法指给药途径,如口服、皮下注射等。用量指用药频次和剂量,如每天三次、每次 5 mg 等。用药时间指在此时间段内一共服用此药的时间,单位为年、月或天。"服药依从性"是指对此药的依从情况,"规律"为按医嘱服药;"间断"为未按医嘱服药,频次或数量不足;"不服药"即为医生开了处方,但患者未使用此药。

(11)非免疫规划预防接种史:填写最近 1 年内接种的疫苗的名称、接种日期和接种机构。

(12)健康评价:无异常是指无新发疾病,原有疾病控制良好、无加重或进展,否则为有异常,填写具体异常情况,包括疾病、生活能力下降、情感筛查较负面等身体和心理的异常情况。

(13)健康指导:纳入慢性病患者健康管理是指高血压、糖尿病、严重精神障碍患者等重点人群的定期随访和健康体检。减体重的目标是指根据居民或患者的具体情况,制订下次体检之前需要减重的目标值。

5. 接诊记录表 见表 1-3。

表 1-3 接诊记录表

姓名:　　　　　　　　　　　　　　　　　　　　　　　　编号□□□-□□□□□

就诊者的主观资料:

就诊者的客观资料:

评估:

处置计划:

医生签字:

接诊日期:　　　　　年　　　　　月　　　　　日

表 1-3 的填表说明如下。

（1）本表供居民在因急性或短期健康问题接受咨询或医疗卫生服务时使用,应以能够如实反映居民接受服务的全过程为目的,根据居民接受服务的具体情况填写。

（2）就诊者的主观资料:包括主诉、咨询问题和卫生服务要求等。

（3）就诊者的客观资料:包括查体、实验室检查、影像检查等结果。

（4）评估:根据就诊者的主、客观资料做出的初步疾病诊断或进行的健康问题评估。

（5）处置计划:指在评估基础上制订的处置计划,包括诊断计划、治疗计划、患者指导计划等。

6. 会诊记录表 见表 1-4。

表 1-4 会诊记录表

姓名: 编号□□□-□□□□□

会诊原因:

会诊意见:

会诊医生及其所在医疗卫生机构:

医疗卫生机构名称　　　　　　　　　　　　会诊医生签字

＿＿＿＿＿＿＿＿　　　　　　＿＿＿＿　＿＿＿＿　＿＿＿＿
＿＿＿＿＿＿＿＿　　　　　　＿＿＿＿　＿＿＿＿　＿＿＿＿
＿＿＿＿＿＿＿＿　　　　　　＿＿＿＿　＿＿＿＿　＿＿＿＿
＿＿＿＿＿＿＿＿　　　　　　＿＿＿＿　＿＿＿＿　＿＿＿＿
＿＿＿＿＿＿＿＿

责任医生:＿＿＿＿＿＿＿

会诊日期:＿＿＿＿＿年＿＿＿＿＿月＿＿＿＿＿日

表 1-4 的填表说明如下。

（1）本表供居民接受会诊服务时使用。

（2）会诊原因:责任医生填写患者需会诊的主要情况。

（3）会诊意见:责任医生填写会诊医生的主要处置、指导意见。

（4）会诊医生及其所在医疗卫生机构:填写会诊医生所在医疗卫生机构名称并签署会诊医生姓名。来自同一医疗卫生机构的会诊医生可以只填写一次机构名称,然后在同一行依次签署姓名。

7. 双向转诊单 见表 1-5、表 1-6。

表 1-5 双向转诊(转出)单

存　根

患者姓名_____性别_____年龄_____档案编号_____

家庭住址_____联系电话_____

于_____年_____月_____日因病情需要,转入_____单位

_____科室_____接诊医生。

转诊医生(签字):

年　　月　　日

双向转诊(转出)单

_____(机构名称):

现有患者_____性别_____年龄_____因病情需要,需转入贵单位,请予以接诊。

初步印象:

主要现病史(转出原因):

主要既往史:

治疗经过:

转诊医生(签字):

联系电话:

_____(机构名称)

年　　月　　日

表 1-5 的填表说明如下。

(1) 本表供居民双向转诊转出时使用,由转诊医生填写。

(2) 初步印象:转诊医生根据患者病情做出的初步判断。

(3) 主要现病史:患者转诊时存在的主要临床问题。

(4) 主要既往史:患者既往存在的主要疾病史。

(5) 治疗经过:经治医生对患者实施的主要诊治措施。

表 1-6　双向转诊(回转)单

存　根

患者姓名_____性别_____年龄_____病案号_____

家庭住址_____联系电话_____

于_____年_____月_____日因病情需要,转回_____单位

_____接诊医生。

转诊医生(签字):

年　　月　　日

双向转诊(回转)单

_____(机构名称):

现有患者_____因病情需要,现转回贵单位,请予以接诊。

诊断结果_____住院病案号_____

主要检查结果:

治疗经过、下一步治疗方案及康复建议:

转诊医生(签字):

联系电话:

_____(机构名称)

年　　月　　日

表 1-6 的填表说明如下。

(1) 本表供居民双向转诊回转时使用,由转诊医生填写。

(2) 主要检查结果:填写患者接受检查的主要结果。

(3) 治疗经过:经治医生对患者实施的主要诊治措施。

(4) 康复建议:填写经治医生对患者转出后需要进一步治疗及康复提出的指导建议。

8. 居民健康档案信息卡　见表 1-7。

表 1-7 居民健康档案信息卡

（正面）

姓名		性别		出生日期	年 月 日		
健康档案编号				□□□-□□□□□			
ABO 血型	□A □B □O□AB		Rh 血型	□Rh 阴性 □Rh 阳性 □不详			

慢性病患病情况：

□无　　　　　□高血压　　□糖尿病　　□脑卒中　　□冠心病　　□哮喘

□职业病　　□其他疾病_____

过敏史：

（反面）

家庭住址		家庭电话	
紧急情况联系人		联系人电话	
建档机构名称		联系电话	
责任医生或护士		联系电话	

其他说明：

表 1-7 的填表说明如下。

（1）居民健康档案信息卡为正反两面，根据居民信息如实填写，应与健康档案对应项目的填写内容一致。

（2）过敏史：过敏主要指青霉素、磺胺、链霉素过敏，如有其他药物或食物等其他物质（如花粉、酒精、油漆等）过敏，请写明过敏物质名称。

9. 居民健康档案填表基本要求

（1）基本要求。

①档案填写一律用钢笔或圆珠笔，不得用铅笔或红色笔书写。字迹要清楚，书写要工整。数字或代码一律用阿拉伯数字书写。数字和编码不要填出格外，如果数字填错，用双横线将整笔数字和编码划去，并在原数字和编码上方工整填写正确的数字和编码，切勿在原数字和编码上涂改。

②在居民健康档案的各种记录表中，凡有备选答案的项目，应在该项目栏的"□"内填写与相应答案选项编号对应的数字，如性别为男，应在性别栏"□"内填写与"1. 男"对应的数字 1。对于选择备选答案中"其他"或者是"异常"这一选项者，应在该选项留出的空白处用文字填写相应内容，并在项目栏的"□"内填写与"其他"或者是"异常"选项编号对应的数字，如填写"个人基本信息表"中的既往疾病史时，若该居民曾患有"腰椎间盘突出症"，则在该项目中应选择"其他"，既要在"其他"选项后写明"腰椎间盘突出症"，同时在项目栏"□"内填写数字 13。对各类表单中没有备选答案的项目用文字或数据在相应的横线上或方框内据实填写。

③在为居民提供诊疗服务过程中,涉及疾病诊断名称时,疾病名称应遵循国际疾病分类标准 ICD-10 填写,涉及疾病中医诊断病名及辨证分型时,应遵循《中医病证分类与代码》(GB/T15657—1995,TCD)填写。

(2)居民健康档案编码:统一为居民健康档案进行编码,采用 17 位编码制,以国家统一的行政区划编码为基础,村(居)委会为单位,编制居民健康档案唯一编码。同时将建档居民的身份证号作为统一的身份识别码,为在信息平台下实现资源共享奠定基础。

第一段为 6 位数字,表示县及县以上的行政区划,统一使用《中华人民共和国行政区划代码》(GB2260)。

第二段为 3 位数字,表示乡镇(街道)级行政区划,按照国家标准《县以下行政区划代码编码规则》(GB/T10114—2003)编制。

第三段为 3 位数字,表示村(居)委会等,具体划分为:001～099 表示居委会,101～199 表示村委会,901～999 表示其他组织。

第四段为 5 位数字,表示居民个人序号,由建档机构根据建档顺序编制。

在填写健康档案的其他表格时,必须填写居民健康档案编号,但只需填写后 8 位编码。

(3)各类检查报告单据及转诊记录粘贴。

服务对象在健康体检、就诊、会诊时所做的各种化验及检查的报告单据,都应该粘贴留存归档。可以有序地粘贴在相应健康体检表、接诊记录表、会诊记录表的后面。

双向转诊(转出)单存根与双向转诊(回转)单可另页粘贴,附在相应位置上与本人健康档案一并归档。

(4)其他。

各类表单中涉及的日期类项目,如体检日期、访视日期、会诊日期等,按照年(4 位)、月(2 位)、日(2 位)顺序填写。

 小 结

居民健康档案是以居民个人健康为核心、贯穿整个生命过程、涵盖各种健康相关因素、实现信息多渠道动态收集、满足居民自身需要和健康管理的信息资源,是社区卫生服务人员为社区居民提供有针对性的诊疗和卫生保健服务的基础。为辖区居民建立完整而系统的健康档案是实施国家基本公共卫生服务项目的基本要求,是促进基本公共卫生服务逐步均等化的重要体现,对居民的健康管理有着十分重要的意义。城乡居民健康档案的建立和管理是每一位社区卫生工作者的一项基本技能,对整个社区卫生服务的开展有着非常重要的作用。

(李佳蔓)

能力检测

第二章
健康教育服务

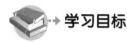

学习目标

扫码看课件

掌握：健康教育的概念、特点；健康教育服务规范；健康传播材料的选择与制作、常用方法。

熟悉：健康促进的概念，健康教育与健康促进的区别与联系；中国居民健康素养基本知识与技能。

了解：健康传播的基本理论与方法。

健康教育是人类最早的社会活动之一。从远古时代开始为了个体生存及繁衍，人类不断总结防病避灾的知识和技能，并将其传承下来。我国最早的医学著作《黄帝内经》中就论述了健康教育的重要性：知之则强。知，谓之七益八损，全性保命之道也。不知则老。同时论述了健康教育的方法：人之情莫不恶死而乐生，告之以其败，语之以其所善，导之以其所便，开之以其所苦，虽有无道之人，恶有不听者乎？健康教育的投入低、收益高，成本效益比巨大，在我国防治重大传染病的卫生工作中发挥了巨大作用。随着社会的发展，人们的行为生活方式发生了较大变化，导致各种慢性病高发，同时人们的健康意识也逐渐提高，健康教育越来越受到重视。

案例引导

芬兰北卡项目的经验与启示

20世纪60年代末，芬兰是心脏病的高发国家，地处芬兰东部的北卡地区则是全世界心脏病死亡率最高的地区。当地的人们以饲养奶牛为主要职业，少有从事农业生产；没有植物油，人们大量食用黄油；吸烟等其他不良行为生活方式也非常普遍。为了改善北卡当地的健康问题，1972年北卡启动了社区健康干预项目，重点是通过各种社区健康教育干预项目改变人们不健康的生活方式。之后的调查结果表明，从1972年到2004年，北卡成年人的健康行为发生了很大变化，最突出的是饮食习惯变化，黄油和高脂牛奶消耗量急剧下降、植物油和新鲜蔬菜消费量上升，同时人群吸烟率下降、参加锻炼人数增多,健康行为大幅增加。到 2005 年,北卡男性人群的冠心病死亡率下降了 85%,男性脑卒中死亡率下降了 69%,癌症死亡率下降了 67%(其中肺癌死亡率下降了 80%),几乎所有主要死因的死亡率大幅度下降。

问题:

1. 北卡项目给我们什么启示?

2. 健康教育在慢性病防治中主要起什么作用?

第一节　健康教育概述

一、健康教育

(一) 概念

健康教育是帮助教育对象(人群或个体)改善健康相关行为的系统的社会活动。健康教育是在调查研究的基础上,通过有计划、有组织、有评价地传播、教育和行为干预,促使个体或群体自觉采纳有益于健康的行为和生活方式,消除或减轻各种健康危险因素的影响,以达到预防疾病、维护健康、提高生活质量和健康水平,并对教育效果做出评价的目的。

考点提示　掌握健康教育的概念、意义和目的。

健康教育的核心是帮助人们树立健康意识、改变健康观念、改善健康相关行为,从而防治疾病、促进健康。健康教育的着眼点是促使个人或群体改变不良行为与生活方式,因此首先要使个体或群体掌握与健康有关的知识,提高认知水平,树立起正确的健康行为观念,才能自觉去改变自己的行为与生活方式,正如美国总统健康教育委员会做的形象比喻,健康教育架起了"健康知识与健康行为之间的桥梁"。

(二) 意义

1. 健康教育是初级卫生保健的首要任务　要完成初级卫生保健的其他各项任务,必须把健康教育作为基础和先导。健康教育是能否实现初级卫生保健的关键,在实现所有健康目标、社会经济目标中均具有重要的价值和地位。

2. 健康教育是解决当前主要健康问题的主要措施　随着疾病谱和死亡谱的变化,慢性非传染性疾病如冠心病、肿瘤等已经成为我国和世界上绝大部分发达国家的主要健康问题。不良行为和生活方式是导致这些慢性病的主要危险因素,控制这些疾病必须通过实施健康教育,减少相关的行为危险因素,才能取得良好的效果。

3. 健康教育是一项低投入、高产出、高效益的卫生保健措施　健康教育的投入跟医疗费用相比是很低廉的,成本效益比高,可用较少的资源获取较大的健康收益,能节约大量的社会财富和医疗资源,是在有限的医疗资源情况下提高人们健康水平的重要手段。

（三）目的

健康教育的根本目的是改变人们的不良行为和生活方式,它通过向人们宣传普及健康理念和卫生保健知识,帮助人们树立健康信念,最终使人们逐渐养成健康的行为和生活方式,降低或消除健康危险因素的作用。

知识链接

健康相关行为是个体或团体的与健康或疾病有关联的行为。根据行为对行为者自身和他人健康状况的影响,可分为促进健康行为和危害健康行为两大类。

促进健康行为指个体或团体表现出的、客观上有利于自身和他人健康的行为,主要特点包括有利性、规律性、和谐性、一致性、适宜性等。可分为5大类:基本健康行为(如平衡膳食、积极锻炼、合理作息等)、戒除不良嗜好(如戒烟、戒毒、戒酒、戒除药品滥用等)、预警行为(如驾车使用安全带、意外事故预防等)、避开环境危害(如离开污染环境、采取措施减轻环境污染、积极应对各种引起心理应激的生活事件等)、合理利用卫生服务(如定期体检、预防接种、遵从医嘱、积极康复等)。

危害健康行为是指偏离个人、他人甚至社会的健康期望,客观上不利于自身和他人健康的一组行为,主要特点有危害性、稳定性、习得性等。危害健康行为可分为4大类:不良生活方式与习惯(如高盐高脂饮食、吸烟、酗酒、缺乏体育锻炼等)、致病行为模式(如A型行为模式与冠心病发生相关、C型行为模式与肿瘤发生相关)、不良疾病行为(如疑病、讳疾忌医、不及时就诊、不遵从医嘱等)、违反社会法律道德的危害健康行为(如吸毒等)。

（四）特点

（1）健康教育要运用教育学和行为学的理论和方法进行健康信息传播和行为改变。

（2）健康教育的核心是通过行为干预,促使教育对象的行为发生改变。通过政策干预、组织干预、信息干预及环境干预等,达到预防疾病、促进健康、提高生活质量的目的。

（3）健康教育活动是从计划、实施到评价的一个完整的过程。它以受众的健康需求为导向,确定优先解决的问题,提出预期目标和相应的策略和方法,并对活动过程、实施效果和健康影响等做出评价。

（4）健康教育不仅是一项教育传播活动,同时也是一项社会活动,它离不开社会各部门和社区大众的参与。

（五）分类

1. 按场所分　包括农村社区、医院、学校、公共场所、职业场所等。

2. 按内容分　包括疾病防治、突发公共卫生事件等。

3. 按行为危险因素分　包括营养、运动、职业、环境、心理卫生、生殖健康(包括性传播疾病、艾滋病、安全性行为等),控制吸烟、酗酒和滥用药物(吸毒)等。

4. 按目标人群分　包括患者、妇女、幼儿、老年人及青少年等。

（六）卫生宣传、健康传播和健康教育的区别与联系

1. 卫生宣传 通常只指卫生知识的单向传播，是针对某一个卫生问题应用一定的媒介向大众传播健康信息的手段。其特点是涉及面广、宣传对象较泛化、针对性差，相对廉价，但为单向传播，缺乏传播者和被传播者之间的互动交流，不注重反馈信息及行为改变效果，不对宣传效果进行评价。

2. 健康传播 健康传播是通过运用各种传播媒介和方法，为维护和促进人类健康而收集、制作、传递、分享健康信息的过程。健康传播活动是健康教育的基本策略与手段，是实现健康教育行为干预的重要前提，贯穿于健康教育与健康促进活动的各个环节。

3. 健康教育 健康教育是卫生宣传在内容上的深化、范围上的拓展和功能上的扩充，其教育对象明确，属于双向传播，在整个教育活动过程中，都非常重视教育者和被教育者之间的信息交流和反馈，根据反馈结果及时调整教育策略的方法，最终达到教育对象行为改变的目的；是一种有计划、有组织、有系统、有评价的教育活动，同时对人们的行为改变效果、消除和减轻行为危险因素后的健康效益（如发病率、伤残率和死亡率的降低，生活质量的提高等）做出科学的评价。健康教育的实质是行为干预，它为人们提供行为改变所必需的知识、技术和服务等，帮助人们在面临各种健康问题时，有能力并自愿做出正确的行为选择。

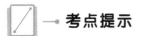 **考点提示** 熟悉健康促进的概念、活动领域、基本策略。

二、健康促进

（一）概念

健康促进是 1986 年 11 月 21 日世界卫生组织在加拿大的渥太华召开的第一届国际健康促进大会上首先提出的。在此次大会上，世界卫生组织发表了《渥太华宪章》，指出健康促进是促使人们维护和提高他们自身健康的过程，是协调人类与环境的战略，它规定个人与社会对健康各自所负的责任。

根据美国健康促进杂志的最新表述，健康促进是帮助人们改变其生活方式以实现最佳健康状况的科学（和艺术）。最佳健康被界定为身体、情绪、社会适应性、精神和智力健康的适宜水平。提高认知、改变行为和创造支持性环境等三个方面联合作用会促进生活方式的改变。三者当中，支持性环境是保持健康持续改善的最大影响因素。健康促进不是针对某些特定疾病或某些特定因素，而是涉及整个人群的健康和人们生活的各个方面，涉及影响健康的各种危险因素，告召人们采取行动，并且特别强调个人、家庭、社区和各种群体组织积极有效地参与。

（二）活动领域

健康促进的实质是促使人们提高、维护和改善自身健康的过程。《渥太华宪章》中指出，健康促进应包括五个活动领域。

1. 建立健康促进的公共政策 健康促进的公共政策是保证其他健康促进内容的重要

条件。它并非单一的卫生政策,而涉及很多部门的卫生政策,包括政策、法规、财政、税收和组织改变等,如环境保护、烟酒销售和税收政策、公共场所禁烟立法、福利基金和住房政策等。要将健康问题提到各级各部门的议事日程上,使其承担起相应的健康责任,卫生部门要积极参与、评估政策可能带来的健康后果。

2. 创造健康促进的支持环境 创造安全而舒适的社会环境、愉悦的工作条件、丰富的文体活动、无污染的食物、便捷的交通,为人们提供免受疾病威胁的保护,促使人们提高增进健康的能力。

3. 强化社区行动 充分发动社区力量,挖掘和利用社区资源,建立相应机制,增进自我帮助和社区支持,制订和实施健康促进计划,提高社区解决健康问题的能力。

4. 发展个人技能 通过传播健康信息和教育来帮助人们提高做出健康选择的能力,使人们能正确预防和应对人生各个阶段的健康问题,并支持个人和社会的发展。

5. 调整卫生服务方向 卫生服务应改变以患者为目标、以治疗为中心的服务体系,建立以社区为基础、以全人群为目标、以健康为中心,由个人、社区、卫生专业人员、卫生行政部门共同协调的卫生服务体系,实现人人都能有均等的机会享受基本医疗保健服务。

(三)基本策略

健康促进包括三项基本策略。

1. 倡导 倡导政策支持,社会各界对健康措施的认同,调整卫生服务方向,激发社会关注与群众参与,从而创造有利于健康的社会经济、文化和环境条件。

2. 赋权 帮助群众具备正确的观念、科学的知识、可行的技能,激发其健康的潜力;使群众获得控制健康危险因素、做出有益于健康的决定和采取行动的能力的过程。

3. 协调 让利益冲突各方围绕促进和保护健康而协调配合的过程。如协调个人、社区、卫生机构、社会经济部门、政府和非政府组织形成强大的联盟与社会支持体系,共同努力实现健康目标。

(四)特点

(1)健康促进涉及面广,涵盖整个人群及社会的各个方面,并不局限于部分特定的人或特定的疾病预防或危险因素干预。

(2)健康促进必须要有各个部门的参与协作,共同创造良好的政治、经济、文化、生活等支持性环境。

(3)健康促进特别强调个人、家庭、社区的积极参与,是巩固健康发展的基础。

(4)健康促进的核心是干预,通过社会动员,促进健康目标转化为社会目标。

(5)健康促进主张人人平等地享有健康资源,达到预期的健康目标。

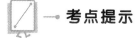 **考点提示** 熟悉健康促进与健康教育的区别与联系。

(五)健康促进与健康教育的区别与联系

1. 区别

(1)主体:健康教育的主体是医疗卫生人员,健康促进的主体是政府或政策制定者。

（2）核心策略：健康教育的核心策略是传播、教育和干预，最适于有改变自身行为意愿的人群，健康促进的核心策略是社会动员。

（3）工作目标：健康教育的工作目标是行为改善，健康促进的工作目标是政策、环境及服务的改善。

（4）对象：健康教育的对象通常是某一部分人群，内容通常也是某一或某些与疾病相关的危险因素，健康促进则涉及整个人群和社会的各个方面。

与健康教育相比，健康促进融客观支持与主观参与于一体，包括健康教育和环境支持，其强调一级预防甚至更早阶段；健康教育是个人与群体的知识、信念和行为的改变。

2. 联系 因行为的改善需要一定的环境条件，故健康教育需要健康促进的指导和支持；同时，健康促进战略及其五个领域活动的开展，需要健康教育来推动和落实，营造健康促进的氛围，没有健康教育，健康促进就缺乏基础。

知识链接 ----------------------

卫生宣传、健康教育、健康促进三者之间有区别也有联系。卫生宣传是单向知识传播，传播对象较广泛、针对性低，是健康教育的一种重要手段；健康教育是以行为改变为最终目标，健康（卫生）知识宣传通常是其最初阶段，是从计划设计、实施到评价的完整过程；健康促进的内涵最丰富，不仅包含了健康教育，同时还包括能促使行为改变和有益于健康的外部环境、政策、法规、组织的综合。因此，健康促进包含了健康教育，健康教育又包含了卫生宣传，即健康促进＞健康教育＞卫生宣教。

三、健康传播理论与方法

（一）传播

1. 传播 传播是个人之间、集体之间以及个人与集体之间交换、传递信息的过程。其本质是信息传递，即信息互动、反馈与分享的过程。传播的目的是为改变人们的认知、态度、价值观、技能和行为。

2. 传播过程模式

（1）拉斯韦尔五因素传播模式。

该模式认为，一个传播过程或行为，包含五个环节或因素，即传播者、讯息、媒介、受传者和反馈，也就是回答五个问题，即"谁（who）"，"说什么（what）"，"通过什么渠道（through what channel）"，"对谁（to whom）"，"取得什么效果（with what effect）"，故常称为"5W"模式。具体模式，见图2-1。

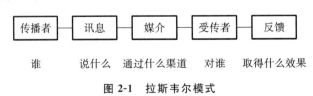

图 2-1 拉斯韦尔模式

"谁"就是传播者,在传播过程中担负着信息的收集、加工和传递的任务。传播者既可以是单个的人,也可以是集体或专门的机构。"说什么"是指传播的讯息内容,它是由一组有意义的符号组成的信息组合。符号包括语言符号和非语言符号。"通过什么渠道",是信息传递所必须经过的中介或借助的物质载体,可以是诸如信件、电话等人与人之间的媒介,也可以是报纸、广播、电视等大众传播媒介。"对谁",就是受传者或受众。受众是所有受传者如读者、听众、观众等的总称,它是传播的最终对象和目的地。"取得什么效果",是信息到达受众后在其认知、情感、行为各层面所引起的反应,是检验传播活动是否成功的重要尺度。

(2)施拉姆模式。

该模式强调,传播双方都是传播的主体,在传播过程中,传受双方的角色不是固定不变的,一个人在发出讯息时是传播者,在接受讯息时则是受传者。在施拉姆模式中,引进了传播符号和反馈两个重要的传播要素。符号是信息的外在形式或物质载体,是信息表达和传播中不可缺少的一种基本要素。符号分为信号和象征符,基本功能是表述和理解功能、传达功能、思考功能;信息反馈,表明传播是一个双向循环的过程。具体模式,见图 2-2。

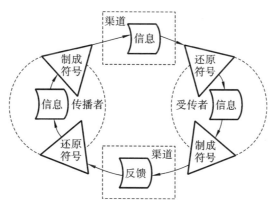

图 2-2 施拉姆模式

3. 传播方式 传播的方式包括自我传播、人际传播、群体传播、组织传播及大众传播。其中以人际传播与大众传播应用最为广泛。

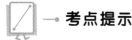 **考点提示** 熟悉常用的传播方式。

(1)自我传播:又称人内传播,就是个人接受外部信息并在人体内部进行信息处理的活动。自我传播不是孤立的,与外部环境保持衔接关系,信息经过大脑处理后,发出对人体行为的指令,进而影响人的行为活动,本质上是对社会实践活动的反映,是其他一切传播活动的基础。

(2)人际传播:通过人与人之间的直接沟通进行信息交流。面对面的交谈是人际传播最基本、最主要的形式,主要通过语言交流,动作、表情、语调等非语言方式可以起到重要的辅助作用;也可通过中介进行沟通,如通过电报、电话等手段进行交流。

人际传播的优点如下:交流简便易行,传递和接收信息渠道多、方法灵活;属于双向交流,可以及时反馈,互动频度高;针对性、角色认同感、劝服性都强,具有自发性、自主性和非强制性,相对自由和平等,且传播条件要求低、传播深度大,便于进行即时效果评价。缺点是传播速度较慢、人群覆盖面较小。

知识链接 ····································○

　　人际传播的效果跟传播技巧直接相关。包括说话技巧、提问技巧、倾听技巧和反馈技巧。说话技巧包括谈话内容明确,重点突出,运用恰当的语言、节奏和语调等使对方理解讲话的信息,把握谈话内容深度,适时重复重要概念;提问技巧包括掌握提问的合适时机,不同类型问题采用不同提问方式,避免诱导性和双重性提问等;倾听技巧包括听话专心、不随意打断,结合运用非语言动作如表情、手势、眼神等;反馈技巧包括根据实际情况采用适当的反馈方式,如积极性反馈用于支持肯定对方态度观念,消极性反馈用于婉转否定对方态度观念,模糊性反馈用于回避对方涉及的敏感问题。

●····································●

　　(3)群体传播:群体是指具有特定共同目标和共同归属感,存在着互动关系的复数个人的集合体。群体传播主要是指群体内部或外部的信息传播活动。群体传播的特点如下:信息传播在小群体成员之间进行,是一种双向性的直接传播;群体传播对群体意识的形成起重要作用,群体意识越强,群体的凝聚力就越强,越有利于群体目标的实现;在群体交流中形成的一致性意见会产生一种群体倾向,这种群体压力能够改变群体中个别人的不同意见,从而产生从众行为;群体中的"舆论领袖"对人们的认知和行为改变具有引导作用,往往是开展健康传播的切入点。

　　(4)组织传播:组织是人们为实现共同的目标而各自承担不同的角色分工,在统一意志下从事协作行为的持续性体系。组织传播是以组织为主体的信息传播活动,包括组织内传播和组织外传播。组织内传播分为正式渠道和非正式渠道,传播形式如书面媒体、会议、电话、组织内公共媒体等;组织外传播则多使用大众媒体和广告等。

　　(5)大众传播:大众传播是职业性信息传播机构和人员通过广播、电视、报纸、期刊、书籍、网络等大众媒体和特定传播技术手段,向社会大众人群进行信息传递。其优点是覆盖区域广泛、传播信息速度快、传播信息量大;缺点是单向传播无互动、缺少反馈或反馈不及时、传播深度小、效果不易评价、条件要求高。

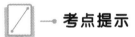**考点提示** 　掌握健康传播的概念。

(二)健康传播

　　健康传播是指为了维护和促进人类健康,通过各种渠道,运用各种传播媒介和方法去收集、制作、传递、分享健康信息的过程。健康传播是一般传播行为在卫生保健领域的具体与深化,是健康教育与健康促进的重要手段和策略。

　　健康传播具有明确的目的性,其传播的是健康信息,必须真实、可靠、具有科学性。传播对象是广泛的社会大众人群,传播过程具有复合性,强调互动性,对目标人群可产生个体水平、群体水平、组织水平、社区水平、社会水平等多层次的影响。

知识链接

影响健康传播效果的因素包括以下方面。

1. 传播者因素:健康信息的把关人,应注重保持良好的自身形象,提高威信与吸引力,寻找与传播对象的共同语言。

2. 信息因素:有针对性、科学性和指导性,信息内容和表达方式应适合目标人群。

3. 传播对象因素:个人背景、心理因素、社会经济状况及健康状况等。

4. 媒介因素:媒介选择应适合受众,注意采用多媒介综合传播。

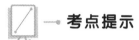 **考点提示** 熟悉健康传播材料的类型及制作。

(三)健康传播材料

针对目标人群,分析讯息需求,根据传播主题,形成核心信息,以通俗易懂为原则,简单易行为目标,考虑目标人群的知识水平、价值取向、文化背景、风俗习惯及传播情景等,选择制作健康传播材料,材料类别根据健康传播的需要选择。

1. 健康教育处方 又称非药物处方,是以医嘱形式提供的指导性文字材料,多由基层卫生服务机构自行设计并制作,供医护人员发放或患者前来就诊时自取使用。健康教育处方的内容通常为针对某种疾病的防治知识、用药及生活方式等的指导,主要配合各种疾病的药物处方使用,针对性地提供健康教育指导,如用药指导、饮食指导、运动指导、康复指导等,使患者在药物治疗的同时或疾病缓解期间注意预防保健、自我保健和自我护理。

健康教育处方的制作原则如下:①内容必须科学严谨,要有充分的医学理论依据。②语言应生动形象、通俗易懂、深入浅出,患者阅读方便,避免使用医学专业术语。③应针对不同个体的不同特点,进行"个性化"编写。④需在医务人员的讲解和指导下使用,以提高健康教育的效果。

2. 健康教育折页 折页是将印张按照页码顺序折叠成书刊开本尺寸的书帖,常用的折页有二折页和三折页。通常采用彩色印刷,其图文并茂、简单明了、主题突出、吸引性强,尤其适合文化程度较低的居民,主要用于宣传重点性知识和技能,便于携带和保存。通常是由医护人员对前来就诊的居民发放,或放置在候诊区、诊室、咨询台由居民自取阅读;也可直接入户发放,并进行讲解或演示;亦可在开展义诊、举办大型健康讲座时发放。折页制作时应选择符合当地情况、针对性强的内容;发放时应向居民介绍材料的内容,尤其应特别提示其中哪些内容最为重要。

3. 传单 主要由文字形成简单的信息,是形式与内容较单一、针对性与时效性较强的一种健康教育材料。其特点如下:①针对性强。传单是一事一议的宣传品,一般会比较详细地阐述某个卫生问题或某种疾病的防治措施,对象明确、措施具体、简明扼要,因而针对性强。如在流行性感冒的流行期间发放《预防流感》传单,由于内容结合实际,措施针对性强,形式简单明快,受群众欢迎,宣传作用较好。②应急性好。由于传单内容简明扼要、制作简单,能在较短时间内发放到居民手中,特别适合用于应急性宣传教育活动。③普及面广。传单多是单张,32 开或 16 开,黑白两色,印刷费用较少,一般都能大量印制,可以广泛分发,覆盖面大,传播面广。

传单的制作原则如下:①主题要突出。一张传单最好只宣传一方面的信息,可采用讲话、短文、对话、诗歌、顺口溜等表现形式,字数在 1000 字以内为好。②题目要显眼。标题必须醒目、新鲜、别致,具有引起读者兴趣和情感的作用。③内容要具体。层次分明,叙述短小精悍。④文字要生动:文字要生动活泼,具体形象,富有趣味性和感染力。⑤结尾要有力。以便唤起人们的注意或警惕,发挥号召、鼓动的作用。⑥版面要活泼。为避免呆板、单调,可设计编绘一些题花、尾花、插图或套印颜色,以达到图文并茂、形象生动、别具特色的效果,从而帮助人们理解,并增强传单的吸引力。

4. 小册子/手册 大多由专业卫生机构编写、印刷,发放至社区等基层卫生服务机构,由居民自取或随诊发放。其形式与书籍类似,以文字为主,信息量较大,内容丰富,通常包含较多的健康知识、健康行为指导等。有些小册子还有完整的故事情节,提高了可读性和吸引性。其适用于较为系统、全面地传播健康知识、信息、技能;以文字为主,适用于有一定文化程度和阅读能力的人系统地学习某一方面的知识、技能;可以发放到居民家中使用,便于保存。

5. 宣传栏/黑板报 宣传栏、黑板报共同的优点是经济实用、简便易行、结合实际、更换及时,因而在基层,特别是在农村,仍是较为常用的健康传播方式。黑板报/宣传栏的对象相对固定,可为同一单位的职工、同一学校的师生或同一街道的居民等,因而宣传教育的内容最容易因时、因地、因人制宜。编制黑板报/宣传栏时要注意以下内容:①明确主要的传播对象,大致了解他们的文化水平、接受能力。②确定主题内容,应该是传播对象中的主要健康问题,容易引起共鸣。③文字精练、通俗易懂,内容通俗、生动活泼,标题鲜明、版面活跃,字迹工整,文字排版符合人们的阅读习惯。④定期更换,一般 1~3 个月更新一次。⑤放置地点应选择人们经常通过且易于驻足的地方,光线明亮,放置高度应以成人阅读时不必过于仰头为宜。

6. 招贴画/海报 通常由少量文字和较为突出的主题图构成。适用于社会动员和倡导性传播活动,适宜于唤起人们对健康问题的关注,有时也具有传播健康知识的作用。招贴画/海报的设计和制作要求信息简洁、主题突出;图文并茂,以图形为主,字数不宜过多,字号不宜过大,避免使用英文、医学术语。招贴画/海报可以张贴在社区、街道、医院的宣传栏中或墙上,也可张贴在居民楼道、电梯里,以及社区卫生服务中心(站)室内。

7. 标语/横幅 用简短文字写出有宣传、鼓动作用的口号,一般用于制造舆论和渲染气氛,可引导群众关注健康问题,也可用来传播健康知识中的关键信息。标语/横幅的特点如下:文字少,字号大,较为醒目;横幅一般短期挂放,墙体标语则可长期保留,有需要时进行更换;制作简单、成本低廉,可广泛应用在农村和城市的社区、街道、广场、卫生服务中心、医院等场所。制作标语、横幅要注意信息内容的选择,因不能传递复杂的信息,一般要选择最重要的信息,即对群众认识和防治疾病、维护和促进健康有直接帮助的信息,内容精练、简洁、通俗,用较短的语句表达出重要信息。

8. 光碟/录像带 非文字材料,以声音和影像的形式进行健康传播,特点是直观、生动,可操作性强,尤其适用于健康技能的传授和指导人们的行为;材料可重复使用、反复播放,传播的信息稳定,可避免在人际传播中的信息损失或由于传播者自己理解的局限性而造成的信息偏误;趣味性较强,居民接受性较高,传播效果通常较好。适用在基层卫生服务机构的候诊区、健康教育室播放;可发放至企事业单位、学校、社区等场所组织播放;可在开展健康教育讲座时适时播放;如果目标人群不方便外出,可发放至目标人群家庭使用。

不同的传播材料特点不同,使用上可有所侧重,如海报、招贴画适用于社会动员和倡导性传播活动;手册适用于系统性知识传播;折页、传单适用于重点性知识传播;宣传栏、黑板报适用于主体宣传性传播活动;光碟、录像带等音像材料适用于技能性传播活动。传播材料在正式使用前,需进行预试验,多采用定性研究的快速评估方法,可以了解目标人群对传播材料是否接受,以提高传播效果。

(四)健康传播常用方法

健康传播常用方法主要包括个体指导、健康咨询、健康讲座、小组讨论、同伴教育等。

1. 个体指导 个体指导的对象是个人,其采取面对面谈心、问答的形式,是传播防病知识、保健知识与技能的一种人际传播方式。这种方式对答自由、论题具体、对象少、范围小,易于相互交流和理解,内容可多可少,知识可深可浅,是医院和家庭开展宣传指导的一种好办法。

(1)指导环境的选择:选择一个安静、安全、舒适以及不受外界干扰、受教育者最乐意接受的环境。①门诊指导。通常是由卫生服务机构对前来就诊的居民进行针对性的健康教育指导,根据患者的个体情况,提出关于合理用药、自我保健、改变不健康行为和生活方式等方面的建议。②病房指导。医生、护士在病房对伤病员结合病情变化、诊疗过程、康复程度等情况,进行科学、恰当的宣传教育与技能指导,促进疾病康复。③家庭访视。家庭访视是在居民或患者家中,医务人员实施的一种医疗、保健指导的行为。如在产后家庭访视中,在了解产后母婴康复情况的基础上,对其进行康复、保健、生活方面的科学指导,以保障母婴健康。

(2)语言的运用:语言包括有声语言和体态语言两大类。有声语言在个别教育中起关键作用。施教者在语言的运用方面力求做到:语言要正确、明确、朴实,要精练与符合逻辑。体态语言在人际沟通中发挥着重要作用。施教者要力求做到:手势运用要恰当,目光专注要自然,面部表情要亲切,仪容朴素又大方。

2. 健康咨询 健康咨询是一种最直接的健康教育形式,主要任务是解答居民提出的健康相关问题,给出科学、可行的建议,传播健康知识,指导并修正不良行为。

健康咨询类型:①门诊咨询。最常见的一种健康咨询形式,是由患者、家属或健康者到卫生服务机构寻求保健知识或医疗技能的一种方式。如咨询者通过挂号或预约应诊的方式,向坐诊医生进行面对面的咨询;孕妇、产妇(产后 42 天)或慢性病(如肿瘤、高血压、糖尿病等)患者,通过与卫生服务机构的约定,按时到卫生服务机构集体开展咨询,接受指导与交流康复经验。②电话咨询。十分便捷,对于因路途远或身体原因不能前来当面咨询的人群较为方便,特别是由于双方不见面,保密性较好,对某些涉及隐私内容的问题,如性病、艾滋病、心理健康等,采用电话咨询更为适合。电话咨询时要求态度友好、语言富有亲和力、学会倾听并及时反馈,做好记录、与咨询者共同分析问题并提出建议,对于无法准确回答的问题,应建议咨询者到专业机构及时咨询。③网络咨询。随着网络的快速发展,网络咨询成为新型咨询方式。与电话咨询类似,网络咨询方便、适用面广,解答时应语言简洁、准确,尽量使用规范的语言,对于不能准确回答的问题,不宜勉强回复,应建议到专业机构咨询。④电视咨询。通过电视媒体解答广大观众所提出的问题,是现代健康知识和技能传播的较好方式,影响力强,覆盖面广,可信度高。

3. 健康讲座 健康讲座即讲课,是针对具有普遍意义的某个健康问题进行群体宣传教育的一种方式,主题明确、内容实在、针对性强、影响面广、经济实惠、简便易行。开展健康讲座应做到以下几点:①目的明确。即首先要了解目标人群主要存在和关注哪些健康问题,讲座内容应围绕这些问题进行。②了解对象。要了解传播对象和目标人群,包括目前的健康知识和相关技能水平、文化程度和接受水平等,再根据目标人群的特点,设计讲座内容、材料和方式。③熟悉材料。演讲者对材料要熟悉、融会贯通,选材要丰富、正确;内容要符合当地当时的实际情况,尽可能地多选一些当地的事实、数据、文件及实例,提出改变不符合当地条件的问题的意见或建议,所选用的材料应该是最新的、明确的、使人信服的、容易理解的,并在某一地区证明确实是行之有效的。④教具准备。辅助教具主要指的是配合演讲所需要的一些形象化材料,如图表、实物、模型、投影、幻灯、电脑多媒体等。这些形象化教具不但能强化宣传效果,强化主题,加深记忆,还能造成听众注意力的集中或转移,所以要尽量准备完善。

讲座的主要适用范围如下:健康知识的讲解;发病机理的讲解与分析;健康技能的传授。

4. 小组讨论 小组讨论是一种较少人群面对面交流的方法。组织者为某一目的将一定数量(8～15人)具有相似背景的人召集在一起,在主持人的主持下,对某一共同关心的主题或对大家某一共同经历进行开放性的座谈讨论。通过小组讨论可以了解医疗信息,传播健康知识,影响部分人的信念、态度和行为,评估健康教育活动效果。参与者可以就某一共同的与健康有关的问题谈论自己的认识和看法,使小组成员在讨论中加深对信息的理解;小组讨论中形成的意见倾向可能产生一种群体压力,这种压力可以帮助部分参与者改变不正确的态度和做出正确的选择。小组讨论需要有主持人,其主要责任是组织、协调和引导。主持者应做到:事先做好充分准备,拟好讨论提纲;明确中心议题;随时消除讨论中出现的障碍;最终把大家的意见归纳起来,做出正确的结论,并给与会者支持和鼓励。讨论座位最好排放成"U"形或"O"形,使目标人群都能互相看到,容易形成讨论的氛围,方便讨论进行。

小组讨论的适用范围较为广泛。可以单独进行也可以和其他方法结合使用,主要用于知识、技能的传授,适宜于讨论目标人群不太了解的内容或主题。

5. 同伴教育 同伴教育是指年龄相仿、知识背景和兴趣爱好相近的同伴、朋友之间传播知识、分享经验、传授技能的过程。同伴教育是以同伴关系为基础开展的信息交流和分享,可分为正式与非正式的同伴教育。非正式的同伴教育可以随时开展,任何具有同伴特征的人们在一起分享信息、观念或行为技能,向同伴们讲述自己的经历或体会,唤起其他同伴共鸣,从而影响他们的态度、观念乃至行为,可以发生在任何人们感到方便的地方,如办公室、宿舍、社区,同伴们随时随地都可以以教育者或被教育者的身份交流信息,可以进行角色互换。正式的同伴教育有明确的目标,较为严格的设计和组织。首先征募同伴教育者,要求其具有良好的人际交流能力、为目标人群所接受、富有组织和领导能力、对同伴教育所涉及的内容有正确的认识并在同伴中成为行为的典范;其次对同伴教育者进行培训,使其掌握教育的目的、内容和方法,最后选择适当的场所实施同伴教育。目前同伴教育已广泛应用于劝阻吸烟、预防和控制药物滥用,以及同性恋、性行为、艾滋病等敏感问题的教学,取得了较好效果。

第二节 中国居民健康素养基本知识与技能

一、健康素养

(一)素养与健康素养

素养是指一个人通过平时训练和日常实践所获得的品行和气质等修养,也指学识、造诣、技艺、才能、品格等方面的基本状况。

健康素养是指一个人能够获取和理解基本的健康信息和服务,并运用这些信息和服务做出正确的判断和决定,以维持并促进自身健康的能力。包括知晓基本的健康知识和理念,形成健康的生活方式及行为,以及掌握基本的健康技能。

(二)健康素养的基本知识与技能

为界定中国公民健康素养的基本内容,普及现阶段健康生活方式和行为应具备的基本知识和技能,原卫生部于 2008 年 1 月 4 日发布了《中国公民健康素养——基本知识与技能(试行)》公告。这是全世界第一份由政府颁布的有关公民健康素养的官方公告。2015 年12 月 30 日,国家卫生和计划生育委员会针对近年来我国居民主要健康问题和健康需求的变化,编制了《中国公民健康素养——基本知识与技能(2015 年版)》(简称《健康素养 66条》(2015 年版)),其分为三个部分共 66 条,包括基本知识和理念,健康生活方式与行为,基本技能。

二、中国公民健康素养

《健康素养 66 条》(2015 年版),包括基本知识和理念(25 条)、健康生活方式与行为(29条)与基本技能(12 条)。

(一)基本知识和理念(25 条)

(1)健康不仅仅是指没有疾病或虚弱,而是指身体、心理和社会适应的完好状态。

(2)每个人都有维护自身和他人健康的责任,健康的生活方式能够维护和促进自身健康。

(3)环境与健康息息相关,保护环境,促进健康。

(4)无偿献血,助人利己。

（5）每个人都应当关爱、帮助、不歧视病残人员。

（6）定期进行健康体检。

（7）成年人的正常血压为收缩压≥90 mmHg 且<140 mmHg，舒张压≥60 mmHg 且<90 mmHg；腋下体温为 36～37 ℃；平静呼吸频率为 16～20 次/分；心率为 60～100 次/分。

（8）接种疫苗是预防一些传染病最有效、最经济的措施，儿童出生后应当按照免疫程序接种疫苗。

（9）在流感流行季节前接种流感疫苗可减少患流感的机会或减轻患流感后的症状。

（10）艾滋病、乙肝和丙肝通过血液、性接触和母婴三种途径传播，日常生活和工作接触不会传播。

（11）肺结核主要通过患者咳嗽、打喷嚏、大声说话等产生的飞沫传播；出现咳嗽、咳痰 2 周以上，或痰中带血，应当及时检查是否得了肺结核。

（12）坚持规范治疗，大部分肺结核患者能够治愈，并能有效预防耐药结核的产生。

（13）在血吸虫病流行区，应当尽量避免接触疫水；接触疫水后，应当及时进行检查或接受预防性治疗。

（14）家养犬、猫应当接种兽用狂犬病疫苗；人被犬、猫抓伤、咬伤后，应当立即冲洗伤口，并尽快注射抗狂犬病免疫球蛋白（或血清）和人用狂犬病疫苗。

（15）蚊子、苍蝇、老鼠、蟑螂等会传播疾病。

（16）发现病死禽畜要报告，不加工、不食用病死禽畜，不食用野生动物。

（17）关注血压变化，控制高血压危险因素，高血压患者要学会自我健康管理。

（18）关注血糖变化，控制糖尿病危险因素，糖尿病患者应当加强自我健康管理。

（19）积极参加癌症筛查，及早发现癌症和癌前病变。

（20）每个人都可能出现抑郁和焦虑情绪，正确认识抑郁症和焦虑症。

（21）关爱老年人，预防老年人跌倒，识别老年期痴呆。

（22）选择安全、高效的避孕措施，减少人工流产，关爱妇女生殖健康。

（23）保健食品不是药品，正确选用保健食品。

（24）劳动者要了解工作岗位和工作环境中存在的危害因素，遵守操作规程，注意个人防护，避免职业伤害。

（25）从事有毒有害工种的劳动者享有职业保护的权利。

（二）健康生活方式与行为（29 条）

（1）健康生活方式主要包括合理膳食、适量运动、戒烟限酒、心理平衡四个方面。

（2）保持正常体重，避免超重与肥胖。

（3）膳食应当以谷类为主，多吃蔬菜、水果和薯类，注意荤素、粗细搭配。

（4）提倡每天食用奶类、豆类及其制品。

（5）膳食要清淡，要少油、少盐、少糖，食用合格碘盐。

（6）讲究饮水卫生，每天适量饮水。

（7）生、熟食品要分开存放和加工，生吃蔬菜水果要洗净，不吃变质、超过保质期的食品。

（8）成年人每天应当进行 6000～10000 步的身体活动，动则有益，贵在坚持。

(9) 吸烟和二手烟暴露会导致癌症、心血管疾病、呼吸系统疾病等多种疾病。

(10) "低焦油卷烟""中草药卷烟"不能降低吸烟带来的危害。

(11) 任何年龄戒烟均可获益,戒烟越早越好,戒烟门诊可提供专业戒烟服务。

(12) 少饮酒,不酗酒。

(13) 遵医嘱使用镇静催眠药和镇痛药等成瘾性药物,预防药物依赖。

(14) 拒绝毒品。

(15) 劳逸结合,每天保证 7～8 h 睡眠。

(16) 重视和维护心理健康,遇到心理问题时应当主动寻求帮助。

(17) 勤洗手、常洗澡、早晚刷牙、饭后漱口,不共用毛巾和洗漱用品。

(18) 根据天气变化和空气质量,适时开窗通风,保持室内空气流通。

(19) 不在公共场所吸烟、吐痰,咳嗽、打喷嚏时遮掩口鼻。

(20) 农村使用卫生厕所,管理好人畜粪便。

(21) 科学就医,及时就诊,遵医嘱治疗,理性对待诊疗结果。

(22) 合理用药,能口服不肌内注射,能肌内注射不输液,在医生指导下使用抗生素。

(23) 戴头盔、系安全带,不超速、不酒驾、不疲劳驾驶,减少道路交通伤害。

(24) 加强看护和教育,避免儿童接近危险水域,预防溺水。

(25) 冬季取暖注意通风,谨防煤气中毒。

(26) 主动接受婚前和孕前保健,孕期应当至少接受 5 次产前检查并住院分娩。

(27) 孩子出生后应当尽早开始母乳喂养,满 6 个月时合理添加辅食。

(28) 通过亲子交流、玩耍促进儿童早期发展,发现心理行为发育问题要尽早干预。

(29) 青少年处于身心发展的关键时期,要培养健康的行为生活方式,预防近视、超重与肥胖,避免网络成瘾和过早性行为。

(三) 基本技能(12 条)

(1) 关注健康信息,能够获取、理解、甄别、应用健康信息。

(2) 能看懂食品、药品、保健品的标签和说明书。

(3) 会识别常见的危险标识,如高压、易燃、易爆、剧毒、放射性、生物安全等,远离危险物。

(4) 会测量脉搏和腋下体温。

(5) 会正确使用安全套,减少感染艾滋病、性病的危险,防止意外怀孕。

(6) 妥善存放和正确使用农药等有毒物品,谨防儿童接触。

(7) 寻求紧急医疗救助时拨打 120,寻求健康咨询服务时拨打 12320。

(8) 发生创伤出血量较多时,应当立即止血、包扎;对怀疑骨折的伤员不要轻易搬动。

(9) 遇到呼吸、心搏骤停的伤病员,会进行心肺复苏。

(10) 抢救触电者时,要首先切断电源,不要直接接触触电者。

(11) 发生火灾时,用湿毛巾捂住口鼻、低姿逃生;拨打火警电话 119。

(12) 发生地震时,选择正确避震方式,震后立即开展自救互救。

三、日常生活方式健康教育

(一) 日常生活方式健康教育的内容

1. 合理膳食 根据中国营养学会制定的《中国居民膳食指南(2016)》和《中国居民平衡膳食宝塔(2016)》的建议,每日膳食应由五大类食物组成,包括谷类薯类及杂豆 250~400 g,蔬菜类 300~500 g、水果 200~400 g,鱼肉禽蛋类 50~100 g,奶类及奶制品 300 g、大豆类及坚果 30~50 g,油 25~30 g,且每日饮水 1500~1700 mL。膳食应清淡少盐,每人每日盐摄入量不超过 6 g。合理膳食还要求一日三餐合理分配,早、中、晚餐能量分别占全日总能量的 30%、40%、30%,正确选择零食和饮料,限量饮酒,选择新鲜卫生的食物,保证食品安全。

2. 控制体重 目前国际上常用的判断人体肥胖及其程度的指标有 BMI 指数,即体质量指数,简称体重指数,即用体重(kg)除以身高(m)的平方所计算出的数值。中国人正常BMI 为 18.5~23.9,24~27.9 为超重,≥28.0 为肥胖。

标准体重也是常用的判断人体超重和肥胖的指标。标准体重=身高(cm)-105,标准体重±10%为正常范围,超过标准体重 10%~20%为超重,超过标准体重 20%以上为肥胖。近年来用于衡量成年人体型的另一个指标是腰围或腰/臀比。男性腰围≥85 cm 或腰/臀比>0.9;女性腰围≥80 cm 或腰/臀比>0.8 为肥胖的判断标准。

3. 适量运动 规律的身体运动可以增强机体的心肺功能,减低许多慢性疾病如冠心病、呼吸系统疾病、糖尿病等疾病的风险,以及减少过早死亡的危险。运动时应根据个人的年龄和身体状况,选择适合自己的运动方式、强度和运动量。运动量每天至少达到相当于6000 步,以每周 3~7 次,每次 30 min 以上,每周 180 min 为宜。若以运动时的适宜心率作为标准,可用以下公式计算:60 岁以下的人运动时心率=180-年龄(±10);60 岁以上的人运动时心率=170-年龄(±10)。

4. 心理健康 从广义上讲,心理健康是指一种高效而满意的、持续的心理状态。从狭义上讲,心理健康是指人的基本心理活动的过程内容完整、协调一致,即认识、情感、意志、行为、人格完整和协调,能适应社会,与社会保持同步。

心理健康的标准包括:具有充分的适应力;能充分地了解自己,并对自己的能力做出适当的评价;生活的目标切合实际;不脱离现实环境;能保持人格的完整与和谐;善于从经验中学习;能保持良好的人际关系;能适度地发泄自己的情绪和控制自己的情绪;在不违背集体利益的前提下,能够有限度地发挥个性;在不违背社会规范的前提下,能够恰当地满足个人的基本需求。

5. 戒烟限酒 吸烟已成为当今世界最严重的社会问题之一,WHO 称吸烟是严重威胁人类生命的 20 世纪瘟疫、慢性自杀行为,是 21 世纪人类面临的两大公害之一。吸烟可导致多种慢性疾病,包括恶性肿瘤、慢性阻塞性肺疾病、冠心病等,戒烟则可以降低患相应疾病的风险。一般的戒烟流程,见图 2-3。

过量饮酒会增加患某些疾病的风险,并可导致交通事故及暴力事件的增加。成年男性一天饮用的酒精量不超过 25 g,女性不超过 15 g。

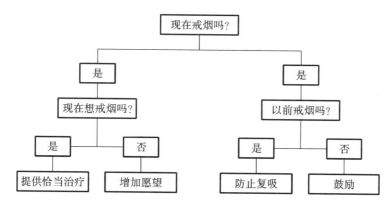

图 2-3 戒烟流程

（二）日常生活方式健康教育的服务形式

（1）发放印刷资料，包括健康教育折页、健康教育处方和健康手册等。

（2）播放音像资料，包括录像带、VCD、DVD 等视听传播资料。

（3）设置健康教育宣传栏。

（4）利用各种健康主题日或针对辖区重点健康问题，开展健康咨询活动并发放宣传资料。

（5）定期举办健康知识讲座，引导居民学习和掌握健康知识和必要的健康技能。

四、社区健康教育

1. 专人管理，落实责任 设立健康教育领导小组，组长由社区主任或副主任担任，并下设办公室，负责日常工作，并按照国家基本公共卫生服务规范要求，根据不同季节、不同疾病发病特点做健康教育工作，做到年初有计划，年终有总结；在社区卫生服务中心、村（居）委会制作健康教育专栏；制订相关健康教育处方和结核、艾滋病、梅毒等专用健康教育刊物，免费为居民发放，尤其是中医特色宣传资料不能缺少；音像资料包括录像带、VCD、DVD 等视听传播资料必须要有，且能定期播放。

设立健康教育师资队伍，获得师资培训教育资格，并定期到各村（居）委会进行健康教育讲座。

2. 优化措施，突破难点 社区健康教育的难点是居民参与率极低。当今社会，各种真假信息、真假服务的充斥，导致了居民对这些健康教育信息、服务持怀疑和冷漠的态度。社区开展的各种健康教育活动，虽然极尽所能地变换花样，但实际来参与的人却不多，而且每次来参加健康教育的大多数是休息在家的一些老年人，接受能力有限，健康教育效果难以达到。

突破措施有以下方面。

（1）宣传到位。宣传、讲座的联系工作，首先需要得到村（居）委会相关领导的大力支持，利用政府的权威，消除人们对健康教育宣传信息的怀疑、冷漠态度，使人们愿意参与社区健康教育活动。从解决居民当前主要健康问题为出发点开展健康教育宣传，杜绝以"制度、政策""目标、任务"为出发点开展健康教育宣传，激发居民主动参与健康教育活动的热情。

（2）准备到位。在开展健康教育活动前必须制订详细地活动计划，人、财、物准备到位，才能确保活动的有效开展。

（3）服务到位。健康教育活动是人类与疾病做斗争的客观需要，在活动中要杜绝健康教育活动的功利性，开展有组织、有评价的传播、教育和行为干预活动，切实帮助居民改善与健康相关的行为。

（4）措施到位。重视教育者和被教育者之间的信息交流和反馈，根据反馈结果及时调整教育策略的方法，促使人们自觉采纳有益于健康的行为和生活方式，以达到预防疾病、促进健康、对教育效果做出评价的目的，最终达到改变教育对象行为的目的。

3. 健康教育过程资料的收集、整理

（1）照相机、摄像机的充分利用。做好健康教育前的各项准备工作，其中照相机、摄像机的准备尤为重要，无论是健康教育宣传资料、健康教育专栏内容还是健康教育讲座都是要照相留存的，所有的影像资料一方面要放在社区管理软件中，另一方面还要粘贴在健康教育活动记录表中。这些过程资料是开展健康教育的资料收集形式，也是迎接上级行政主管部门检查的有力依据。

（2）签到册也是必不可少的健康教育资料之一。有多少人参加、讲座的主题等，都需要以照片的形式记录下来。发放了多少宣传资料数，也要做好总结登记，并以简报的形式上报。

（3）规范收集整理健康教育过程资料。一是健康教育前期资料（包括计划、方案、照片、文字 PPT、表格、讲稿等）；二是实施健康教育讲座、专栏等资料，包括活动过程的签到册、现场照片、专栏广告制作小样等；三是健康教育活动后的效果反馈文字、简报信息、反思、总结资料等。

第三节　健康教育服务规范

一、服务对象

服务对象为辖区内常住居民。

二、服务内容

（一）健康教育内容

（1）宣传普及《健康素养 66 条》（2015 年版）。配合有关部门开展公民健康素养促进行动。

（2）对青少年、妇女、老年人、残疾人、0～6 岁儿童家长等人群进行健康教育。

（3）开展合理膳食、控制体重、适当运动、平衡心理、改善睡眠、限盐、控烟、限酒、科学就医、合理用药、戒毒等健康生活方式和可干预危险因素的健康教育。

（4）开展心脑血管系统疾病、呼吸系统疾病、内分泌系统疾病、肿瘤、精神疾病等重点慢性非传染性疾病和结核病、肝炎、艾滋病等重点传染性疾病的健康教育。

（5）开展食品卫生、职业卫生、放射卫生、环境卫生、饮水卫生、学校卫生和计划生育等公共卫生问题的健康教育。

（6）开展突发公共卫生事件应急处置、防灾减灾、家庭急救等健康教育。

（7）宣传普及医疗卫生法律法规及相关政策。

（二）服务形式及要求

1. 提供健康教育资料

（1）发放印刷资料。

印刷资料包括健康教育折页、健康教育处方和健康手册等。放置在乡镇卫生院、村卫生室、社区卫生服务中心（站）的候诊区、诊室、咨询台等处。每个机构每年提供不少于 12 种内容的印刷资料，并及时更新补充，保障使用。

（2）播放音像资料。

音像资料为视听传播资料，如 VCD、DVD 等各种影音视频资料。其可在机构正常应诊的时间内，在乡镇卫生院、社区卫生服务中心门诊候诊区等场所或宣传活动现场播放。每个机构每年播放音像资料不少于 6 种。

2. 设置健康教育宣传栏 乡镇卫生院和社区卫生服务中心宣传栏不少于 2 个，村卫生室和社区卫生服务站宣传栏不少于 1 个，每个宣传栏的面积不少于 2 平方米。宣传栏一般设置在机构的户外、健康教育室、候诊区、输液室或收费大厅的明显位置，宣传栏中心位置距地面 1.5～1.6 米高。每个机构至少每 2 个月更换 1 次健康教育宣传栏内容。

3. 开展公众健康咨询活动 利用各种健康主题日或针对辖区重点健康问题，开展健康咨询活动并发放宣传资料。每个乡镇卫生院、社区卫生服务中心每年至少开展 9 次公众健康咨询活动。

4. 举办健康知识讲座 定期举办健康知识讲座，引导居民学习、掌握健康知识及必要的健康技能，促进辖区内居民的身心健康。每个乡镇卫生院和社区卫生服务中心每月至少举办 1 次健康知识讲座，村卫生室和社区卫生服务站每两个月至少举办 1 次健康知识讲座。

5. 开展个体化健康教育 乡镇卫生院、村卫生室和社区卫生服务中心（站）的医务人员在提供门诊医疗、上门访视等医疗卫生服务时，要开展有针对性的个体化健康知识和健康技能的教育。

三、服务流程

健康档案服务流程图如图 2-4 所示。

四、服务要求

（1）乡镇卫生院和社区卫生服务中心应配备专（兼）职人员开展健康教育工作，每年接受健康教育专业知识和技能培训不少于 8 学时。树立全员提供健康教育服务的观念，将健康教育与日常提供的医疗卫生服务结合起来。

（2）具备开展健康教育的场地、设施、设备，并保证设施设备完好，正常使用。

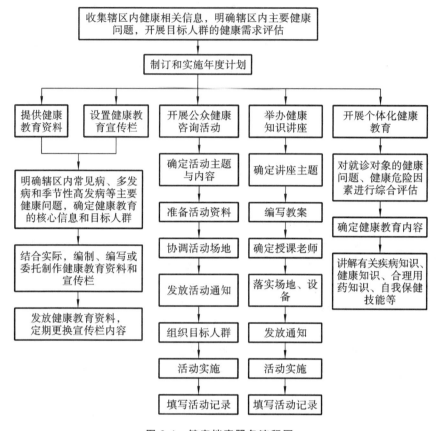

图 2-4 健康档案服务流程图

（3）制订健康教育年度工作计划，保证其可操作性和可实施性。健康教育内容要通俗易懂，并确保其科学性、时效性。健康教育材料可委托专业机构统一设计、制作，有条件的地区，可利用互联网、手机短信等新媒体开展健康教育。

（4）有完整的健康教育活动记录和资料，包括文字、图片、影音文件等，并存档保存。每年做好年度健康教育工作的总结评价。

（5）加强与乡镇政府、街道办事处、村（居）委会、社会团体等辖区其他单位的沟通和协作，共同做好健康教育工作。

（6）充分发挥健康教育专业机构的作用，接受健康教育专业机构的技术指导和考核评估。

（7）充分利用基层卫生和计划生育工作网络和宣传阵地，开展健康教育工作，普及卫生计生政策和健康知识。

（8）运用中医理论知识，在饮食起居、情志调摄、食疗药膳、运动锻炼等方面，对居民开展养生保健知识宣教等中医健康教育，在健康教育印刷资料、音像资料的种类、数量、宣传栏更新次数以及讲座、咨询活动次数等方面，应有一定比例的中医药内容。

五、工作指标

（1）发放健康教育印刷资料的种类和数量。

（2）播放健康教育音像资料的种类、次数和时间。

（3）健康教育宣传栏设置和内容更新情况。

（4）举办健康教育讲座和健康教育咨询活动的次数和参加人数。

六、管理服务规范表格及说明

健康教育活动记录表，见表 2-1。

表 2-1 健康教育活动记录表

活动时间：	活动地点：
活动形式：	
活动主题：	
组织者：	
主讲人：	
接受健康教育人员类别：	接受健康教育人数：
健康教育资料发放种类及数量：	
活动内容：	
活动总结评价：	
存档材料请附后 □书面材料　□图片材料　□印刷材料　□影音材料　□签到表　□其他材料	

填表人（签字）：　　　　　　　　　负责人（签字）：

填表时间：　　　年　月　日

小 结

　　健康教育是旨在帮助教育对象人群或个体改善健康相关行为的系统的社会活动。健康教育通过有计划、有组织、有评价地传播、教育和行为干预，促使人们自觉采纳有益于健康的行为和生活方式，以达到预防疾病、促进健康的目的。健康教育以受众的健康需求为导向，核心是通过行为干预，促使教育对象的行为发生改变，达到预防疾病、促进健康、提高生活质量的目的。

　　健康促进是"促使人们维护和提高他们自身健康的过程，是协调人类与环境的战略,它规定个人与社会对健康各自所负的责任"。健康促进的三项基本策略是倡导、赋权和协调。健康教育需要健康促进的指导和支持,同时,健康促进战略及其五个领域活动的开展,需要健康教育来推动和落实。

健康传播是指通过各种渠道,运用各种传播媒介和方法,为维护和促进人类健康而收集、制作、传递、分享健康信息的过程。其中以人际传播与大众传播应用最为广泛。针对目标人群的知识水平、价值取向、文化背景、风俗习惯及传播情景等讯息,根据传播主题,选择制作科学合理、通俗易懂的健康传播材料。

健康素养是指一个人能够获取和理解基本的健康信息和服务,并运用这些信息和服务做出正确的判断和决定,以维持并促进自身健康的能力。《健康素养66条》(2015年版)分为三个部分共66条,包括基本知识和理念(25条)、健康生活方式与行为(29条)与基本技能(12条)。

健康教育服务包括宣传普及《健康素养66条》(2015年版)、重点人群的健康教育、生活方式和重要危险因素的健康教育、重点疾病的健康教育、公共卫生问题的健康教育等。服务开展的形式有提供健康教育资料、设置健康教育宣传栏、开展公众健康咨询活动、举办健康知识讲座等。

（王　丹）

能力检测

第三章
预防接种服务

扫码看课件

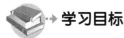 **学习目标**

掌握：预防接种的定义与意义，疫苗的分类。掌握国家免疫规划疫苗儿童免疫程序及规范。掌握预防接种服务规范。

熟悉：预防接种的工作要求，"三查七对"的内容、接种疫苗规范。

了解：预防接种后留查及记录接种信息并报告接种情况。

预防接种工作是卫生事业成效最为显著、影响最为广泛的工作之一，也是各国预防控制传染病最主要、最经济的手段。从人类发明疫苗以来，通过预防接种，全球已经成功消灭了天花，已实现无脊髓灰质炎（小儿麻痹）野病毒传播，因白喉、百日咳、破伤风和麻疹导致的发病、致残与死亡也显著减少。

我国自 1978 年开始实施免疫规划以来，通过普及儿童免疫，降低了麻疹、百日咳、白喉、脊髓灰质炎、结核、破伤风等疾病的发病率和死亡率。2000 年我国实现了无脊髓灰质炎目标。实施乙肝疫苗接种后，小于 5 岁儿童的乙肝病毒表面抗原携带率从 1992 年的 9.67％降至 2014 年的 0.32％，乙肝病毒慢性感染者减少了 3000 多万人。乙脑、流脑等发病人数降至历史最低水平。

案例引导

"卡介苗过量接种"事件

2017 年 3 月 27 日，某地乡镇卫生院发生 12 名婴儿超剂量接种卡介苗事件。

本次疫苗过量接种事件是因护士工作疏忽，错将 0.5 mL 的注射器，误当成了 0.1 mL 的使用，导致当天 12 名接种卡介苗孩子的接种量从 0.1 mL 变成了 0.5 mL，超量了 5 倍。当天上午 11 点过后，当事护士发现疫苗不够用，经检查，发现出现了超量注射的错误，于是立即向卫生院和上级部门进行汇报。卫生院立即将超量接种并出现了嗜睡、烦躁等现象的婴儿送往当地市中心医院，采取环形封闭治疗措施。事件发生后当地卫生局高度重视，处理及时，责令该卫生院整改，当事护士停职。

问题：

1. 疫苗接种应遵循什么样的操作规范？
2. 出现疫苗接种事故后该如何处置？

第一节　预防接种概述

一、预防接种的定义及意义

1. 预防接种的定义　预防接种是指利用人工制备的抗原或者抗体通过适宜的途径对机体进行接种，使机体获得对某种传染病的特异免疫力，以提高个体或整个群体的免疫水平，有针对性地预防和控制某种传染病的发生和流行。它通过使用含有已知抗原成分的疫苗接种于机体，以抵御相关病原微生物的侵袭，起到防病作用，如注射麻疹疫苗、口服脊髓灰质炎疫苗预防麻疹、脊髓灰质炎的发病；或使用含有已知抗体成分的免疫球蛋白（或抗血清）注射于机体，使机体被动地获得免疫力，预防传染病的发生，如注射乙肝免疫球蛋白、白喉抗毒素，预防乙肝、白喉的发生。

2. 预防接种的意义　预防接种是全球公共卫生领域公认的最经济、最有效的疾病控制策略，对降低传染病的发病率和死亡率发挥了巨大作用。预防接种不仅可以为国家节约大量的卫生资源，还可以为家庭、个人减轻疾病负担，其预防传染病的效果也是其他医疗措施不可取代的。

知识链接

接种疫苗可以预防传染病

一般情况下，人体在接触致病的病原微生物后可发生相应的疾病，但这些微生物刺激人体产生特异性免疫反应后，人体内可以产生针对这种病原微生物的抗体，这些抗体可以与体内的病原微生物结合并清除它们，达到抵抗疾病的作用，使发病的人逐渐恢复健康。疫苗接种就是模仿这一机制，疫苗本身具有和病原微生物相似的可以刺激人体产生特异性免疫反应的能力，但是又不会像病原微生物那样引起人体发病，只是在其体内产生相应的抗体，使人具有了对相应病原微生物的抵抗力，接种过疫苗的人如果接触到相应的病原微生物时，其体内的抗体就可以将这些入侵的病原微生物中和并清除，从而达到预防传染病发生的目的。

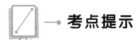　**考点提示**　扩大免疫规划疫苗的分类。

二、疫苗分类

根据 2005 年 3 月 24 日国务院公布的《疫苗流通和预防接种管理条例》,将疫苗分为第一类疫苗和第二类疫苗。第一类疫苗是指政府免费向公民提供,公民应当依照政府的规定受种的疫苗,包括国家免疫规划疫苗,省级人民政府在执行国家免疫规划时增加的疫苗,县级及以上人民政府或者其卫生行政部门组织开展的应急接种或群体性预防接种所使用的疫苗。如乙肝疫苗、卡介苗、脊髓灰质炎减毒活疫苗、百白破联合疫苗、麻腮风联合疫苗、甲肝疫苗、脑膜炎球菌多糖疫苗、乙脑疫苗等;第二类疫苗是指由公民自费并且自愿受种的其他疫苗,如水痘疫苗、流感疫苗、b 型流感嗜血杆菌结合疫苗、肺炎球菌疫苗、轮状病毒疫苗、伤寒 Vi 多糖疫苗、细菌性痢疾疫苗等。

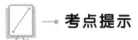 **考点提示** 　儿童免疫规划程序。

三、国家免疫规划疫苗儿童免疫程序

免疫程序是指对某一特定人群(如儿童)预防传染病需要接种疫苗的种类、次序、剂量、部位以及有关要求所做的具体规定。只有按照科学、合理的程序进行接种,才能充分发挥疫苗的免疫效果,减少预防接种不良反应的发生,避免人力、物力、财力的浪费,有效地保护易感人群,预防和控制针对传染病的发生与流行。制订免疫程序时要综合考虑当地传染病控制规划、疾病负担、疫苗特性、免疫学原理、传染病流行特征、接种利弊和效益等多方面因素。

(一)起始免疫年(月)龄要求

确定免疫起始月龄要求考虑婴幼儿接种疫苗来自母传抗体的干扰、个体免疫系统发育状况、传染病暴露机会三个方面的因素。

1. 母传抗体的干扰　减毒活疫苗免疫在有母体被动抗体干扰的情况下会影响抗体形成。

2. 个体免疫系统发育状况　月龄过小,免疫系统发育不完善,往往免疫不成功。

3. 传染病暴露机会　免疫起始月龄过大,则会增加暴露传染病的机会。对免疫起始月龄的一般要求是,存在发病危险而又能对疫苗产生充分免疫应答能力的最小月(年)龄作为免疫起始月龄。如我国规定麻疹疫苗接种的起始月龄是出生后 8 个月,这是考虑到 8 月龄以下婴儿有母传抗体,接种疫苗后只有 60% 左右的婴儿产生免疫应答,抗体水平也不高;至 8 月龄才可以产生较充分的免疫应答,因此我国规定出生 8 月龄的婴儿开始接种麻疹疫苗。

知识链接 -

儿童为何要进行预防接种

孩子出生离开母体,也就失去了天然的保护层,虽然有通过母亲胎盘、脐带获得的

抵抗力,出生后先天性的抵抗力逐渐下降,到孩子 6 个月后就几乎没有了。当孩子生活在外界环境中,受细菌、病毒侵犯的机会增多,很容易患病。要抵抗细菌、病毒的侵犯,特别是防止对孩子的生长发育有很大影响,甚至危及生命的传染病的发生,就必须让孩子自身尽早产生对这些传染病的抵抗力。预防接种就是把能使人产生对某种传染病的抵抗力的疫苗接种于人体。孩子进行预防接种后,就会获得对相应传染病的特异免疫力。

(二) 免疫程序

1. 各种疫苗免疫程序　见表 3-1。

表 3-1　国家免疫规划疫苗儿童免疫程序表

疫苗种类		接种年(月)龄														
名称	缩写	出生时	1月	2月	3月	4月	5月	6月	8月	9月	18月	2岁	3岁	4岁	5岁	6岁
乙肝疫苗	HepB	1	2					3								
卡介苗	BCG	1														
脊髓灰质炎灭活疫苗	IPV			1												
脊髓灰质炎减毒活疫苗	OPV				1	2								3		
百白破疫苗	DTaP				1	2	3				4					
白破疫苗	DT															1
麻风疫苗	MR								1							
麻腮风疫苗	MMR										1					
乙脑减毒活疫苗	JE-L								1			2				
或乙脑灭活疫苗	JE-I								1、2			3				4
A群流脑多糖疫苗	MPSV-A							1		2						
A群C群流脑多糖疫苗	MPSV-AC													1		2
甲肝减毒活疫苗	HepA-L										1					
或甲肝灭活疫苗	HepA-I										1	2				

2. 使用规定

(1) 起始免疫年(月)龄:免疫程序表所列各疫苗剂次的接种时间,是指可以接种该剂次疫苗的最小接种年(月)龄。

(2) 儿童年(月)龄达到相应疫苗的起始接种年(月)龄时,应尽早接种。建议在下述推荐的年龄之前完成国家免疫规划疫苗相应剂次的接种。①乙肝疫苗第 1 剂:出生后 24 h 内完成;②卡介苗:<3 月龄完成;③乙肝疫苗第 3 剂、脊髓灰质炎疫苗第 3 剂、百白破疫苗第 3 剂、麻风疫苗、乙脑减毒活疫苗第 1 剂或乙脑灭活疫苗第 2 剂:<12 月龄完成;④A 群流脑多糖疫苗第 2 剂:<18 月龄完成;⑤麻腮风疫苗、甲肝减毒活疫苗或甲肝灭活疫苗第 1 剂、百白破疫苗第 4 剂:<24 月龄完成;⑥乙脑减毒活疫苗第 2 剂或乙脑灭活疫苗第 3 剂、甲肝灭活疫苗第 2 剂:<3 周岁完成;⑦A 群 C 群流脑多糖疫苗第 1 剂:<4 周岁完成;⑧脊髓灰质炎疫苗第 4 剂:<5 周岁完成;⑨白破疫苗、A 群 C 群流脑多糖疫苗第 2 剂、乙脑灭活疫苗第 4 剂:<7 周岁完成。

（3）选择乙脑减毒活疫苗接种时,采用两剂次接种程序。选择乙脑灭活疫苗接种时,采用四剂次接种程序;乙脑灭活疫苗第 1、2 剂间隔 7~10 天。

（4）选择甲肝减毒活疫苗接种时,采用一剂次接种程序。选择甲肝灭活疫苗接种时,采用两剂次接种程序。

（5）卡介苗接种 1 剂次;乙肝疫苗接种 3 剂次;脊髓灰质炎疫苗接种 4 剂次,前 3 剂次为基础免疫,第 4 剂次为加强免疫;百白破疫苗接种 5 剂次,前 3 剂次为基础免疫,第 4 剂次为加强免疫;第 5 剂次使用白破疫苗加强免疫 1 剂次;麻疹疫苗接种 2 剂次,第 2 剂次为复种;乙脑减毒活疫苗注射 2 剂,第 1 剂为基础免疫,第 2 剂为加强免疫;乙脑灭活疫苗注射 4 剂,第 1/2 剂为基础免疫,2 剂次间隔 7~10 天,第 3/4 剂次为加强免疫;A 群流脑疫苗注射 4 剂,第 1、2 剂为基础免疫,2 剂次间隔时间不少于 3 个月,第 3、4 剂次为加强免疫,3 岁时接种第 3 剂,与第 2 剂接种间隔时间不得少于 1 年,6 岁时接种第 4 剂,与第 3 剂接种间隔时间不得少于 3 年。

（6）基础免疫要求在 12 月龄内完成。

（7）脊髓灰质炎疫苗、百白破疫苗各剂次的间隔时间应≥28 天。

（8）乙肝疫苗第一剂在新生儿出生后 24 h 内尽早接种,第 2 剂在第 1 剂接种后 1 个月接种,第 3 剂在第 1 剂接种后 6 个月(5~8 月龄)接种。第 1 剂和第 2 剂间隔应≥28 天,第 2 剂和第 3 剂的间隔应≥60 天。

（9）麻疹疫苗复种可使用含麻疹疫苗成分的其他联合疫苗,如麻疹风疹联合减毒活疫苗、麻疹腮腺炎风疹联合减毒活疫苗等。

知识链接 ---------------------------------

预防接种要有始有终

预防接种可以增加儿童对传染病的自然抵抗力,但在预防接种后,不是马上能产生抗病能力,需经一至两周或更长时间,才能发挥预防疾病的作用。一般来说抗体只能在一定的时间内有效,因此,为了获得较长时间的有效作用,保持人体的自然抵抗力,就必须按规定的期限复种或加强接种。

（三）国家免疫规划疫苗补种通用原则

未按照推荐年龄完成国家免疫规划规定剂次接种的 14 岁以下的儿童,应尽早进行补种,在补种时掌握以下原则。

1. 未曾接种某种国家免疫规划疫苗的儿童 根据儿童当时的年龄,按照该疫苗的免疫程序,以及下文对该种疫苗的具体补种原则中规定的疫苗种类、接种间隔和剂次进行补种。

2. 未完成国家免疫规划规定剂次的儿童 只需补种未完成的剂次,无须重新开始全程接种。

3. 应优先保证儿童及时完成国家免疫规划疫苗的全程接种 当遇到无法使用同一厂家疫苗完成全程接种情况时,可使用不同厂家的同品种疫苗完成后续接种(含补种)。疫苗使用说明书中有特别说明的情况除外。

（四）国家免疫规划疫苗同时接种原则

1. 不同疫苗同时接种 现阶段的国家免疫规划疫苗均可按照免疫程序或补种原则同时接种,两种及以上注射类疫苗应在不同部位接种。严禁将两种或多种疫苗混合吸入同一支注射器内接种。

2. 不同疫苗接种间隔 两种及以上国家免疫规划使用的注射类减毒活疫苗,如果未同时接种,应间隔≥28天进行接种。国家免疫规划使用的灭活疫苗和口服脊髓灰质炎减毒活疫苗,如果与其他种类国家免疫规划疫苗(包括减毒和灭活疫苗)未同时接种,对接种间隔不做限制。

3. 不同疫苗接种顺序 如果第一类疫苗和第二类疫苗接种时间发生冲突时,应优先保证第一类疫苗的接种。

知识链接

几种预防接种能否同时进行

过去认为,几种预防疫苗同时接种可能互相影响,甚至使接种后反应增强,因此有些地方规定,两种死菌苗或死疫苗的接种之间必须间隔2周,两种活菌苗或活疫苗的接种之间必须间隔4周。但是,新的研究表明,并不是所有疫苗都不能同时接种。例如,在服用脊髓灰质炎糖丸疫苗的同时接种卡介苗或"百白破"类毒素混合制剂,不但不会影响免疫力的增加,而且还可使反应不加重。但为了保证安全,两种或两种以上制剂不能同时应用在同一部位。

（五）流行季节疫苗接种建议

国家免疫规划使用的疫苗都可以按照免疫程序和预防接种方案的要求,全年(包括流行季节)开展常规接种,或根据需要开展补充免疫和应急接种。

1. 常规接种 接种单位按照国家免疫规划疫苗儿童免疫程序、疫苗使用指导原则、疫苗使用说明书,在相对固定的接种服务周期时间内,为接种对象提供预防接种服务。

2. 补充免疫 一种较常采用的群体性预防接种形式,群体性预防接种是指在特定范围和时间内,针对可能受某种传染病威胁的特定人群,有组织地集中实施的预防接种活动。

3. 应急接种 在传染病疫情开始或有流行趋势时,为控制传染病疫情蔓延,对目标人群开展的预防接种活动。

(六)感染 HIV 母亲所生儿童接种疫苗建议

HIV 感染母亲所生儿童按 HIV 感染状况可分为 HIV 感染儿童、HIV 感染状况不详儿童、HIV 未感染儿童三类。由医疗机构出具儿童是否为 HIV 感染、是否出现症状或是否有免疫抑制的诊断。HIV 感染母亲所生<18 月龄婴儿在接种前不必进行 HIV 抗体筛查,按 HIV 感染状况不详儿童进行接种,具体接种建议见表 3-2。

表 3-2　HIV 感染母亲所生儿童接种国家免疫规划疫苗建议

疫苗	HIV 感染儿童		HIV 感染状况不详儿童		HIV 未感染儿童
	有症状或有免疫抑制	无症状和无免疫抑制	有症状或有免疫抑制	无症状	
乙肝疫苗	√	√	√	√	√
卡介苗	×	×	暂缓接种	暂缓接种	√
脊髓灰质炎灭活疫苗	√	√	√	√	√
脊髓灰质炎减毒活疫苗	×	×	×	×	√
百白破疫苗	√	√	√	√	√
白破疫苗	√	√	√	√	√
麻风疫苗	×	√	×	√	√
麻腮风疫苗	×	√	×	√	√
乙脑灭活疫苗	√	√	√	√	√
乙脑减毒活疫苗	×	×	×	×	√
A 群流脑多糖疫苗	√	√	√	√	√
A 群 C 群流脑多糖疫苗	√	√	√	√	√
甲肝减毒活疫苗	×	×	×	×	√
甲肝灭活疫苗	√	√	√	√	√

注:"√"表示"无特殊禁忌","×"表示"禁止接种"。暂缓接种指当确认儿童 HIV 抗体阴性后再补种,当确认 HIV 抗体阳性儿童不予接种。

四、接种工作要求

(一)接种场所

(1)预防接种场所准备:室外要设有醒目的标志,室内清洁、光线明亮、通风保暖,并准备好预防接种工作台、坐凳以及提供儿童和家长留观、等候的条件。

(2)预防接种门诊规划:应当按照咨询/登记、预防接种、留观等内容进行合理分区,确保预防接种有序进行。村级接种单位和产科接种单位应根据预防接种的需要合理进行功能分区。

(3)预防接种室、接种工作台应设置醒目标记。

（4）做好室内清洁，使用消毒液或紫外线消毒，并做好消毒记录。

（5）接种人员穿戴工作衣、帽、口罩，双手要洗净。

（6）在预防接种场所显著位置公示相关资料。如预防接种工作流程，国家免疫规划疫苗的品种、免疫程序、预防接种方法，预防接种的服务时间、咨询电话等。

（二）核实接种对象

（1）预防接种工作人员应查验儿童预防接种证、卡（簿）或儿童预防接种个案信息，核对受种者姓名、出生日期及预防接种记录，确定本次受种对象、接种疫苗的品种。

（2）预防接种工作人员发现原始记录中受种者姓名、出生日期、联系方式等基本信息有误或变更的，应及时更新。

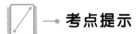 **考点提示**　医疗卫生人员在疫苗接种中的责任。

（3）对不符合本次预防接种的受种者，向儿童家长或其监护人做好解释工作。

（4）对因有预防接种禁忌而不能预防接种的受种者，预防接种人员应对受种者或其监护人提出医学建议，并在预防接种证、卡（簿）或儿童预防接种个案信息上记录。

知识链接

预防接种证的用途

中华人民共和国《传染病防治法》第十二条中规定：国家实行有计划的预防接种制度，国家对儿童实行预防接种证制度。预防接种证是儿童预防接种的记录凭证，每个儿童都应当按照国家规定建证并接受预防接种。儿童家长或者监护人应当及时向医疗保健机构申请办理预防接种证，托幼机构、学校在办理入托、入学手续时应当查验预防接种证，未按规定接种的儿童应当及时安排补种。儿童家长或监护人要妥善保管好接种证并按规定的免疫程序、时间到指定的接种点接受疫苗接种。如儿童未完成规定的预防接种，因故迁移、外出、寄居外地，可凭接种证在迁移后的新居或寄居所在地预防接种门诊（点）继续完成规定的疫苗接种。当儿童的基础免疫与加强免疫全部完成后，家长应保管好接种证，以备孩子入托、入学、入伍或将来出入境的查验。

（三）告知询问记录

（1）预防接种工作人员在实施预防接种前，应当告知受种者或其监护人所接种疫苗的品种、作用、禁忌、可能出现的不良反应以及注意事项，并如实记录告知情况。

（2）预防接种工作人员在实施预防接种前，应询问受种者的健康状况以及是否有预防接种禁忌等情况，并如实记录询问的内容；当对受种者的健康状况有怀疑时，应建议其到医院进行检查后，再决定是否预防接种。

（3）受种者或其监护人自愿选择预防接种第一类疫苗同品种的第二类疫苗时，接种单位应当告知费用承担、预防接种异常反应补偿方式及接种疫苗的品种、作用、禁忌、可能出现的不良反应以及注意事项。

（四）现场疫苗管理

（1）预防接种前将疫苗从冷藏设备内取出，尽量减少开启冷藏设备的次数。

（2）核对接种疫苗的品种，检查疫苗外观质量。凡过期、变色、污染、发霉、有摇不散凝块或异物、无标签或标签不清、疫苗瓶有裂纹的疫苗一律不得使用。

（3）疫苗使用说明规定严禁冻结的疫苗，如百白破疫苗、乙肝疫苗、白破疫苗等，冻结后一律不得使用。

检查含吸附剂疫苗是否冻结的方法：将被检和正常对照的疫苗瓶同时摇匀后静置竖立，如被检疫苗在短时间（5～10 min）内与对照疫苗相比，出现分层现象且上层液体较清，即可判断被检疫苗曾被冻结。

（五）预防接种操作

1. "三查七对" 预防接种工作人员在预防接种操作前再次进行"三查七对"，无误后予以预防接种。

（1）三查：检查受种者健康状况和接种禁忌证，查对预防接种卡（簿）与儿童预防接种证，检查疫苗、注射器外观与批号、效期。

（2）七对：核对受种对象姓名、年龄、疫苗品名、规格、剂量、接种部位、接种途径。

2. 皮肤消毒 在确定接种部位后，皮肤消毒要避开疤痕、炎症、硬结和皮肤病变处。

3. 口服法

（1）适用疫苗：口服脊髓灰质炎减毒活疫苗等。

（2）操作方法：①液体剂型疫苗直接将规定剂量的疫苗滴入儿童口中；②糖丸剂型疫苗用消毒药匙送入儿童口中，用凉开水送服。对于小月龄儿童，喂服糖丸剂型时可将糖丸放在消毒的小药袋中，用手碾碎后放入药匙内，加少许凉开水溶解成糊状服用，或将糖丸溶于约 5 mL 凉开水中，使其完全溶化后口服。

4. 皮内注射法

（1）适用疫苗：卡介苗。

（2）接种部位：上臂外侧三角肌中部略下处。

5. 皮下注射法

（1）适用疫苗：麻疹疫苗、麻风疫苗、麻腮风疫苗、乙脑疫苗、A 群流脑多糖疫苗、A 群 C 群流脑多糖疫苗、甲肝减毒活疫苗、钩体疫苗等。

（2）接种部位：上臂外侧三角肌下缘附着处。

6. 肌内注射法

（1）适用疫苗：百白破疫苗、白破疫苗、乙肝疫苗、脊髓灰质炎灭活疫苗、甲肝灭活疫苗、出血热疫苗等。

（2）接种部位：上臂外侧三角肌、大腿前外侧中部肌肉。

（六）记录观察预约

（1）预防接种后及时在预防接种证、卡（簿）记录接种疫苗品种、规格、疫苗最小包装单位的识别信息（或批号）、时间等。预防接种记录书写工整，不得用其他符号代替。使用儿童预防接种信息化管理地区，需将儿童预防接种相关资料录入信息系统。

（2）告知儿童监护人，受种者在预防接种后留在预防接种现场观察 30 min。如出现不良反应，及时处理和报告。

（3）与儿童监护人预约下次接种疫苗的种类、时间和地点。

（4）产科接种单位在为新生儿预防接种第 1 剂乙肝疫苗和卡介苗后，应填写"新生儿首剂乙肝疫苗和卡介苗疫苗预防接种记录单"，告知儿童监护人在 1 个月内到居住地的接种单位办理预防接种证、卡（簿）；产科接种单位也可直接在预防接种证记录首剂乙肝疫苗和卡介苗预防接种情况。

五、疫苗接种禁忌证

疫苗接种的禁忌证是由于某些机体的反应性不正常或处于某种病理生理状态，接种疫苗后，可能对机体带来某些损害，甚至引起严重的异常反应。为避免这类副反应的发生，规定了有某种疾患或处在某种特殊生理状态的人不能接种。可分为绝对禁忌证和一般禁忌证两种。

知识链接

哪些情况下儿童不适宜接种疫苗？

急性疾病：孩子正在发烧，特别是发热在 37.6 ℃以上或处于某种急性疾病的发病期或恢复期，或处于某种慢性疾病的急性发作期，均应推迟疫苗的接种，待孩子康复以后再接种疫苗。

过敏体质：个别儿童有过敏体质，容易被家长忽视，有过敏体质的儿童接种疫苗后偶可引起过敏反应，造成发生不良反应的后果。如果发现过去接种某种疫苗曾发生过敏反应，则应停止接种。

免疫功能不全：比较严重的免疫功能不全包括免疫缺陷（如无/低丙种球蛋白血症）、白血病、淋巴瘤、恶性肿瘤等。如果儿童容易反复发生细菌或病毒感染，感染后常常伴有发热、皮疹及淋巴结肿大等症状，应怀疑存在免疫功能不全的可能性，接种疫苗时需特别小心。

神经系统疾患：有神经系统疾患的人接种某些疫苗具有一定的危险性，因此已明确患有神经系统疾患的儿童，如患有癫痫、脑病、瘫症、脑炎后遗症、抽搐或惊厥等疾病的儿童，应在医生的指导下，谨慎接种疫苗。

（一）绝对禁忌证

一般指任何生物制品都不能接种，包括有明显的过敏史、自身免疫病、恶性肿瘤、神经精神性疾病、免疫缺陷病、皮肤病等。

（二）一般禁忌证

指对各种疫苗接种的禁忌证。一般分为生理状态、病理状态和特殊状态三种情况。

1. 生理状态　指最近曾进行被动免疫者：最近 6 周内曾注射过免疫球蛋白或其他被

动免疫制剂、接受输血者,为防止被动抗体干扰,应推迟活疫苗免疫接种。

2．病理状态

（1）发热:正在发热,特别是高热的患者应暂停接种疫苗。

（2）过敏体质:有过敏体质的人接种疫苗,常可引起过敏反应。

（3）急性传染病:在急性传染病潜伏期、前驱期及发病期接种疫苗,可能诱发、加重原有病情。

（4）中枢神经系统疾患:患有癫痫、癔症、脑炎后遗症、惊厥史等疾患或已痊愈者,接种疫苗时应慎重,尤其是接种乙型脑炎疫苗、百白破三联疫苗和流脑疫苗。

（5）重症慢性疾患:患有活动性肺结核、急慢性肾脏病变、慢性心脏病、肝病、严重的先天性心脏病、血液系统疾病等患者,接种疫苗后可能加重原有病情或使反应加重,应暂缓接种。

（6）严重营养不良:患有严重的营养不良及消化功能紊乱者不宜接种。

3．特殊状态 凡患有免疫缺陷病,白血病和恶性肿瘤及放射治疗、脾切除而使免疫功能受到限制者,均不能使用活疫苗,否则可能造成严重后果。

六、预防接种注意事项

1．接种前准备 家长可给孩子洗一次澡,保持接种部位皮肤清洁。因饥饿和过度疲劳时接种疫苗容易发生晕针,所以最好不要空腹接种。

2．询问健康情况 每次预防接种前医生要询问接种儿童健康状况,确定没有接种"禁忌证"方可接种。

接种完毕后,接种者应在接种场所观察 15~30 min,无异常反应再离开医院。

知识链接

接种疫苗有风险吗?

疫苗对于人体而言毕竟是异物,在诱导人体免疫系统产生对特定疾病的保护力的同时,由于疫苗的生物学特性和人体的个体差异(健康状况、过敏体质、免疫功能不全、精神因素等),有少数接种者会发生不良反应,其中绝大多数可自愈或仅需一般处理,如局部红肿、疼痛、硬结等局部症状,或有发热、乏力等症状。不会引起受种者机体组织器官、功能损害。仅有很少部分人可能出现异常反应,但发生率极低。异常反应是指合格的疫苗在实施规范接种过程中或接种后造成受种者机体组织器官、功能损害。异常反应的发生率极低,病情相对较重,多需要临床处置。近几年,我国每年预防接种大约 10 亿剂次,但是经过调查诊断与接种疫苗有关且较为严重的异常反应很少,发生率很低。

七、预防接种异常反应处理

（一）不良反应

不良反应是指合格的疫苗在实施规范预防接种后,发生了与预防接种目的无关或意外的有害反应,包括一般反应和异常反应。

1. 一般反应　在预防接种后发生的,由疫苗本身所固有的特性引起的,对机体会造成一过性生理功能障碍的反应,主要有发热和局部红肿,同时可能伴有全身不适、倦怠、食欲不振、乏力等综合症状。局部红肿硬结直径可为 2.5～5 cm,全身反应体温可为 37.1～38.6 ℃。

接种人员对较为轻微的全身性一般反应和接种局部的一般反应,可给予一般的处理指导。

全身性一般反应处置原则如下:①受种者发热在≤37.5 ℃时,应加强观察,适当休息,多饮水,防止继发其他疾病;②受种者发热＞37.5 ℃或≤37.5 ℃并伴有其他全身症状、异常哭闹等情况,应及时到医院诊治。

局部一般反应处置原则:①红肿硬结直径＜15 mm 的局部反应,一般不需任何处理;②红肿硬结直径为 15～30 mm 的局部反应,可用干净的毛巾先冷敷,出现硬结者可热敷,每天数次,每次 10～15 min。红肿硬结直径≥30 mm 的局部反应,应及时到医院就诊;③接种卡介苗出现的局部红肿,不能热敷。

2. 异常反应　合格的疫苗在实施规范预防接种过程中或者实施规范预防接种后造成受种者机体组织器官、功能损害,相关各方均无过错的药品不良反应。往往同一批疫苗在同一批健康人群中接种后,仅在少部分人中发生异常反应,与疫苗的种类和发生反应的体质有关。常见的异常反应有晕厥、急性精神反应、过敏性休克、过敏性皮疹、血管神经性水肿等。

对接种后现场留观期间出现的急性严重过敏反应等,应立即组织紧急抢救。对于其他较为严重的,应及时到规范的医疗机构就诊。

（二）疫苗质量事故

由于疫苗质量不合格,预防接种后造成受种者机体组织器官、功能损害。

（三）预防接种事故

由于在预防接种实施过程中违反预防接种工作规范、免疫程序、疫苗使用指导原则、预防接种方案,造成受种者机体组织器官、功能损害。

（四）偶合症

受种者在预防接种时正处于某种疾病的潜伏期或者前驱期,预防接种后巧合发病。

知识链接 ∙∙∙∙∙∙∙∙∙∙∙∙∙∙∙∙∙∙∙∙∙∙∙∙∙∙∙∙∙∙∙∙∙∙∙∙

预防接种过程中的偶合症

根据我国卫生服务需求调查结果显示,0～4 岁儿童接种偶合症两周患病率为 17.4%,因此儿童接种疫苗后,即使接种是安全的,在未来两周内,每 100 名接种疫苗的儿童中仍会有约 17 名儿童由于患其他疾病,尽管所患疾病与疫苗接种无关,但由于时间上与接种有密切关联,非常容易被误解为预防接种异常反应。

（五）心因性反应

在预防接种实施过程中或预防接种后因受种者心理因素发生的个体或者群体的反应。心因性反应与受种者的精神或心理有关,不是疫苗引起的。

第二节　预防接种服务规范

一、服务对象

辖区内 0~6 岁儿童和其他重点人群。

二、服务内容

（一）预防接种管理

（1）及时为辖区内所有居住满 3 个月的 0~6 岁儿童建立预防接种证和预防接种卡(簿)等儿童预防接种档案。

知识链接

建立儿童预防接种证或接种卡

预防接种证、卡(簿)按照居住地实行属地化管理。

儿童出生后 1 个月内,其监护人应当到儿童居住地的接种单位为其办理接种证;接种证遗失者应及时补办。

产科接种单位应告知新生儿监护人一个月内到居住地接种单位建立接种证、卡,或直接为新生儿办理接种证。

户籍在外地的适龄儿童暂住在当地时间≥3 个月,由暂住地接种单位及时建立预防接种卡(簿);无接种证者需同时建立、补办接种证。

办理接种证的接种单位应在预防接种证上加盖公章。

（2）采取预约、通知单、电话、手机短信、网络、广播通知等适宜方式,通知儿童监护人,告知接种疫苗的种类、时间、地点和相关要求。在边远山区、海岛、牧区等交通不便的地区,可采取入户巡回的方式进行预防接种。

（3）每半年对辖区内儿童的预防接种卡(簿)进行 1 次核查和整理,查缺补漏,并及时进行补种。

(二)预防接种

根据国家免疫规划疫苗免疫程序,对适龄儿童进行常规接种。在部分省份对重点人群接种出血热疫苗。在重点地区对高危人群实施炭疽疫苗、钩体疫苗应急接种。根据传染病控制需要,开展乙肝、麻疹、脊髓灰质炎等疫苗强化免疫或补充免疫、群体性接种工作和应急接种工作。

知识链接

应急接种

应急接种是在传染病暴发或预测有传染病流行或大量外来人口进入或外来传染源进入区域时,对易感人群或正常人接触某种传染病后采取的紧急预防接种措施,以在短期内提高易感人群对某病的免疫水平,达到预防、控制或终止某病传播蔓延的目的。一般在以下几种情况才采取应急接种。

(1)甲类传染病流行,如鼠疫流行等。

(2)疫苗毒性反应小,遇到已经处于潜伏期的感染者,注射疫苗后不会加重病情。

(3)疫苗注射后产生抗体快、所需时间短于该病的潜伏期。如麻疹的潜伏期一般为7～14天,最长21天,接种疫苗6～12天即可产生免疫力。

1. 接种前的工作

(1)接种工作人员在对儿童接种前应查验儿童预防接种证(卡、薄)或电子档案,核对受种者姓名、性别、出生日期及接种记录,确定本次受种对象、接种疫苗的品种。

(2)询问受种者的健康状况以及是否有接种禁忌等,告知受种者或者其监护人所接种疫苗的品种、作用、禁忌、不良反应以及注意事项,可采用书面或(和)口头告知的形式,并如实记录告知和询问的情况。

2. 接种时的工作

(1)接种工作人员在接种操作时再次查验并核对受种者姓名、预防接种证、接种凭证和本次接种的疫苗品种,核对无误后严格按照《预防接种工作规范》规定的接种月(年)龄、接种部位、接种途径、安全注射等要求予以接种。

(2)三查七对(见本章第一节相关内容)。

3. 接种后的工作 告知儿童监护人,受种者在接种后应在留观室观察30 min。接种后及时在预防接种证、卡(薄)上记录,与儿童监护人预约下次接种疫苗的种类、时间和地点。有条件的地区录入计算机并进行网络报告。

(三)疑似预防接种异常反应处理

如发现疑似预防接种异常反应,接种人员应按照《全国疑似预防接种异常反应监测方案》的要求进行处理和报告。

三、服务流程

预防接种服务规范有三个重要流程,即预防接种管理、预防接种和疑似预防接种异常反应处理。具体内容归纳如图 3-1。

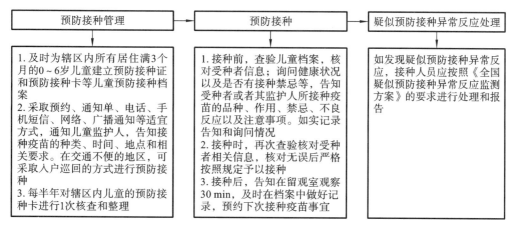

预防接种管理	预防接种	疑似预防接种异常反应处理
1. 及时为辖区内所有居住满3个月的0~6岁儿童建立预防接种证和预防接种卡等儿童预防接种档案 2. 采取预约、通知单、电话、手机短信、网络、广播通知等适宜方式，通知儿童监护人，告知接种疫苗的种类、时间、地点和相关要求。在交通不便的地区，可采取入户巡回的方式进行预防接种 3. 每半年对辖区内儿童的预防接种卡进行1次核查和整理	1. 接种前，查验儿童档案，核对受种者信息；询问健康状况以及是否有接种禁忌等，告知受种者或其监护人所接种疫苗的品种、作用、禁忌、不良反应以及注意事项。如实记录告知和询问情况 2. 接种时，再次查验核对受种者相关信息，核对无误后严格按照规定予以接种 3. 接种后，告知在留观室观察30 min，及时在档案中做好记录，预约下次接种疫苗事宜	如发现疑似预防接种异常反应，接种人员应按照《全国疑似预防接种异常反应监测方案》的要求进行处理和报告

图 3-1 预防接种服务流程

四、服务要求

（1）接种单位必须为区县级卫生行政部门指定的预防接种单位，并具备《疫苗储存和运输管理规范》规定的冷藏设施、设备和冷藏保管制度，按照要求进行疫苗的领发和冷链管理，保证疫苗质量。

知识链接

疫苗的储存和运输

疫苗应按品种、批号分类码放。采用冷库和大容量冰箱存放疫苗时，底部应留有一定的空间。疫苗要摆放整齐，疫苗与箱壁、疫苗与疫苗之间应留有1~2 cm 的空隙。疫苗不应放置冰箱门内搁架上，含吸附剂疫苗不可贴壁放置。使用冰衬冰箱储存疫苗时，应将可冷冻保存的疫苗存放在底部、冷藏保存的疫苗放在冰箱上部，避免冻结。

乙肝疫苗、卡介苗、脊髓灰质炎灭活疫苗、百白破疫苗、白破疫苗、麻疹疫苗、麻腮风疫苗、麻风疫苗、乙脑疫苗、A 群流脑多糖疫苗、A 群 C 群流脑多糖疫苗、甲肝疫苗、钩体疫苗、出血热疫苗、炭疽疫苗等在2~8 ℃条件下避光储存和运输。

脊髓灰质炎减毒活疫苗在−20 ℃以下保存，运输过程可在冷藏条件下进行。其他疫苗和疫苗稀释液的储存和运输温度要求按照《中华人民共和国药典》和使用说明的规定执行。运输疫苗时应使用冷藏车，并在规定的温度下运输。未配冷藏车的单位在领发疫苗时要将疫苗放在冷藏箱中运输。

（2）应按照《疫苗流通和预防接种管理条例》《预防接种工作规范》《全国疑似预防接种异常反应监测方案》等相关规定做好预防接种服务工作，承担预防接种的人员应当具备执业医师、执业助理医师、执业护士或者乡村医生资格，并经过县级或以上卫生行政部门组织的预防接种专业培训，考核合格后持证方可上岗。

（3）基层医疗卫生机构应积极通过公安、乡镇（街道）、村（居）委会等多种渠道,利用提供其他医疗服务、发放宣传资料、入户排查等方式,向预防接种服务对象或监护人传播相关信息,主动做好辖区内服务对象的发现和管理。

（4）根据预防接种需要,合理安排接种门诊开放频率、开放时间和预约服务的时间,提供便利的接种服务。

五、工作指标

（1）建证率＝年度辖区内已建立预防接种证人数/年度辖区内应建立预防接种证人数×100％。

（2）某种疫苗接种率＝年度辖区内某种疫苗实际接种人数/年度辖区内某种疫苗应接种人数×100％。

 小 结

　　预防接种是基层公共卫生工作中非常重要的一环,它能以最小的投资获得最大的工作效益,现已成为预防、控制传染病的重要手段。随着社会进步、医学生物技术的发展,使用疫苗已成为当今控制传染病的首选策略。实施预防接种所包含的内容极其广泛,包括疫苗研究开发、疫苗质量保证和质量控制、疫苗生产和供应、疫苗使用策略、疫苗经济学和疫苗的社会可接受性以及针对传染病的监测和使用策略等一系列问题。目前,预防接种工作的重点如下:不断增加用于预防传染病的疫苗种类,不断扩大免疫预防服务的对象,向最难达到的人群提供预防接种服务,改善和加强安全注射。

（董　赟　张力文）

能力检测

第四章
0～6岁儿童健康管理服务

学习目标

扫码看课件

掌握：0～6岁儿童生理特征；新生儿家庭访视及居家指导内容；0～6岁儿童健康管理服务规范的对象和内容。

熟悉：早产儿和低体重儿的护理；0～6岁儿童健康管理服务规范的流程。

了解：常见儿童伤害的预防；儿童健康管理服务规范相关表格的填写。

2009年我国的基本公共卫生服务项目开始将0～36个月儿童健康管理列入其中，并对服务方法、服务内容等做出了具体规定。随着国家对儿童健康管理的重视，2011年我国将儿童健康管理的年龄扩展到了6岁。

0～6岁儿童健康管理能为孩子一生的健康奠定重要的成长基础。医生根据儿童不同时期的生长发育特点，开展儿童保健系列服务，以保障和促进儿童身心健康发育，减少疾病的发生。同时，通过对儿童进行健康检测和重点疾病的筛查，还可以对儿童的出生缺陷，做到早发现、早治疗，预防和控制残疾的发生和发展，从而提高生命质量。

0～6岁儿童健康管理包括新生儿家庭访视、新生儿满月健康管理、婴幼儿健康管理、学龄前儿童健康管理和健康问题处理。

案例引导

是不是儿童健康管理惹的祸？

2016年7月，贵州省某市某社区卫生服务中心工作人员对张女士家出生7天的新生儿豆豆开展家庭访视时，发现豆豆躯干和四肢皮肤明显黄染，饮食、精神较差，建议转诊。但家长认为新生儿黄疸不是什么大问题，自己会消退，并且认为上门"新生儿家庭访视"肯定带有其他目的，张女士拒绝继续接受家庭访视。等到豆豆出生第10天，手掌皮肤严重黄染，毛毛出现了嗜睡、吸吮无力、精神疲惫、偶有抽搐等情况。于是，张女士一家才急忙将孩子送到某市人民医院就诊。经过医生的诊断，豆豆是病理性黄疸引发的胆红素脑病,具有神经毒性的胆红素已进入大脑,严重损伤大脑,救治难度极大,就算存活下来,也极可能留下耳聋、运动障碍等严重的后遗症。

问题:

1. 0～6岁儿童健康管理服务内容有哪些?

2. 在0～6岁儿童健康管理服务中,新生儿家庭访视的内容包括哪些? 出现哪些情况需要转诊?

第一节 0～6岁儿童生理特征

一、小儿年龄分期及各期特征

小儿生长发育是一个连续渐进的动态过程。随着年龄的增长,各系统组织器官功能渐趋成熟,从受精卵到生长发育结束,根据其解剖、生理等特点,可分为7个年龄期。

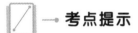 **考点提示** 掌握小儿年龄分期及各期特征。

(一) 胎儿期

从受精卵形成至胎儿娩出为胎儿期,共40周。胎儿期贯穿整个妊娠过程,临床上将其分为3个时期:①妊娠早期:自形成受精卵至12周。②妊娠中期:自13周至28周。③妊娠晚期:自29周至40周。

胎儿完全依靠母体而生存。母亲妊娠期间受外界不利因素影响,如感染、创伤、滥用药物、接触放射性物质、毒品、营养不良、精神和心理创伤等均可导致胎儿生长发育障碍,严重者可导致死胎、流产、早产或先天畸形等后果。

(二) 新生儿期

自胎儿娩出脐带结扎至出生后28天为新生儿期。新生儿期是婴儿出生后适应外界环境的阶段,此期新生儿身体各组织和器官的功能发育尚不成熟,对外界环境变化的适应性和调节性差、抵抗力弱,易患各种疾病,且病情变化快,发病率和死亡率较高。新生儿期应特别加强保暖、喂养、清洁卫生等护理。

胎龄满28周至出生后1周,称为围生期,这一时期是生命周期中最为脆弱的时期。目前国际上常以围生期死亡率来衡量一个国家或地区的卫生水平。

(三) 婴儿期

出生至未满1周岁为婴儿期,是出生后体格生长最为迅速的时期。此期婴儿对营养素和能量的需求量相对较多,但其消化吸收功能尚未发育成熟,因此容易发生消化紊乱和营养不良。婴儿6个月后,从母体所获得的免疫抗体逐渐消失,而自身免疫功能尚不成熟,易患感染性疾病。此期母乳喂养十分重要,提倡6个月以内的婴儿实施纯母乳喂养,6个月后逐渐添加合适的辅食,母乳可持续喂至2岁或更长,同时还需有计划地进行预防接种。

(四)幼儿期

1周岁至未满3周岁之前称幼儿期。此期儿童体格生长速度稍微减慢,活动范围增大,接触周围事物增多,神经心理发育较快,语言、思维和社会适应能力逐步增强。对危险的识别和自我保护能力不足,注意防止意外伤害;由于活动范围增大而自身免疫力低,防治传染病仍是重点。

(五)学龄前期

满3周岁至6周岁入小学前为学龄前期。儿童在此阶段体格发育速度进一步减慢,达到稳步增长,智能发育加速,好奇多问,模仿性强,具有较大的可塑性,因此要注意培养其良好的道德品质和生活自理能力,为入学做好准备。

(六)学龄期

6～12岁为学龄期,相当于小学阶段。此期儿童体格发育稳步增长,除生殖系统以外的其他器官逐渐发育至接近成人水平。在这个时期发病率有所降低,但要注意防止近视眼、龋齿,校正坐、立、行的姿势;安排有规律的生活、学习和锻炼,保证足够的营养和睡眠;防止心理行为等方面的问题。

(七)青春期

青春期以性发育为标志,一般女孩从9～12岁开始到17～18岁结束,男孩从11～13岁开始到19～21岁结束。此期儿童体格生长发育再次加速,出现第二次生长高峰,直至基本发育成熟、身高增长逐渐停止。此期的患病率和死亡率相对较低,但由于社会接触增多,外界环境对其影响越来越大,常引起心理与行为的不稳定。因此,在青春期时,应根据其心理特点,加强心理健康教育和引导。

二、小儿生长发育指标及评价

(一)小儿生长发育常用指标

小儿生长发育常用的指标有体重、身高(长)、坐高、头围、胸围、上臂围、囟门、牙齿等,其中最常用的指标是体重和身高。

1. 体重 身体各器官、组织及体液重量的总和,是反映近期营养状况和评价生长发育的重要指标。正常足月男婴出生体重为(3.3±0.4)kg,女婴为(3.2±0.4)kg。出生后最初2～3天由于摄入少、水分丧失和胎粪及小便排出,体重可减轻3%～9%,至7～10天可恢复到出生时体重,称为生理性体重下降。出生后前3个月体重增长最快,一般每月增长600～1000 g,3～4个月体重约为出生体重的2倍,与后9个月的增加几乎相等,12月龄体重已增至出生时的3倍。由于儿童体重增长存在个体差异,评价时应以其自己体重的增长变化为依据。

2. 身高(长) 头部、躯干(脊柱)与下肢长度的总和。3岁以下小儿仰卧位测量,称身长;3岁以后立位测量,称身高。身高(长)是反映生长期营养状况和骨骼发育的重要指标。身高(长)的增长规律与体重增长相似,出生后第1年增长最快,新生儿出生时身长平均为50 cm,出生后第1年身长平均增长约25 cm,1岁时身长约75 cm,第2年增加速度减慢,平

均为 10 cm,到 2 岁时身长约 85 cm。2～12 岁身高(长)增长较稳定,可用公式推算:

$$2～12 岁儿童身高(cm) = 年龄(岁) \times 7 + 75 \ cm$$

3. 头围 自眉弓上缘经枕骨枕外隆凸最高点绕头 1 周的长度,是反映脑和颅骨发育的一个重要指标。2 岁内测量最有价值。新生儿出生时头围平均为 34 cm,1 岁内增长迅速,前 3 个月和后 9 个月都增长 6～7 cm,1 岁时达 46 cm。1 岁后增长速度减慢,2 岁时头围为 48 cm。15 岁时头围为 53～54 cm,与成人相近。若有小头畸形,提示脑发育不良;若头围过大,提示脑积水、脑肿瘤的可能。

4. 胸围 自胸部乳头下缘经肩胛骨下角水平绕胸 1 周的长度,反映肺和胸廓的发育。出生时胸围比头围小 1 cm～2 cm,平均为 32 cm。胸围在第一年发育最快,1 岁末胸围与头围相等,大约为 46 cm;第 2 年增长速度明显减慢,平均增长 3 cm,以后每年平均增加约 1 cm。

5. 上臂围 沿肩峰与尺骨鹰嘴连线中点的水平绕上臂一周的长度,代表肌肉、骨骼、皮下脂肪和皮肤的发育,可反映儿童的营养状况。1 岁以内上臂围增长迅速,1～5 岁期间增长缓慢。1～5 岁儿童上臂围＞13.5 cm 为营养良好,上臂围 12.5～13.5 cm 为营养中等,上臂围＜12.5 cm 为营养不良。

6. 坐高 坐高是指由头顶至坐骨结节的长度,坐高可显示脊柱和头的发育,也间接反映下肢与躯干的比例。由于下肢生长速度随年龄增长而加快,坐高占身高的百分比则随年龄增加而下降,出生时坐高占身长的 66%,4 岁时占身长比例为 60%,6 岁后占身长比例小于 60%。当儿童患克汀病、软骨发育不良时,坐高占身高百分比明显增大。

7. 囟门 额骨与顶骨边缘形成的菱形间隙称前囟,出生时对边的中点连线为 1.5 cm～2.0 cm,一般在 12～18 个月闭合,最迟不超过 2 岁。顶骨与枕骨之间的三角形间隙称后囟,出生时很小或已闭合,最迟出生后 6～8 周闭合。囟门闭合情况反映颅骨的发育过程。若前囟闭合早,则要警惕小头畸形;前囟闭合晚,多见于佝偻病、甲状腺功能减退症等;前囟饱满提示颅内压升高,前囟凹陷见于极度消瘦或脱水。

8. 牙齿 人一生有两副牙齿,即乳牙和恒牙。乳牙共 20 颗,婴儿出生时无牙,出生后 4～10 个月左右开始萌出,2～2.5 岁出齐。6 岁左右开始出第一颗恒牙,20～30 岁时出齐。

(二)小儿生长发育的规律

1. 头尾规律 儿童体格生长发育遵循由上到下、由近到远、由初到细、由低级到高级、由简单到复杂的规律。呈头部领先、躯干次之、最后四肢的生长规律。2 个月的胎儿头长为身长的 1/2,随年龄增长,头长占身长的比例逐渐缩小,6 岁时为 1/6,成人仅 1/8。

2. 连续性 整个儿童期生长都在不断进行,但各年龄阶段生长发育的速度不同。例如,体重和身长,在婴儿期生长速度最快,以后减慢,到青春期又加快,从而形成两个体格增长高峰。

3. 各系统器官发育的不平衡 各器官系统的生长发育具有先后顺序,神经系统在出生后发育最快,生殖系统发育最晚,淋巴系统发育至一定高峰后又逐渐退化,而全身体格生长总趋势则呈一条逐渐上升的双峰曲线。

4. 个体存在差异 儿童生长发育虽按一定规律,但在遗传、环境及教育的影响下,个体之间存在很大的差异。因此,在评价儿童生长发育时,必须参考其影响因素,做出正确判断。

（三）小儿生长发育的评价

小儿生长发育常用评价方法有均值离差法、百分位法（中位数百分位法）、身体指数法、曲线图评价法等。

1. 均值离差法 正常儿童生长发育的状况多呈正态分布，常用均值离差法，即将个体儿童的体格测量数值与生长评价标准中的均值（$\overline{X}$）及标准差（SD）比较，根据实测数值在均值上下所处位置，确定和评价儿童体格生长情况。通常 $\overline{X}\pm1SD$ 包含 68.3% 的总体，$\overline{X}\pm2SD$ 包含 95.4% 的总体，$\overline{X}\pm3SD$ 包含 99.7% 的总体。根据离均差的范围不同分成三等级或五等级进行评价，见表 4-1。

表 4-1　五等级评价标准

等级	均值离差法	百分位法
上	$>\overline{X}+2SD$	$>P_{97}$
中上	$(\overline{X}+1SD)\sim(\overline{X}+2SD)$	$P_{75}\sim P_{97}$
中	$\overline{X}\pm1SD$	$P_{25}\sim P_{75}$
中下	$(\overline{X}-2SD)\sim(\overline{X}-1SD)$	$P_3\sim P_{25}$
下	$<\overline{X}-2SD$	$<P_3$

通常以 $\overline{X}\pm2SD$（包含 95% 的总体）为正常范围，"中"或"中上"正常；"中下"可为正常，也可为轻度营养不良；"上"要与肥胖区别；"下"要与营养不良区别。

2. 百分位法 这是近年来常用的体格生长评价方法，适用于正态分布，也适用于非正态分布。百分位法是将一组变量值（如身高、体重）按大小顺序排列，求出与某一百分位相对应的值，常用 P_3、P_{10}、P_{25}、P_{50}、P_{75}、P_{90}、P_{97} 来划分等级。其中 P_{50} 相当于均值离差法的均数，P_3 相当于离差法中的 $\overline{X}-2SD$，P_{97} 相当于离差法中的 $\overline{X}+2SD$。$P_3\sim P_{97}$ 包括了全部样本的 95%，属正常范围。可直接用百分位法进行分级评价。

3. 身体指数法 身体指数法是根据人体各部位间的比例关系，借助一定数学公式，将两项及两项以上指标结合成指数，以评价儿童营养、体型等状况。

（1）Kaup 指数 表示一定体积的重量和机体组织密度，主要反映婴幼儿的体格发育水平和营养状况。Kaup 指数 <15 有消瘦倾向，Kaup 指数 15～18 为正常，Kaup 指数 >18 有肥胖倾向。Kaup 指数的计算公式如下：

$$\text{Kaup 指数（婴儿用）}=\frac{体重（kg）}{身高（cm）\times身高（cm）}\times10$$

$$\text{Kaup 指数（幼儿用）}=\frac{体重（kg）}{身高（cm）\times身高（cm）}\times10^4$$

（2）BMI 指数 主要反映体形的胖瘦，国际上推荐为确定肥胖症最适用的指标，常用于区别正常或肥胖和评价肥胖程度。BMI 指数的计算公式如下：

$$\text{BMI 指数}=\frac{体重（kg）}{身高（m）\times身高（m）}$$

小儿 BMI 指数随年龄性别而有差别，评价时需查阅图表，BMI 值在第 85 百分位与第

95 百分位之间为超重,超过第 95 百分位为肥胖。

(3) 身高体重指数 每厘米身高的重量。指数随着年龄的增加而加大。身高体重指数的计算公式如下:

$$身高体重指数 = \frac{体重(kg)}{身高(cm)} \times 100$$

(4) 身高胸围指数 反映胸围与身高之间的比例关系,与小儿的胸廓发育及皮下脂肪有关。此指数在 3 个月内有一定的增加,以后随年龄的增加而逐渐减少。粗壮型此指数较高,纤细型此指数较低。身高胸围指数的计算公式如下:

$$身高胸围指数 = \frac{胸围(cm)}{身高(cm)} \times 100$$

(5) 身高坐高指数 表示人体坐高占身高比例的一个指数。随着年龄的增长,上身占身长的比例逐渐减少,而下身所占比例逐渐增加。新生儿为 66.57～66.64;6～7 岁为 55.91～56.89。身高坐高指数的计算公式如下:

$$身高坐高指数 = \frac{坐高(cm)}{身高(cm)} \times 100$$

(6) 坐高与下身长比值 反映人体上身与下身长度比值的一个指数,代表身体的匀称性。初生时为 2.00,6～7 岁时为 1.27～1.32。坐高与下身长比值的计算公式如下:

$$坐高与下身长比值 = \frac{坐高(cm)}{身高(cm) - 坐高(cm)}$$

(7) 胸围臂围比值 此值反映胸围与臂围之间的比例关系,是一种围度指数。新生儿为 3.10～3.17,6 月龄内为 2.97～3.01,6～7 岁为 3.40～3.61。胸围臂围比值的计算公式如下:

$$胸围臂围比值 = \frac{胸围(cm)}{臂围(cm)}$$

4. 曲线图评价法 曲线图是定期连续对儿童的身高或体重进行测量,以观察、分析身高和体重的增长情况。生长发育监测图,是根据不同性别的各年龄组正常儿童横断面的体格生长(体重或身高)调查资料标记在身高、体重图上制成参考曲线,如图 4-1 和图 4-2 所示。若小儿体格生长曲线在 P_3～P_{97} 两条参考曲线间且与参考曲线走向平行,说明生长水平正常。在连续的生长观察中,如小儿体重下降、不增或增长不足,应分析原因,尽早发现生长迟缓,及时采取措施,促进生长发育。

5. 骨龄评价法 骨龄是指生长过程中骨的钙化成熟度。通常采用 X 线检查儿童某部位骨化中心出现的时间、数目及干骺端融合情况来测定骨龄。骨龄反映儿童发育成熟度,较实足年龄更为准确,临床上有重要价值。腕骨是骨龄检查常选的部位,出生时无骨化中心。出生后 3 个月左右出现头状骨、钩骨;约 1 岁出现下桡骨骺;2～3 岁出现三角骨;3～5 岁出现月骨及大、小多角骨;5～6 岁出现舟骨;6～7 岁出现下尺骨骺;9～10 岁出现豌豆骨。腕部骨化中心共 10 个,9 岁前腕部骨化中心数约为其年龄加 1。上肢桡骨远端骨化中心于 10 个月时出现,尺骨远端到 6～8 岁时才出现。

(四)影响小儿生长发育的因素

小儿生长发育的速度及最后达到的程度是遗传因素与环境因素两者共同作用的结果。

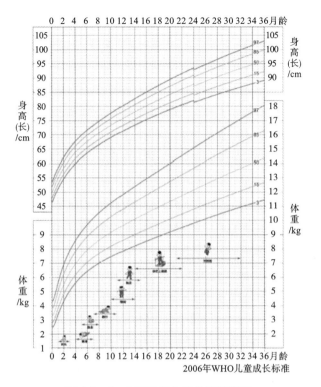

图 4-1 0～3 岁男童生长发育监测图

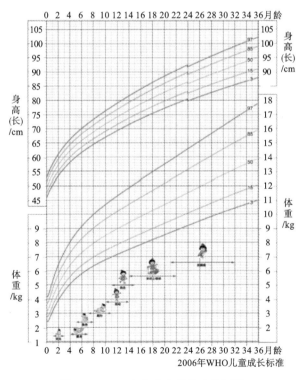

图 4-2 0～3 岁女童生长发育监测图

1. 遗传因素 基因是决定遗传的物质基础,是决定个体生长发育的依据。如父母身材的高矮、皮肤的颜色、毛发的多少以及形态等,对子女都有一定程度的影响。

2. 营养 营养是小儿生长发育的物质基础,年龄越小受营养的影响越大。如果孕期营养不良,则会出现胎儿宫内发育迟缓和生长发育障碍。出生后未及时提供足量、比例合适的营养素,既会影响小儿生长发育,还会导致机体对疾病的抵抗力降低。营养过量摄入,可引起儿童肥胖症。因此,必须注意小儿的营养均衡,以促进正常生长发育。

3. 疾病 疾病对小儿生长发育有着明显的阻碍作用。急性感染常引起体重不增和下降,慢性疾病不仅影响体重,还将影响身高的增长。尤其是垂体性侏儒症、克汀病等内分泌疾病,对生长发育影响更突出。

4. 物理、化学因素 孕妇受某些药物、X 线照射、环境毒物污染等均可使胎儿发育受阻,进而影响出生后小儿的生长发育。小儿因疾病应用激素、抗甲状腺药、细胞毒性药物等也可直接或间接影响生长发育。

5. 生活环境因素 生活、居住环境对小儿生长发育有一定的影响。良好的居住环境、完善的医疗保健服务、规律的生活制度、符合年龄的体格锻炼等,能促进小儿生长发育达最佳状态。

第二节　0～6 岁儿童保健

一、新生儿家庭访视

新生儿家庭访视是妇幼保健人员对辖区内居住的新生儿定期进行健康检查,宣传科学育儿知识,指导家长做好新生儿喂养、护理和疾病预防,并早期发现异常和疾病,及时处理和转诊,降低新生儿患病率和死亡率,促进新生儿健康成长。

（一）新生儿访视工作要求

1. 新生儿访视人员应经过专业技术培训 访视时应携带新生儿访视包,出示相关工作证件。

2. 新生儿访视包准备 新生儿访视包应包括体温计、新生儿杠杆式体重秤/电子体重秤、听诊器、手电筒、消毒压舌板、75％酒精、消毒棉签,新生儿访视卡、笔等。

3. 加强宣教和健康指导 告知访视目的和服务内容,反馈访视结果,提供新生儿喂养、护理和疾病防治等健康指导,对新生儿疾病筛查的情况进行随访。

4. 注意医疗安全,预防交叉感染 检查前清洁双手,检查时注意保暖,动作轻柔,使用杠杆式体重秤时注意不要离床或地面过高。

5. 及时转诊 发现新生儿危重征象,应向家长说明情况,立即转上级医疗保健机构治疗。

6. 完整、准确填写新生儿家庭访视记录表 保证工作质量,按要求询问相关信息,认真完成测量、体检和记录表的填写,并纳入儿童健康档案。

（二）新生儿家庭访视的内容

正常足月新生儿出生后 28 天内访视次数不少于 3～4 次,包括初访、复访、三访和满月访视。

 考点提示 掌握新生儿家庭访视内容。

1. 初访 在出院一周内进行,访视内容如下:①询问新生儿出生时情况,了解出生后喂养、吸吮、睡眠、哭声、大小便、新生儿听力筛查、新生儿遗传代谢性疾病筛查及预防接种等情况;②观察新生儿的一般健康状况,如呼吸、面部及全身皮肤的颜色、各种反射、四肢活动、有无黄疸以及各种反射和四肢活动情况;③测量新生儿体重、身长、体温,检查新生儿的脐部有无渗血,皮肤皱褶处有无糜烂,有无畸形,口腔黏膜及眼、耳、鼻是否正常,下肢有无水肿和硬肿,心、肺听诊和腹部触诊有无异常等;④新生儿居家指导,包括喂养指导、护理指导、针对性指导、预防接种指导;⑤观察新生儿家居、环境卫生状况,如室温、通风状况、室内用具是否清洁,新生儿的衣被、尿布是否符合卫生要求等。

2. 复访 在出生后 5～7 天进行,观察新生儿的一般健康状况,了解上次随访指导内容的执行情况。注意生理性体重下降、生理性黄疸和脐带脱落情况。对早产儿、低出生体重儿及其他高危儿进行专项管理。

3. 三访 于出生后 10～14 天进行,了解黄疸消退情况,测量体重是否恢复到出生体重,检查新生儿的视力、听力,指导家长帮助新生儿建立正常的生活规律,指导加喂浓缩鱼肝油的方法和剂量。

4. 满月访视 在出生后 28～30 天进行,新生儿满 28 天后,结合接种乙肝疫苗第二针,在乡镇卫生院、社区卫生服务中心进行随访。对新生儿进行全面体格检查,测量体重和身长,如体重增加不足 600 g,应分析原因,转入体弱婴儿门诊进行专案管理,正常者转入婴儿期保健系统管理。

对于高危新生儿根据具体情况酌情增加访视次数。符合下列高危因素之一的新生儿为高危新生儿:①早产儿(胎龄 < 37 周)或低出生体重儿(出生体重< 2500 g);②宫内、产时或产后窒息儿,缺氧缺血性脑病及颅内出血者;③高胆红素血症;④新生儿肺炎、败血症等严重感染;⑤新生儿患有各种影响生活能力的出生缺陷(如唇裂、腭裂、先天性心脏病等)以及遗传代谢性疾病;⑥母亲有异常妊娠及分娩史、高龄分娩(≥35 岁)、患有残疾(视力、听力、智力、肢体、精神)并影响养育能力者等。

（三）新生儿家庭访视的转诊

新生儿家庭访视中发现任何不能处理的情况,均应转诊,转诊分为立即转诊和建议转诊。

1. 立即转诊 若新生儿出现下列情况之一,应立即转诊至上级医疗保健机构:①体温≥37.5 ℃或≤35.5 ℃;②反应差伴面色发灰、吸吮无力;③呼吸频率<20 次/分或>60次/分,呼吸困难(鼻翼扇动、呼气性呻吟、胸凹陷),呼吸暂停伴发绀;④心率<100 次/分或>160 次/分,有明显的心律不齐;⑤皮肤严重黄染(手掌或足跖),苍白、发绀和厥冷,有出血点和淤斑,皮肤硬肿,皮肤脓疱达到 5 个或很严重;⑥惊厥(反复眨眼、凝视、面部肌肉抽动、四肢痉挛性抽动或强直、角弓反张、牙关紧闭等),囟门张力高;⑦四肢无自主运动,双下肢/双上肢活动不对称;肌张力消失或无法引出握持反射等原始反射;⑧眼窝或前囟凹陷、皮肤弹性差、少尿等脱水征象;⑨眼睑高度肿胀,结膜重度充血,有大量脓性分泌物;耳部有脓性分泌物;⑩腹胀明显伴呕吐;⑪脐部脓性分泌物多,有肉芽或黏膜样物,脐轮周围皮肤发红和肿胀。

2. 建议转诊 若新生儿出现下列情况之一,建议转诊至上级医疗保健机构:①喂养困难;②躯干或四肢皮肤明显黄染、皮疹,指、趾甲周红肿;③单眼或双眼溢泪,黏性分泌物增多或红肿;④颈部有包块;⑤心脏杂音;⑥肝脾肿大;⑦首次发现五官、胸廓、脊柱、四肢畸形并未到医院就诊者。

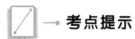

考点提示 掌握新生儿居家指导内容。

二、新生儿居家指导

(一) 喂养指导

母乳是新生儿的最好食物,应鼓励和支持母乳喂养。母乳能为新生儿出生长提供所需的能量和营养素,其中的免疫物质是任何配方乳无法替代的。正常足月儿生后 1 h 即可哺乳,以促进乳汁分泌。提倡按需哺乳,一天可达 10 次以上,每次哺乳 15~30 min。母乳确实不足或无法进行母乳喂养的婴儿,应指导母亲使用科学的人工喂养方法。另外根据季节和新生儿状况逐渐增加户外活动时间,以获得天然维生素 D;纯母乳喂养的新生儿 2 周后每天补充维生素 D 400 IU 至 2 岁。

(二) 护理指导

1. 保暖 新生儿居室应阳光充足、通风良好,有条件的家庭室内温度保持在 26~28 ℃,湿度以 50%~60% 为宜。无条件时冬季可用热水袋保暖,避免体温不升,夏季应避免室内温度过高。要随着气温的变化,调节环境温度,增减衣物和包被。

2. 皮肤护理 新生儿皮肤娇嫩,应每天洗澡保持皮肤清洁,特别注意保持脐带残端清洁和干燥,可用 75% 的酒精擦拭其根部,预防脐部感染;如发现红臀或皱褶处皮肤潮红时,指导家长在新生儿每次大便以后清洗臀部,保持臀部清洁,勤换尿布;家长不可随便给新生儿挤乳头、擦口腔、擦马牙,以防发生乳腺炎和口腔感染。

3. 婴儿抚触及能力训练 父母与婴儿说话,抚摸、摇、抱新生婴儿均有利于早期的情感交流。让新生儿多看新鲜的玩具、听优美音乐,为新生儿按摩皮肤,给予愉快的刺激也是父母与新生儿之间最好的交流方式之一。出生 2~3 周后的新生儿可每天俯卧 1~2 次,训练抬头发育。

4. 预防感染 成人护理新生儿前应洗手,患呼吸道疾病者接触新生儿时应戴口罩,新生儿应尽量避免与过多的外来人员接触,避免交叉感染,新生儿的用具应每日煮沸消毒。

(三) 针对性指导

有针对性地指导家长,加强对婴儿观察。

1. 卡介苗的接种反应 卡介苗接种两周左右，局部可出现红肿浸润，为正常反应，一般 8～12 周后结痂。当出现化脓、小溃疡或淋巴结肿大时，应转诊。

2. 溢奶 新生儿溢奶多与喂养不当有关，如喂奶过多过快、吃奶时吸进空气等。喂奶后可将婴儿竖立抱起、轻拍背部，以排出咽下的空气，防止溢奶发生。如呕吐严重、腹胀，呕吐物中混有黄绿色胆汁，伴有高热者应及时转诊。

3. 打嗝 随着婴儿长大，神经系统发育逐渐完善，打嗝现象会逐渐减少。当孩子打嗝时，可以喂些温开水或母乳，或抱起轻拍背部。

4. 黄疸 一般在出生后的第 3 天出现。如果新生儿在黄疸期吃奶好，精神好，没有异常表现，10 天左右自然消退者，不需要特殊处理。如黄疸进行性加重，持续不退，退而复现，或伴有其他症状时，为病理性黄疸，应及时转诊。

（四）预防接种指导

如果新生儿未接种卡介苗和第一剂乙肝疫苗，告诉家长适时到社区卫生服务机构补种。

三、早产儿的护理

早产儿又称未成熟儿，是指胎龄不满 37 周出生的活产新生儿。出生体重＜2500 g 者称为低体重儿，＜1500 g 者称为极低体重儿，＜1000 g 者为超低出生体重儿。

（一）常见原因

1. 母亲因素 ①孕母年龄过小（＜16 岁）或过大（＞35 岁）；②孕母患有妊娠高血压综合征、严重贫血、营养不良、慢性心脏疾病或急性发热等；③孕母妊娠后期从事体力劳动、精神紧张和过度疲劳；④孕母酗酒、吸毒等。

2. 子宫因素 双角子宫、子宫纵隔畸形、子宫肌瘤、子宫内膜炎等。

3. 胎盘因素 前置胎盘、胎盘早剥、胎盘绒毛膜炎症，50%～80% 的早产与绒毛膜炎症有关。

4. 脐带因素 脐带过短、打结等。

5. 胎儿因素 双胎或多胎、胎儿畸形。

 考点提示 熟悉早产儿的外观特点。

（二）早产儿的特点

1. 外观特点 早产儿出生体重大多在 2500 g 以下，身长不到 47 cm，头较大，囟门宽；头发细、软而乱；哭声轻，颈肌软弱，四肢肌张力低下；皮肤鲜红发亮、水肿和毳毛多；耳壳软，缺乏软骨，耳舟不清楚；指、趾甲未达指、趾端，足底纹理少，足跟光滑；乳腺无结节或结节＜4 mm，男婴睾丸未降或未完全下降，女婴大阴唇不能盖住小阴唇。

2. 体温调节功能差 早产儿体温调节中枢发育不成熟，体表面积相对较大，经皮肤容易散热，胎龄越小，糖原和棕色脂肪越少，基础代谢低，产热量少，常不能维持正常体温，易发生寒冷损伤综合征。

3. 呼吸系统 早产儿呼吸中枢发育不成熟,呼吸浅快而不规则,常出现呼吸暂停现象。如呼吸停止超过 20 s,伴有心率减慢(<100 次/分)并出现发绀及四肢肌张力下降称呼吸暂停。早产儿因肺泡表面活性物质缺乏,易发生呼吸窘迫综合征。

4. 消化系统 早产儿吮吸、吞咽能力差,容易呛奶而发生乳汁吸入。胃贲门括约肌松弛、容量小,易发生胃食管反流和溢乳。早产儿各种消化酶不足,尤其是胆酸分泌较少,对脂肪的消化吸收较差。在缺血、缺氧、喂养不当情况下易发生新生儿坏死性小肠结肠炎。

5. 泌尿系统 早产儿肾脏浓缩功能差,肾小管对醛固酮反应低下,排钠分数高,易产生低钠血症,葡萄糖阈值低,易发生糖尿。

6. 循环系统 早产儿心率快,血压较足月儿低,部分可伴有动脉导管未闭。

7. 血液系统 早产儿血小板数量较足月儿少,贫血常见;维生素 K、铁及维生素 D 储存较足月儿少,易发生出血、贫血和佝偻病。

8. 免疫系统 早产儿皮肤娇嫩,屏障功能弱,体液免疫及细胞免疫功能均很不完善,IgG 和补体水平较足月儿低,极易发生感染性疾病。

9. 神经系统 神经系统的功能与胎龄有密切关系,胎龄越小,原始反射愈难引出或反射不完全,肌张力低下。

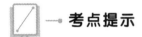 **考点提示** 熟悉早产儿的护理内容。

（三）早产儿的护理

1. 维持体温稳定 根据早产儿的体重、成熟度及病情,给予不同的保暖措施,加强体温监测。一般体重小于 2000 g 者,应尽早置婴儿暖箱保暖。体重大于 2000 g 在箱外保暖者,应给予戴帽保暖,以降低氧耗量和散热量。暴露操作应在远红外辐射床保暖下进行;没条件者,因地制宜,加强保暖,尽量缩短操作时间。

2. 合理喂养 尽早开奶,以防止发生低血糖。提倡母乳喂养,无法母乳喂养者以早产儿配方乳为宜。喂养量根据早产儿耐受力而定,以不发生胃潴留及呕吐为原则(表 4-2)。吸吮能力差和吞咽不协调者可用间歇鼻饲喂养、持续鼻饲喂养,能量不足者以静脉高营养补充并合理安排,补液与喂养时间交叉,尽可能减少血糖浓度波动。每天详细记录出入量,准确测量体重,以便分析、调整喂养方案,满足能量需求。

表 4-2 早产儿喂乳量与间隔时间

出生体重/g	<1000	1000~1499	1500~1999	2000~2499
开始量/mL	1~2	3~4	5~10	10~15
每天隔次增加量/mL	1	2	5~10	10~15
哺乳间隔时间/h	1	2	2~3	3

早产儿缺乏维生素 K 依赖的凝血因子,出生后应及时补充维生素 K,预防出血症。除此之外,还应补充维生素 A、C、D、E 和铁剂等物质。

3. 维持有效呼吸 保持呼吸道通畅,早产儿仰卧时可在肩下放置小的软枕,避免颈部弯曲、呼吸道梗阻。出现发绀时应查明原因,同时给予吸氧,吸入氧浓度以维持动脉血氧分压在 50～80 mmHg(6.7～10.7 kPa)或经皮血氧饱和度在 90%～95% 为宜。一旦症状改善立即停用,预防发生氧疗并发症。呼吸暂停者给予拍打足底、托背、刺激皮肤等处理,条件允许时放置水囊床垫,利用水振动减少呼吸暂停的发生。反复发作者可遵医嘱给予氨茶碱静脉输注。

4. 预防感染 严格执行消毒隔离制度,工作人员相对固定,严格控制入室人数,室内物品定期更换消毒,防止交叉感染。洗手是预防感染最主要的措施,每次接触早产儿前后要洗手或用快速消毒液擦拭手部。

5. 健康教育 生育早产儿的母亲往往会有忧郁和罪恶感,接受早产儿需要特殊照顾的观念常需一段时间。早产儿往往需要较长时间的住院,这使父母无法确切了解孩子的生活,因此应在提供隔离措施的前提下,鼓励父母进入早产儿室,探视患儿,参与照顾患儿的活动,如抱抚、亲自喂奶等。指导父母冲调奶粉、沐浴、预防接种、门诊随访的相关事项等,以使他们得到良好的信息支持并树立照顾患儿的信心。

6. 发展性照顾 也叫发育支持护理,指以早产儿个体生长发育需求为中心,改变新生儿重症监护室的环境和照顾方式,从而保障早产儿及其家属身心健康的护理方法。包括提供正确的护理措施和适宜的环境,注意医疗护理措施的时间性,减少疼痛、声音和光线刺激,以促进新生儿行为的稳定,同时应为父母提供精神支持并使其了解新生儿行为的独特意义。此模式的护理目标是使小儿所处的环境与子宫内环境尽可能相似,并帮助小儿以有限的能力适应宫外的环境,从而满足新生儿的个体化需求,可以促进早产儿体重增长,减少哭闹和呼吸暂停的次数。

7. 预防接种 早产儿免疫应答功能较弱,对较小的早产儿应暂缓预防接种,一般需体重超过 2500 g,再行预防接种。

8. 早产儿随访 早产儿各脏器发育未成熟,后遗症发生率较高,出院后必须定期随访,以早发现问题,早干预。主要随访项目有生长情况、行为测试、智能发育、听力检查、视网膜检查。

四、小于胎龄儿的护理

小于胎龄儿又称小样儿或宫内生长迟缓儿,是指因胎盘功能不足等因素引起出生体重低于同胎龄平均体重的第 10 个百分位,或低于同胎龄平均体重 2 个标准差的新生儿。可分为早产、足月、过期产小样儿,一般以足月小样儿多见。

(一)常见原因

小于胎龄儿是由胎儿在宫内生长发育迟缓引起的,其主要影响因素有以下几方面。

1. 胎儿和脐带因素 胎盘功能不全导致胎儿在宫内生长发育迟缓是本病的主要因素。如小胎盘、胎盘血管瘤、慢性胎盘早剥、动脉脐或脐带附着部位异常等,均可导致胎儿营养和供养不足,妨碍胎儿生长发育。

2. 母亲因素 ①孕母患病,如妊娠高血压综合征、原发性高血压、晚期糖尿病、慢性肾炎等,导致子宫、胎盘血流减少,是引起足月小于胎龄儿常见的原因;②孕母吸烟、吸毒或应用对胎儿有损伤的药物、接触放射线等;③孕母年龄过大或过小、长期营养不良、严重贫血等。

3. 胎儿因素 ①双胎或多胎；②宫内感染，如风疹、疱疹、巨细胞病毒感染等。

4. 其他 与父母体型有关，父母矮小者小于胎龄儿的发生率高。

（二）临床特点

小于胎龄儿的临床表现与影响因素干扰的早晚有关，其临床分型可分为三型。

1. 匀称型（发育不全型） 占 10%～20%，影响及干扰因素发生在妊娠早期，该型患儿各器官细胞数目减少，尤其是脑细胞数目减少，体积正常。出生时体重、头围、身长值都较小，与胎龄不相符，外观似乎完全正常，比较匀称，常伴有先天畸形。

2. 非匀称型（营养不良型） 占 80%左右，影响及干扰因素发生在妊娠晚期，此时胎儿已成型，由于营养缺乏，体重呈曲线下降。该型患儿各器官细胞数目正常，但细胞体积缩小。出生时小儿身长和头围正常，与胎龄相符，但体重不足，皮下脂肪少，外观呈营养不良状态，足月小于胎龄儿常有皮肤干燥和脱屑，脐带细而黄染，患儿若补充适当营养，出生后的躯体发育可正常，由于围生期缺氧，可有中枢神经系统的损伤。

3. 混合型 较少见，各器官的细胞数目减少，细胞体积缩小，以脑和肝脏受累最严重，患儿表现为体重、身高、头围值均减小，且有营养不良，明显生长发育和智力障碍，先天畸形发生率较高，死亡率也高。

小于胎龄儿在宫内常处于慢性缺氧状态，易发生的并发症有窒息、吸入性肺炎、低糖血症、红细胞增多症等。

（三）护理措施

1. 积极复苏，密切观察呼吸情况 由于宫内缺氧，小于胎龄儿有胎粪吸入而引起窒息的危险，同时胸部肌肉发育不成熟使他们不能维持有效的呼吸。因此，大多数小于胎龄儿在出生时都需要复苏，在他们刚出生的几小时内应密切观察他们的呼吸频率和特征。

2. 维持体温稳定 调节环境温度至中性温度，加盖棉被或毯子，必要时放入暖箱中，维持体温在正常范围，减少能量消耗。

3. 维持血糖稳定 尽早开奶。小于胎龄儿出生后即应测血糖，偏低者可于出生后1～2 h内喂糖水或静脉滴注葡萄糖溶液。在治疗过程中，应随时监测血糖。

4. 促进亲子关系 小于胎龄儿需要在婴儿期获得适当的刺激来达到正常的生长和发育，应帮助父母树立照顾小儿的信心，鼓励他们多花些时间与孩子在一起，创造良好的物理刺激环境，促进孩子的体格生长和智能发育。

第三节　常见儿童伤害的预防

伤害可定义为由意想不到的原因所造成的损伤或死亡，如溺水、窒息、中毒、烧烫伤、电击伤、跌落伤、切割伤等。无论是在发展中国家还是发达国家，伤害已经成为居民的第4位或第5位死亡原因，是1～14岁儿童的第一位死亡原因，也是儿童致残的主要原因。

知识链接

儿童意外伤害现状

WHO 的报告显示：①在世界各地，每天都有 2000 多个家庭因意外伤害失去孩子，每年因此死亡的 18 岁以下儿童约达 83 万；②意外伤害是 9 岁以上儿童的首位致死因素；③道路交通事故及溺水占全部儿童意外伤害人数的近半数；④每年有数千万儿童因非致死性伤害需要接受临床治疗；⑤交通事故及摔落是导致儿童受伤残疾的首要原因；⑥95％的儿童伤害发生于低收入和中等收入国家；⑦儿童伤害仍然是高收入国家的一个问题，约占全部儿童死亡人数的 40％；⑧在过去 30 年中，许多高收入国家通过采用多部门、多层面的儿童伤害预防措施已成功地将其儿童伤害死亡率降低近 50％。

报告还显示，导致 18 岁以下儿童发生致死性伤害的主要原因包括：交通事故、溺水、火灾引起的烧伤、摔落及中毒。这五种原因在全部儿童伤害致死原因中占 60％。

——摘自 2008 年"世界预防儿童伤害报告"

一、溺水

溺水是指呼吸道淹没或浸泡于液体中，产生呼吸系统损害的过程，是儿童意外死亡的主要原因之一。在全球范围内，溺水是儿童伤害的第 2 位死因，在我国农村地区特别是水网地区是儿童伤害的第 1 位死因。溺水严重威胁了我国儿童的生命和健康，已成为重要的公共卫生问题之一，儿童溺水的干预已迫在眉睫。

（一）原因与危险因素

国内外大部分数据表明，5 岁以下儿童溺水死亡率最高，1～4 岁儿童因溺水而死亡约占全部儿童溺水死亡的 2/3，原因与此年龄段儿童的生长发育进程有关，学会走路后的幼童，独立性不断增强，对周围的世界充满了好奇和探索的欲望，好动好跑，爱玩水。此外，由于生理发展的限制，幼儿还不能很好地控制和调节自身的行为；同时，由于幼儿的能力有限，缺乏知识和经验，缺乏识别和躲避风险的能力，常常因成人疏于监护而发生溺水。

（二）临床特点

溺水儿童的主要临床特点是呼吸微弱或停止。溺水者面部青紫、肿胀，双眼充血，口腔、鼻腔和气管充满血性泡沫，肢体冰冷，脉搏细弱，甚至抽搐，或呼吸、心跳停止。

（三）预防与干预措施

1. 提高家长安全意识 对家长和儿童看护人进行溺水事故风险教育，强调监护的重要性，提高他们对儿童溺水危险的认识，促进看护行为改变。

2. 水域安全性保障 在池塘、小溪、沟渠等自然水体周围安装围栏，深、浅水区设立醒目的警示标识。

3. 改变家庭周围的危险环境 填去家庭周围的小池塘、阴沟；家中的水缸、水槽、水井

要加盖;水桶、水盆不用时不要放水在里面;家庭的粪坑要加盖防护。

4. 加强对儿童的看护 强化成年人的监护是预防儿童溺水的重要措施。家长或看护人监管缺失或片刻疏忽是1～4岁儿童溺水的根本原因。无论儿童在家里、室外或其他地点的水中或水旁,家长与儿童的距离要伸手可及,专心看管,不能分心。儿童一定要由成人监管,不能将5岁以下的儿童交给未成年人看护。

5. 急救方法培训 溺水现场急救应包括及早呼救、水中救援、开放气道、心肺复苏等。实施现场急救的人员为溺水现场目击者及其周边的人,包括儿童的家长、经过的路人等。因此,不仅要使各级医务人员掌握儿童溺水现场急救技术,更要向大众普及溺水现场急救技术,培训家长、社区居民等掌握基本的急救技术。

二、中毒

中毒是指有毒物质对机体产生毒害作用,表现为机体功能紊乱或组织器官的器质性损害。儿童中毒多发生在家庭中,1～2岁幼儿是中毒的高危人群。小儿的中毒和周围环境密切相关,多为急性中毒。

（一）儿童中毒的原因

1. 儿童本身的原因 儿童年幼无知,好奇心强,对有毒物质不能辨别。特别是婴幼儿,往往拿到东西就放入口中,极易经口摄入毒物而中毒。

2. 家长缺乏毒物的知识 这是导致儿童急性中毒的重要原因,尤其是儿童非医源性药物中毒,家长有重大的责任。家长文化水平有限、安全意识不足及监护不到位等,是造成儿童药物急性中毒的主要原因。

（二）临床特点

因中毒的性质、途径、剂量及中毒的时间长短不同,临床表现亦不同,病情轻重亦不一。儿童急性中毒的临床特点如下。

（1）起病前常常没有任何症状,病情急,病前无感染征象,也没有抽搐昏迷病史。

（2）突然起病,症状和体征无法用一种疾病解释,病史与临床表现不一致,通常进行性发展到昏迷、抽搐。

（3）通常伴有一定程度的消化道症状,如恶心、呕吐或腹痛等;也可伴随一定程度的发热,所以很容易误诊为传染病。

（4）集体同时或先后发病,临床表现相似。

（5）存在下述情况时注意中毒的可能:多器官、系统受累,突然意识改变,但无法做出明确的诊断;经过"认为有效的治疗",未收到应有的效果。

（6）患儿存在某种中毒的可疑迹象。

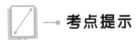 **考点提示** 了解儿童意外中毒的干预措施。

（三）预防与干预措施

绝大多数儿童意外中毒是可以预防的。儿童意外中毒不仅可造成巨大的直接经济损失,同时也给家庭带来难以估量的精神和心理创伤。因此,应加强儿童、家庭、社会三方面对儿童意外中毒的预防意识,针对中毒发生的特点,采取相应的措施。

1. 积极开展多方位的宣传教育,提高儿童监护人预防儿童中毒的意识

(1)加强对家长有关知识的普及　正确使用、妥善保管家用化学品及药品,注意通风,防范有害气体,如正确使用燃气灶、取暖煤炉等。

(2)加强儿童安全监护及教育　学龄前儿童应专人看护,开展安全教育,采取相应的安全措施,为儿童创造一个良好的安全生活环境。

(3)加强对基层医务人员相关知识的培训　提高基层医务人员的儿科专业知识,特别是对儿童安全用药方面的培训。

(4)其他　依靠政府和新闻媒介的力量,开展多种形式的全民健康教育,着重提高农民的卫生知识水平,使之建立良好的卫生习惯,进而保障学龄前儿童的卫生知识教育有广泛的社会基础。

2. 公众预防措施和策略

(1)加强药品市场管理　对农药、灭鼠药、剧毒药严格按相关规章制度执行,毒饵投放地区应严加防范;对喷洒过农药的蔬菜、瓜果经过规定时间后方可摘食。

(2)采用儿童安全包装储备有危险性的药品和消费品　儿童药品安全包装是以满足消费者需求实现人性化包装为原则,以避免儿童因误吞有毒药品或化学物质而造成一定程度身心意外伤害甚至死亡的一种相对较为简单的安全防护包装方法和装置。加强儿童安全包装意识是进一步降低儿童误吞药品或有毒物品发生率的根本途径。

(3)动员社会力量,发展托幼机构　在农村或外来工较多的地方开办收费低廉的幼儿园,为儿童创造一个科学、安全的生活学习环境,是减少意外中毒发生、降低意外病死率的有效措施。

(4)建立区域性紧急救援体系　开展有效救治和保证急诊绿色通道畅通,推广中毒预防指南,建立和完善技术先进的医疗、救护资源。

(5)研发用毒性较低的药物取代毒性较强的药物　如用对乙酰氨基酚取代阿司匹林作为儿童解毒药物。

三、烧烫伤

烧烫伤是小儿经常遇到的伤害,多发生于 5 岁以下的小儿,婴幼儿约占半数以上,日常生活中以烫伤多见,其次为火焰烧伤,少数为化学灼伤和电灼伤。烧烫伤多发生在裸露部位,如头面部、四肢、臀部等。

(一)发生原因与危险因素

1. 热液烫伤　在烧烫伤中占 80% 以上,主要是开水、热油、蒸汽,大部分是儿童自取开水打翻开水瓶而烫伤。

2. 火焰烧伤　占儿童烧烫伤的 10% 左右,在农村多见,烧伤热力源主要是火灾。由于火源缺少防护设备,儿童误靠误踩、烤火不慎、玩火、燃放鞭炮、火药爆燃等而引起。

3. 化学灼伤和电灼伤　在城镇多见,有 7%～8% 的儿童烧烫伤为化学灼伤和电灼伤。化学灼伤主要是由于儿童缺乏化学知识,分不清是否为有害液体而致。电接触烧伤主要是由于儿童好奇好动，又缺乏用电知识而致。

另外，儿童应特别警惕咽喉烫伤。由于儿童性情较急躁，饮水吃饭时过急，或者由于年幼，分辨不清药液，导致误服而造成。

（二）临床特点

婴儿由于皮肤薄嫩，表皮内运动神经对热的反应强烈，接触温度不太高的热物也可导致烫伤。同样温度在成人仅为浅度烧伤，而在婴幼儿则为深度烧（烫）伤。

（三）预防与干预措施

1. 健康教育　健康教育是预防儿童烧烫伤的重点。首要的是让家长重视儿童烧烫伤的教育，在儿童早期即对儿童进行防火安全教育，不要接触易燃、易爆物品；玩耍应该远离厨房，不接触热的厨具、电器等；不单独接触开水或者热的食物，饮水、饮食注意安全；使儿童从小就养成预防烧、烫伤的自我保护能力。

2. 安全管理　加强易燃、易爆物品的管理，以避免儿童接触；给儿童洗澡时，先放冷水，再放热水；淋浴时，应调好水温，以 40 ℃左右为宜。电热用具如开水器、电熨斗、取暖器等在使用时家长一定要在场，并置于儿童不能触及的地方。

另外，社会应重视完善落实高压电线的变压器的安全设施，在幼儿园中开设有关安全用电知识教育课，通过媒体宣传安全用电知识以减少甚至避免儿童高压电烧伤。

四、电击伤

电击伤是指儿童触电后由于电流所造成的意外伤害。电击对人体的损害主要表现为局部的灼伤和全身反应，全身反应可引起心室颤动，导致心搏骤停和神经抑制所致的呼吸停止，是造成电击死亡的主要原因。

（一）电击伤的危险因素

（1）小于 6 岁的儿童多见，男童多于女童，男女比例约为 1.7∶1。

（2）不安全的家用电器以及电灯插头、插座、电线等。

（3）小儿由于家长疏忽致儿童无人看管时易发生触电事故。

（4）电击伤防护知识缺乏，如雷雨时，在大树下或屋檐下避雨。

（二）临床特点

1. 全身反应　人体瞬间接触低电压小电流电源后，可有短时间的头晕、心悸、惊恐、面色苍白、表情呆滞，甚至晕厥等。触电时间稍久或触高压电时，电流通过人体，可引起肌肉强烈收缩，此时身体可弹跳摔倒而脱离电源，可出现心律不齐、血压下降，甚至昏迷，如不及时抢救可迅速死亡。

2. 局部反应　主要为人体触电后，由于皮肤肌肉等组织的电阻而引起瞬间高热或放电火花，于皮肤接触电源部位和电流出口部位局部组织发生严重灼伤。

3. 其他损伤　由于触电时出现强烈的肌肉痉挛或身体弹跳摔伤，可致骨折或关节脱臼及器官损伤，出现相应症状。血管损伤可发生出血。

（三）预防与干预措施

（1）经常检查各种电器、电线是否漏电，对易发生触电的隐患应及时检修。

（2）教育儿童不要玩弄插座、电线和电器等，室内插座要安装在小儿接触不到的地方。在没有断开电路前，不要用湿手或湿抹布擦电器。

（3）暴雨后易发生漏电，若电线断落，不可走近，更不能用手去摸，应在四周做好警示标记，然后立即报告有关部门修理。

（4）宣传安全用电的知识和方法，不仅要了解电的性能，更要了解电的危险，掌握日常电器安全使用的方法。

五、意外窒息

意外窒息是指呼吸道内部或外部障碍引起的血液缺氧状态。不包括新生儿出生时由于缺血缺氧引起的新生儿出生窒息。意外窒息最常发生于婴儿，是我国婴儿意外死亡的第1 位死因，占婴儿意外伤害总死亡的 47%～90%。

（一）原因与危险因素

1. 蒙被窒息　婴儿窒息的主要危险因素有婴儿与父母同床睡觉、松软枕头或床上放置衣物、夜间哺乳等，因异物堵住婴儿呼吸道而导致窒息。

2. 气管异物　气管吸入性异物，如花生、果冻、笔帽、葡萄、硬币、玩具的小零件等，是造成儿童窒息的常见原因。

（二）临床特点

1. 蒙被综合征　多见于 1 岁以下婴儿，是一组以衣、被捂闷造成的缺氧、高热、大汗及高渗性脱水为病理基础而导致全身多系统损害的综合征。

2. 气管异物　异物吸入气管，气管受到刺激，最突出的症状是剧烈的刺激性呛咳，儿童出现气急、憋气、声嘶、面色苍白或青紫、呼吸困难。

（三）预防与干预措施

1. 提高父母安全意识，改变不良育儿行为　逐步培养小儿独立睡眠，合理给小儿使用保暖衣物和棉被，注意哺乳时和哺乳后保持小儿呼吸道通畅，选择适当的玩具和食物。

2. 加强对家长的急救培训，提高现场救护能力　当异物进入喉部，可发生剧烈咳嗽、气喘。家长首先要保持镇静，细心观察，鼓励小儿咳嗽，有时可通过咳嗽将异物排出，在咳嗽时，暂时不要拍打其背部，以免造成异物移位。如出现不能咳嗽、不能呼吸，这说明异物已将呼吸道完全堵住，此时不可用手去掏取异物，避免咽部刺激，引起喉头痉挛、水肿，可倒提小儿双脚，轻拍小儿背部，借助咳嗽将喉部及气管内的异物排出。对呼吸、心跳停止者应立即进行心肺复苏，凡窒息患儿均应立即送医院进行抢救。

第四节　0～6 岁儿童健康管理服务规范

一、服务对象

辖区内常住的 0～6 岁儿童。

二、服务内容

(一)新生儿家庭访视

新生儿出院后1周内,医务人员到新生儿家中进行家庭访视,同时进行产后访视,并建立"母子健康手册"。

考点提示 掌握0～6岁儿童健康管理服务对象和服务内容。

(二)新生儿满月健康管理

新生儿出生后28～30天,结合接种乙肝疫苗第二针,在乡镇卫生院、社区卫生服务中心进行随访。重点询问和观察新生儿的喂养、睡眠、大小便、黄疸等情况,对其进行体重、身长、头围测量及体格检查,对家长进行喂养、发育、防病指导。

(三)婴幼儿健康管理

1. 随访次数 满月后的随访服务均应在乡镇卫生院、社区卫生服务中心进行,偏远地区可在村卫生室、社区卫生服务站进行,时间分别在 3、6、8、12、18、24、30、36 月龄时,共 8 次。有条件的地区,建议结合儿童预防接种时间增加随访次数。

2. 服务内容 包括询问上次随访到本次随访之间的婴幼儿喂养、患病等情况,进行体格检查,做生长发育和心理行为发育评估,进行科学喂养(合理膳食)、生长发育、疾病预防、预防伤害、口腔保健等健康指导。在婴幼儿 6～8、18、30 月龄时分别进行 1 次血常规(或血红蛋白)检测。在 6、12、24、36 月龄时使用行为测听法分别进行 1 次听力筛查。在每次进行预防接种前均要检查有无禁忌证,若无,体检结束后接受预防接种。

(四)学龄前儿童健康管理

1. 服务次数 为4～6岁儿童每年提供一次健康管理服务。散居儿童的健康管理服务应在乡镇卫生院、社区卫生服务中心进行,集居儿童可在托幼机构进行。

2. 服务内容 包括询问上次随访到本次随访之间的膳食、患病等情况,进行体格检查和心理行为发育评估,血常规(或血红蛋白)检测和视力筛查,进行合理膳食、生长发育、疾病预防、预防伤害、口腔保健等健康指导。在每次进行预防接种前均要检查有无禁忌证,若无,体检结束后接受疫苗接种。

(五)健康问题处理

对健康管理中发现的有营养不良、贫血、单纯性肥胖等情况的儿童应当分析其原因,给出指导或转诊的建议。对心理行为发育偏异、口腔发育异常(唇腭裂、诞生牙)、龋齿、视力异常或听力异常等儿童应及时转诊并追踪随访转诊后结果。

三、服务流程

0～6岁儿童健康管理服务流程见图 4-3。

四、服务要求

(1) 开展儿童健康管理的乡镇卫生院、村卫生室和社区卫生服务中心(站)应当具备所

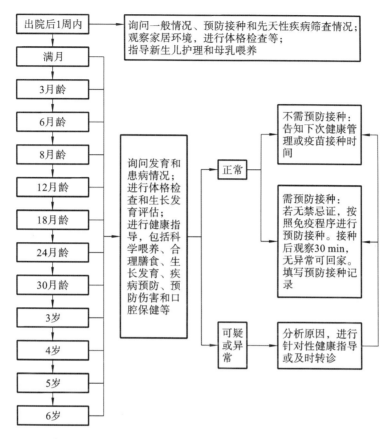

图 4-3　0～6 岁儿童健康管理服务流程

需的基本设备和条件。

（2）按照国家儿童保健有关规范的要求进行儿童健康管理，从事儿童健康管理工作的人员（含乡村医生）应取得相应的执业资格，并接受过儿童保健专业技术培训。

（3）乡镇卫生院、村卫生室和社区卫生服务中心（站）应通过妇幼卫生网络、预防接种系统以及日常医疗卫生服务等多种途径掌握辖区中的适龄儿童数，并加强与托幼机构的联系，取得配合，做好儿童的健康管理。

（4）加强宣传，向儿童监护人告知服务内容，使更多的儿童家长愿意接受服务。

（5）儿童健康管理服务在时间上应与预防接种时间相结合。鼓励在儿童每次接受免疫规划范围内的预防接种时，对其进行体重、身长（高）测量，并提供健康指导服务。

（6）每次服务后及时记录相关信息，纳入儿童健康档案。

（7）积极应用中医药方法，为儿童提供生长发育与疾病预防等健康指导。

五、工作指标

（一）新生儿访视率

新生儿访视率是指年度辖区内按照规范要求接受 1 次及以上访视的新生儿人数占年度辖区内活产数的百分比。其为 0～6 岁儿童健康管理服务年度考核指标之一。

$$新生儿访视率=\frac{年度辖区内按照规范要求接受1次及以上访视的新生儿人数}{年度辖区内活产数}\times100\%$$

（二）儿童健康管理率

儿童健康管理率是指年度辖区内接受1次及以上随访的0～6岁儿童数占年度辖区内0～6岁儿童数的百分比。是0～6岁儿童健康管理服务年度考核指标之一。

$$儿童健康管理率=\frac{年度辖区内接受1次及以上随访的0～6岁儿童数}{年度辖区内0～6岁儿童数}\times100\%$$

六、管理服务规范表格及说明

1. 新生儿家庭访视记录表及填表说明 见表4-3。

表4-3 新生儿家庭访视记录表

姓名：　　　　　　　　　　　　　　　　　　　　　　　　　　　　　　编号□□□-□□□□□

性别	1.男 2.女 3.未说明的性别 0.未知的性别			出生日期	□□□□ □□ □□
身份证号				家庭住址	
父 亲	姓名	职业	联系电话	出生日期	
母 亲	姓名	职业	联系电话	出生日期	
出生孕周_____周	母亲妊娠期患病情况 1.无 2.糖尿病 3.妊娠期高血压 4.其他				
助产机构名称：	出生情况 1.顺产 2.胎头吸引 3.产钳 4.剖宫 5.双多胎 6.臀位 7.其他_____				
新生儿窒息 1.无 2.有 (Apgar评分:1 min 5 min 不详)		畸形 1.无 2.有_____			
新生儿听力筛查 1.通过 2.未通过 3.未筛查 4.不详					
新生儿疾病筛查 1.未进行 2.检查均阴性 3.甲低 4.苯丙酮尿症 5.其他遗传代谢性疾病					
新生儿出生体重 kg		目前体重 kg		出生身长 cm	
喂养方式 1.纯母乳 2.混合 3.人工		吃奶量 mL/次		吃奶次数 次/日	
呕吐 1.无 2.有		大便 1.糊状 2.稀 3.其他		大便次数 次/日	
体温 ℃		心率 次/分钟		呼吸频率 次/分钟	
面色 1.红润 2.黄染 3.其他_____		黄疸部位 1.无 2.面部 3.躯干 4.四肢 5.手足			
前囟 _____cm×_____cm 1.正常 2.膨隆 3.凹陷 4.其他_____					
眼睛 1.未见异常 2.异常		四肢活动度 1.未见异常 2.异常			
耳外观 1.未见异常 2.异常		颈部包块 1.无 2.有			
鼻 1.未见异常 2.异常		皮肤 1.未见异常 2.湿疹 3.糜烂 4.其他			
口腔 1.未见异常 2.异常		肛门 1.未见异常 2.异常			
心肺听诊 1.未见异常 2.异常		胸部 1.未见异常 2.异常			

腹部触诊　1.未见异常　2.异常		脊柱　1.未见异常　2.异常
外生殖器　1.未见异常　2.异常		
脐带　1.未脱　2.脱落　3.脐部有渗出　4.其他_____		
转诊建议　1.无　2.有　原因:_____ 机构及科室:_____		
指导　1.喂养指导　2.发育指导　3.防病指导　4.预防伤害指导　5.口腔保健指导 6.其他_____		
本次访视日期　　　年　　月　　日		下次随访地点
下次随访日期　　　年　　月　　日		随访医生签名

表 4-3 的填表说明如下。

(1) 姓名:填写新生儿的姓名。如没有取名则填写母亲姓名＋之男或之女。若不是以新生儿的身份纳入管理,则填写该表至"出生情况"一栏后,按照对应月龄填写其他的检查记录表。

(2) 出生日期:按照年(4 位)、月(2 位)、日(2 位)顺序填写,如 20080101。

(3) 身份证号:填写新生儿身份证号,若无,可暂时空缺,待户口登记后再补填。

(4) 父亲、母亲情况:分别填写新生儿父母的姓名、职业、联系电话、出生日期。

(5) 出生孕周:新生儿出生时母亲怀孕周数。

(6) 助产机构名称:对于非住院分娩的情况写无。

(7) 新生儿听力筛查:询问是否做过新生儿听力筛查,将询问结果相应在"通过""未通过""未筛查"上画"√"。若不清楚在"不详"上画"√"。

(8) 新生儿疾病筛查:询问是否做过新生儿甲状腺功能减退症、新生儿苯丙酮尿症及其他遗传代谢性疾病的筛查,筛查过的在相应疾病上面画"√";若进行了其他遗传代谢性疾病检查,将筛查的疾病名称填入。可多选。

(9) 喂养方式:将询问结果在相应方式上画"√"。纯母乳喂养指只给婴儿喂母乳,而不给其他任何的液体和固体食物。但允许在有医学指征的情况下,加喂药物、维生素和矿物质。混合喂养指婴儿喂母乳同时,喂其他乳类及乳制品。人工喂养指无母乳,完全给婴儿喂其他乳类和代乳品。

(10) 吃奶量和吃奶次数:纯母乳或混合喂养儿童不必填写吃奶量。

(11) 黄疸部位:可多选。

(12) 查体。

眼睛:婴儿有目光接触,眼球能随移动的物体移动,结膜无充血、溢泪、溢脓时,判断为"未见异常",否则为"异常"。

耳外观:当外耳无畸形、外耳道无异常分泌物,无外耳湿疹,判断为"未见异常",否则为"异常"。

鼻:当外观正常且双鼻孔通气良好时,判断为"未见异常",否则为"异常"。

口腔:当无唇腭裂、高腭弓、诞生牙、口炎及其他口腔异常时,判断为"未见异常",否则为"异常"。

胸部:当未闻及心脏杂音,心率和肺部呼吸音无异常时,判断为"未见异常",否则为"异常"。

腹部:肝脾触诊无异常时,判断为"未见异常",否则为"异常"。

四肢活动度:上下肢活动良好且对称,判断为"未见异常",否则为"异常"。

颈部包块:触摸颈部是否有包块,根据触摸结果,在"有"或"无"上画"√"。

皮肤:当无色素异常,无黄疸、发绀、苍白、皮疹、包块、硬肿、红肿等,腋下、颈部、腹股沟部、臀部等皮肤皱褶处无潮红或糜烂时,判断为"未见异常",可多选。

肛门:当肛门完整无畸形时,判断为"未见异常",否则为"异常"。

外生殖器:当男孩无阴囊水肿、鞘膜积液、隐睾,女孩无阴唇粘连,外阴颜色正常时,判断为"未见异常",否则为"异常"。

(13)脐带:可多选。

(14)指导:做了哪些指导请在对应的选项上画"√",可以多选,未列出的其他指导请具体填写。

(15)下次随访日期:根据儿童情况确定下次随访的日期,并告知家长。

2. 1～8月龄儿童健康检查记录表及填表说明 见表4-4。

表4-4　1～8月龄儿童健康检查记录表

姓名:　　　　　　　　　　　　　　　　　　　　　　　　　　　　　　　编号□□□-□□□□□

	月龄	满月	3月龄	6月龄	8月龄
	随访日期				
	体重/kg	___上 中 下	___上 中 下	___上 中 下	___上 中 下
	身长/cm	___上 中 下	___上 中 下	___上 中 下	___上 中 下
	头围/cm				
体格检查	面色	1.红润 2.黄染 3.其他	1.红润 2.黄染 3.其他	1.红润 2.其他	1.红润 2.其他
	皮肤	1.未见异常 2.异常	1.未见异常 2.异常	1.未见异常 2.异常	1.未见异常 2.异常
	前囟	1.闭合 2.未闭 ___cm×___cm	1.闭合 2.未闭 ___cm×___cm	1.闭合 2.未闭 ___cm×___cm	1.闭合 2.未闭 ___cm×___cm
	颈部包块	1.有 2.无	1.有 2.无	1.有 2.无	——
	眼睛	1.未见异常 2.异常	1.未见异常 2.异常	1.未见异常 2.异常	1.未见异常 2.异常
	耳	1.未见异常 2.异常	1.未见异常 2.异常	1.未见异常 2.异常	1.未见异常 2.异常
	听力	——	——	1.通过 2.未通过	——
	口腔	1.未见异常 2.异常	1.未见异常 2.异常	出牙数___(颗)	出牙数___(颗)
	胸部	1.未见异常 2.异常	1.未见异常 2.异常	1.未见异常 2.异常	1.未见异常 2.异常
	腹部	1.未见异常 2.异常	1.未见异常 2.异常	1.未见异常 2.异常	1.未见异常 2.异常

续表

体格检查	脐部	1.未脱 2.脱落 3.脐部有渗出 4.其他	1.未见异常 2.异常	——	——
	四肢	1.未见异常 2.异常	1.未见异常 2.异常	1.未见异常 2.异常	1.未见异常 2.异常
	可疑佝偻病症状	——	1.无 2.夜惊 3.多汗 4.烦躁	1.无 2.夜惊 3.多汗 4.烦躁	1.无 2.夜惊 3.多汗 4.烦躁
	可疑佝偻病体征状	——	1.无 2.颅骨软化	1.无 2.肋串珠 3.肋软骨沟 4.鸡胸 5.手镯征 6.颅骨软化 7.方颅	1.无 2.肋串珠 3.肋软骨沟 4.鸡胸 5.手镯征 6.颅骨软化 7.方颅
	肛门/外生殖器	1.未见异常 2.异常	1.未见异常 2.异常	1.未见异常 2.异常	1.未见异常 2.异常
	血红蛋白值	——	——	_____ g/L	_____ g/L
户外活动		___小时/日	___小时/日	___小时/日	___小时/日
服用维生素D		___ IU/日	___ IU/日	___ IU/日	___ IU/日
发育评估		——	1.对很大声音没有反应 2.逗引时不发音或不会微笑 3.不注视人脸,不追视移动的人或物品 4.俯卧时不会抬头	1.发音少,不会笑出声 2.不会伸手抓物 3.紧握拳松不开 4.不能扶坐	1.听到声音无应答 2.不会区分生人和熟人 3.双手间不会传递玩具 4.不能独坐
两次随访间患病情况		1.无 2.肺炎___次 3.腹泻___次 4.外伤___次 5.其他_____	1.无 2.肺炎___次 3.腹泻___次 4.外伤___次 5.其他_____	1.无 2.肺炎___次 3.腹泻___次 4.外伤___次 5.其他_____	1.无 2.肺炎___次 3.腹泻___次 4.外伤___次 5.其他_____
转诊建议		1.无 2.有 原因:_____ 机构及科室:_____	1.无 2.有 原因:_____ 机构及科室:_____	1.无 2.有 原因:_____ 机构及科室:_____	1.无 2.有 原因:_____ 机构及科室:_____
指导		1.科学喂养 2.生长发育 3.疾病预防 4.预防意外伤害 5.口腔保健 6.其他_____	1.科学喂养 2.生长发育 3.疾病预防 4.预防意外伤害 5.口腔保健 6.其他_____	1.科学喂养 2.生长发育 3.疾病预防 4.预防意外伤害 5.口腔保健 6.其他_____	1.科学喂养 2.生长发育 3.疾病预防 4.预防意外伤害 5.口腔保健 6.其他_____
下次随访日期					
随访医生签名					

表4-4的填表说明如下。

（1）填表时，按照项目栏的文字表述，将在对应的选项上画"√"。若有其他异常，请具体描述。"——"表示本次随访时该项目不用检查。若失访，在随访日期处写明失访原因；若死亡，写明死亡日期和死亡原因。

（2）体重、身长：检查时实测的具体数值。并根据国家卫生健康委员会选用的儿童生长发育评价标准，判断儿童体格发育情况，在相应的"上""中""下"上画"√"。

（3）体格检查。

①满月：皮肤、颈部包块、眼外观、耳外观、心肺、腹部、脐部、四肢、肛门/外生殖器的未见异常判定标准同新生儿家庭访视。满月及 3 月龄时，当无口炎及其他口腔异常时，判断为"未见异常"，否则为"异常"。

②3、6、8 月龄：

皮肤：当无皮疹、湿疹、增大的体表淋巴结等，判断为"未见异常"，否则为"异常"。

眼睛：结膜无充血、溢泪、溢脓判断为"未见异常"，否则为"异常"。

耳外观：当外耳无湿疹和畸形、外耳道无异常分泌物时，判断为"未见异常"，否则为"异常"。

听力：6 月龄时使用行为测听的方法进行听力筛查。检查时应避开小儿的视线，分别从不同的方向给予不同强度的声音，观察孩子的反应，根据所给声音的大小，大致地估测听力正常与否。

口腔：3 月龄时，当无口炎及其他口腔异常时，判断为"未见异常"，否则为"异常"，6 月龄和 8 月龄时按实际出牙数填写。

胸部：当未闻及心脏杂音，肺部呼吸音也无异常时，判断为"未见异常"，否则为"异常"。

腹部：肝脾触诊无异常，判断为"未见异常"，否则为"异常"。

脐部：无脐疝，判断为"未见异常"，否则为"异常"。

四肢：上下肢活动良好且对称，判断为"未见异常"，否则为"异常"。

可疑佝偻病症状：根据症状的有无在对应选项上画"√"。可疑佝偻病体征：根据体征的有无在对应选项上画"√"。

肛门/外生殖器：男孩无阴囊水肿，无鞘膜积液，无隐睾；女孩无阴唇粘连，肛门完整无畸形，判断为"未见异常"，否则为"异常"。

血红蛋白值：6 月龄或者 8 月龄可免费测一次血常规（血红蛋白）。

（4）户外活动：询问家长儿童在户外活动的平均时间后填写。

（5）服用维生素 D：填写具体的维生素 D 名称、每日剂量，按实际补充量填写；未补充，填写"0"。

（6）发育评估：发现发育问题在相应序号上画"√"。该年龄段任何一条预警征象阳性，提示有发育偏异的可能。

（7）两次随访间患病情况：填写上次随访到本次随访间儿童所患疾病情况，若有，填写具体疾病名称。

（8）指导：做了哪些指导请在对应的选项上画"√"，可以多选，未列出的其他指导请具体填写。

(9) 下次随访日期:根据儿童情况确定下次随访日期,并告知家长。

(10) 满月:出生后 28~30 天。3 月龄:满 3 个月至 3 个月 29 天。6 月龄:满 6 个月至 6 个月 29 天。8 月龄:满 8 个月至 8 个月 29 天。其他月龄段的健康检查内容可以增加健康检查记录表,标注随访月龄和随访时间。

3. 12~30 月龄儿童健康检查记录表及填表说明 见表 4-5。

表 4-5 12~30 月龄儿童健康检查记录表

姓名: 编号□□□-□□□□□

	月(年)龄	12 月龄	18 月龄	24 月龄	30 月龄
	随访日期				
	体重/kg	___上 中 下	___上 中 下	___上 中 下	___上 中 下
	身长/cm	___上 中 下	___上 中 下	___上 中 下	___上 中 下
体格检查	面色	1.红润 2.其他	1.红润 2.其他	1.红润 2.其他	1.红润 2.其他
	皮肤	1.未见异常 2.异常	1.未见异常 2.异常	1.未见异常 2.异常	1.未见异常 2 异常
	前囟	1 闭合 2 未闭 ___cm×___cm	1 闭合 2 未闭 ___cm×___cm	1 闭合 2 未闭 ___cm×___cm	——
	眼睛	1.未见异常 2.异常	1.未见异常 2.异常	1.未见异常 2.异常	1.未见异常 2.异常
	耳外观	1.未见异常 2.异常	1.未见异常 2.异常	1.未见异常 2.异常	1.未见异常 2.异常
	听力	1.通过 2.未通过	——	1.通过 2.未通过	——
	出牙/龋齿数(颗)	/	/	/	/
	胸部	1.未见异常 2.异常	1.未见异常 2.异常	1.未见异常 2.异常	1.未见异常 2.异常
	腹部	1.未见异常 2.异常	1.未见异常 2.异常	1.未见异常 2.异常	1.未见异常 2.异常
	四肢	1.未见异常 2.异常	1.未见异常 2.异常	1.未见异常 2.异常	1.未见异常 2.异常
	步态	——	1.未见异常 2.异常	1.未见异常 2.异常	1.未见异常 2.异常
	可疑佝偻病体征	1.无 2.肋串珠 3.肋软骨沟 4.鸡胸 5.手足镯 6.X 形腿 7.O 形腿	1.无 2.肋串珠 3.肋软骨沟 4.鸡胸 5.手足镯 6.X 形腿 7.O 形腿	1.无 2.肋串珠 3.肋软骨沟 4.鸡胸 5.手足镯 6.X 形腿 7.O 形腿	——
	血红蛋白值	——	_____g/L		_____g/L
	户外活动	_____小时/日	_____小时/日	_____小时/日	_____小时/日
	服用维生素 D	_____IU/日	_____IU/日	_____IU/日	
	发育评估	1.呼唤名字无反应 2.不会模仿"再见"或"欢迎"动作 3.不会用拇食指对捏小物品 4.不会扶物站立	1.不会有意识叫"爸爸"或"妈妈" 2.不会按要求指人或物 3.与人无目光交流 4.不会独走	1.不会说 3 个物品的名称 2.不会按吩咐做简单事情 3.不会用勺吃饭 4.不会扶栏上楼梯/台阶	1.不会说 2~3 个短语 2.兴趣单一、刻板 3.不会示意大小便 4.不会跑

续表

两次随访间患病情况	1.无 2.肺炎_____次 3.腹泻_____次 4.外伤_____次 5.其他	1.无 2.肺炎_____次 3.腹泻_____次 4.外伤_____次 5.其他	1.无 2.肺炎_____次 3.腹泻_____次 4.外伤_____次 5.其他	1.无 2.肺炎_____次 3.腹泻_____次 4.外伤_____次 5.其他
转诊建议	1.无 2.有 原因:_____ 机构及科室:_____	1.无 2.有 原因:_____ 机构及科室:_____	1.无 2.有 原因:_____ 机构及科室:_____	1.无 2.有 原因:_____ 机构及科室:_____
指导	1.科学喂养 2.生长发育 3.疾病预防 4.预防伤害 5.口腔保健 6.其他_____	1.科学喂养 2.生长发育 3.疾病预防 4.预防伤害 5.口腔保健 6.其他_____	1.合理膳食 2.生长发育 3.疾病预防 4.预防伤害 5.口腔保健 6.其他_____	1.合理膳食 2.生长发育 3.疾病预防 4.预防伤害 5.口腔保健 6.其他_____
下次随访日期				
随访医生签名				

表 4-5 的填表说明如下。

(1)填表时,按照项目栏的文字表述,根据查体结果在对应的序号上画"√"。"——"表示本次随访时该项目不用检查。若失访,在随访日期处写明失访原因;若死亡,写明死亡日期和死亡原因。

(2)体重、身长(高):检查时实测的具体数值。并根据国家卫生健康委员会选用的儿童生长发育评价标准,判断儿童体格发育情况,在相应的"上""中""下"上画"√"。

(3)体格检查。

皮肤:当无皮疹、湿疹、增大的体表淋巴结等,判断为"未见异常",否则为"异常"。

前囟:如果未闭,请填写具体的数值。

眼睛:结膜无充血、无溢泪、无流脓判断为"未见异常",否则为"异常"。

耳外观:外耳无湿疹和畸形、外耳道无异常分泌物,判断为"未见异常",否则为"异常"。

听力:使用行为测听的方法进行听力筛查。检查时应避开小儿的视线,分别从不同的方向给予不同强度的声音,观察孩子的反应,根据所给声音的大小,大致地估测听力正常与否。

出牙/龋齿数(颗):填入出牙颗数和龋齿颗数。出现褐色或黑褐色斑点或斑块,表面粗糙,甚至出现明显的牙体结构破坏为龋齿。

胸部:当未闻及心脏杂音,肺部呼吸音也无异常时,判断为"未见异常",否则为"异常"。

腹部:肝脾触诊无异常,判断为"未见异常",否则为"异常"。

四肢:上下肢活动良好且对称,判断为"未见异常",否则为"异常"。

步态:无跛行,判断为"未见异常",否则为"异常"。

可疑佝偻病体征:根据体征的有无在对应选项上画"√"。

血红蛋白值:18月龄和30月龄可分别免费测一次血常规(或血红蛋白)。

(4)户外活动:询问家长儿童在户外活动的平均时间后填写。

(5)服用维生素D:填写具体的维生素D名称、每日剂量,按实际补充量填写;未补充,填写"0"。

(6)发育评估:发现发育问题在相应序号上画"√"。该年龄段任何一条预警征象阳性,提示有发育偏异的可能。

(7)两次随访间患病情况:填写上次随访到本次随访间儿童所患疾病情况,若有,填写具体疾病名称。

(8)转诊建议:转诊无、有在相应数字上画"√"。并将转诊原因及接诊机构名称填入。

(9)指导:做了哪些指导请在对应的选项上画"√",可以多选,未列出的其他指导请具体填写。

(10)下次随访日期:根据儿童情况确定下次随访的日期,并告知家长。

(11)12月龄:满12个月至12个月29天。18月龄:满18个月至18个月29天。24月龄:满24个月至24个月29天。30月龄:满30个月至30个月29天。其他月龄段的健康检查内容可以增加健康检查记录表,标注随访月龄和随访时间。

4. 3～6岁儿童健康检查记录表及填表说明 见表4-6。

表4-6 3～6岁儿童健康检查记录表

姓名: 编号□□□-□□□□□

月龄		3岁	4岁	5岁	6岁
随访日期					
体重/kg		_____ 上 中 下	_____ 上 中 下	_____ 上 中 下	_____ 上 中 下
身长/cm		_____ 上 中 下	_____ 上 中 下	_____ 上 中 下	_____ 上 中 下
体重/身高		_____ 上 中 下	_____ 上 中 下	_____ 上 中 下	_____ 上 中 下
体格发育评价		1.正常 2.低体重 3.消瘦 4.发育迟缓 5.超重	1.正常 2.低体重 3.消瘦 4.发育迟缓 5.超重	1.正常 2.低体重 3.消瘦 4.发育迟缓 5.超重	1.正常 2.低体重 3.消瘦 4.发育迟缓 5.超重
体格检查	视力	——			
	听力	1.通过 2.未过	——		
	牙齿数(颗)/龋齿数(颗)	/	/	/	/
	胸部	1.未见异常 2.异常	1.未见异常 2.异常	1.未见异常 2.异常	1.未见异常 2.异常
	腹部	1.未见异常 2.异常	1.未见异常 2.异常	1.未见异常 2.异常	1.未见异常 2.异常
	血红蛋白值	_____ g/L	_____ g/L	_____ g/L	_____ g/L
	其他				

续表

发育评估	1.不会说自己的名字 2.不会玩"拿棍当马骑"等假想游戏 3.不会模仿画圆 4.不会双脚跳	1.不会说带形容词的句子 2.不能按要求等待或轮流 3.不会独立穿衣 4.不会单脚站立	1.不会简单叙述事情经过 2.不知道自己的性别 3.不会用筷子吃饭 4.不会单脚跳	1.不会表达自己的感受或想法 2.不会玩角色扮演的游戏 3.不会画方形 4.不会奔跑
两次随访间患病情况	1.无 2.肺炎_____次 3.腹泻_____次 4.外伤_____次 5.其他_____	1.无 2.肺炎_____次 3.腹泻_____次 4.外伤_____次 5.其他_____	1.无 2.肺炎_____次 3.腹泻_____次 4.外伤_____次 5.其他_____	1.无 2.肺炎_____次 3.腹泻_____次 4.外伤_____次 5.其他_____
转诊建议	1.无 2有 原因：_____ 机构及科室：_____	1.无 2有 原因：_____ 机构及科室：_____	1.无 2有 原因：_____ 机构及科室：_____	1.无 2.有 原因：_____ 机构及科室：_____
指导	1.合理膳食 2.生长发育 3.疾病预防 4.预防伤害 5.口腔保健 6.其他_____	1.合理膳食 2.生长发育 3.疾病预防 4.预防伤害 5.口腔保健 6.其他_____	1.合理膳食 2.生长发育 3.疾病预防 4.预防伤害 5.口腔保健 6.其他_____	1.合理膳食 2.生长发育 3.疾病预防 4.预防伤害 5.口腔保健 6.其他_____
下次随访日期				
随访医生签名				

表4-6的填表说明如下。

(1)填表时，按照项目栏的文字表述，在对应的选项上画"√"。若有其他异常，请具体描述。"——"表示本次随访时该项目不用检查。若失访，在随访日期处写明失访原因；若死亡，写明死亡日期和死亡原因。

(2)体重、身高：检查时实测的具体数值。根据国家卫生健康委员会选用的儿童生长发育评价标准，判断儿童体格发育情况，在相应的"上""中""下"上画"√"。

(3)体重/身高：根据儿童身高、体重评价标准进行判断。

(4)体格检查。

视力：填写具体数据，使用国际视力表或对数视力表均可。

听力：3岁时使用行为测听的方法进行听力筛查，将结果在相应数字上画"√"。

牙齿数与龋齿数：据实填写牙齿数和龋齿数。牙齿出现褐色、黑褐色斑点或斑块，表面粗糙，甚至出现明显的牙体结构破坏为龋齿。

胸部：当未闻及心脏杂音，肺部呼吸音也无异常时，判断为"未见异常"，否则为"异常"。

腹部：肝脾触诊无异常，判断为"未见异常"，否则为"异常"。

血红蛋白值：填写实际测查数据。4岁、5岁和6岁可分别免费测一次血常规(或血红蛋白)。

其他:将体格检查中需要记录又不在栏目限制范围之内的内容时记录在此。

(5)发育评估:发现发育问题在相应序号上画"√"。该年龄段任何一条预警征象阳性,提示有发育偏异的可能。

(6)两次随访间患病情况:在所患疾病后填写次数。

(7)其他:当有表格上未列入事宜,但须记录时,在"其他"栏目上填写。

(8)指导:做了哪些指导请在对应的选项上画"√",可以多选,未列出的其他指导请具体填写。

(9)下次随访日期:根据儿童情况确定下次随访的日期,并告知家长。

(10)3岁:满3周岁至3周岁11个月29天。4岁:满4周岁至4周岁11个月29天。5岁:满5周岁至5周岁11个月29天。6岁:满6周岁至6周岁11个月29天。其他年龄段的健康检查内容可以增加健康检查记录表,标注随访月龄和随访时间。

小 结

0～6岁是儿童生长发育的关键阶段,直接决定着儿童性格、智力和体力的最终发展水平,其所产生的影响会持续一生。2009年我国开始的基本公共卫生服务项目将0～36个月儿童健康管理列入其中,并对服务方法、服务内容等做出了具体规定。随着国家对儿童健康管理的重视,2011年我国将儿童健康管理的年龄扩展到了6岁。国家委托城乡基层医疗卫生机构向该年龄段儿童免费提供相关健康管理服务,机构对0～6岁儿童的规范健康管理除了按要求进行相应频次和内容的健康体检外,还对其饮食行为、意外伤害、口腔保健、预防接种及常见疾病防治等方面进行健康指导和处理健康问题。

(余朝旭)

能力检测

第五章
孕产妇健康管理服务

 学习目标

掌握：各期孕产妇保健的目的，孕前、孕期、产褥期保健的内容，孕产妇健康管理服务内容。

扫码看课件

熟悉：孕前、孕期、产褥期保健主要卫生问题，孕产妇健康管理服务的流程。

了解：孕产妇健康管理服务的工作指标。

孕产妇健康管理服务包括孕前保健、孕期保健、产娩期保健及产后保健。孕前保健是以提高出生人口素质，减少出生缺陷和先天残疾发生为宗旨，为准备怀孕的夫妇提供健康教育与咨询、健康状况评估、健康指导为主要内容的保健服务。孕期保健是指从怀孕开始至分娩前这段时间的保健。孕妇要做到"三早"即早期发现、早期检查、早期确诊。分娩期保健是指从临产开始到胎儿胎盘娩出期间的各种保健和处理。在整个产程的观察和处理中，重点将"六防、一加强"落实。产褥期保健主要观察产妇的恢复状况，督促产妇适当活动及做产后健身操；帮助产妇正确地建立母子依附关系，对产妇忧郁症施以正确疏导；做好计划生育指导。产妇出院后，按规定做 3 次产后访视，发现异常及时给予指导。

案例引导

王女士，38 岁，长女 13 岁。因不知 2017 年 4 月已意外妊娠而使用了孕妇禁用药，于 6 月 5 日药物流产。现在是 8 月 15 日，和丈夫商量准备要二孩，再次备孕。

问题：

1. 根据王女士的情况，最早在几月份受孕成功合适？

2. 王女士还应做好哪些孕前保健工作？

第一节 孕前期健康管理技术

　　孕前保健是以提高出生人口素质,减少出生缺陷和先天残疾发生为宗旨,为准备怀孕的夫妇提供健康教育与咨询、健康状况评估、健康指导为主要内容的保健服务。孕前保健是婚前保健的延续,是孕产期保健的前移。

　　孕前保健至少应在计划受孕前4~6个月进行。孕前保健的知识应通过各种形式的健康教育在群众中逐步普及,同时还可以通过孕前保健咨询服务进行。

一、孕前保健的目的

　　因为许多对母婴不利的危险因素可在孕前得到识别,通过孕前保健,可预防遗传性疾病的传衍,避免环境中有害因素对生殖细胞及其功能的损害,消除或减少其不良作用,有利于提高出生人口素质。

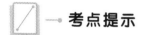 **考点提示**　熟悉孕前主要卫生问题。

二、孕前主要卫生问题

(一)造成出生缺陷的因素

1. 遗传性因素　染色体病(如先天愚型、XYY综合征、脆性X染色体综合征);单基因病(如红绿色盲、血友病、白化病);多基因病(如先天性心脏病、小儿精神分裂症、家族性智力低下、脊柱裂、无脑儿、重度肌无力、先天性巨结肠、气管食管瘘、先天性腭裂、先天性髋脱位、先天性食管闭锁、马蹄内翻足、先天性幽门狭窄等)。

2. 胚胎胎儿期有害因素
生物致畸因素:主要为TORCH感染,即弓形虫、风疹病毒、巨细胞病毒、单纯疱疹病毒感染。
非生物因素:指一些理化因素,包括药物、电离辐射、射线、重金属、吸烟、酒精等。

(二)造成自然流产的因素

1. 母体因素　内分泌功能异常(如黄体功能不足、甲状腺功能亢进症、甲状腺功能减退症、糖尿病等);生殖器官疾病(如双角子宫、纵隔子宫、子宫发育不良、宫颈内口松弛、宫颈重度撕裂、子宫肌瘤、卵巢肿瘤等);全身性疾病(如孕妇患严重心脏病、严重贫血、高血压、肾炎以及孕期患急性传染病等)。

2. 遗传因素　染色体异常是自然流产最常见的原因,包括胚胎染色体异常和流产夫妇的染色体异常。

3. 免疫因素　在自然流产中有40%~80%临床上找不到明确病因,称为不明原因自然流产。主要有自身免疫因素(抗磷脂抗体、抗精子抗体、抗胚胎抗体等)、封闭抗体、辅助性T细胞及相关细胞因子失衡。

4. 环境因素　孕妇接触有毒有害物质如镉、汞、铅、放射性物质等。

考点提示　掌握孕前保健的内容。

三、孕前保健内容

（一）计划受孕

受孕应该在夫妇双方都处于精力旺盛、体格强壮、身心放松的条件下进行，才能为新生命的诞生创造最好的起点，因此计划受孕十分重要。

（二）排除遗传和环境方面的不利因素

遗传和环境是影响优生的两大因素。凡是夫妇双方之一有遗传病家族史，夫妇双方之一为遗传病或染色体病患者或携带者，女方年龄过大，有生过畸形儿、智力低下儿史，或有习惯性流产、死胎、死产等不良生育史等情况，都需在计划受孕前进行遗传咨询。通过分析发病的原因、遗传方式、子女患病的风险率等，对能否妊娠以及妊娠后是否需进行产前诊断等进行指导。

环境中有毒有害物质，会损伤生殖功能。计划怀孕的妇女应安排脱离有害的职业环境，且在孕前进行相应的检查后，方可怀孕。怀孕后应继续避免接触有毒物质，直至哺乳期后。

（三）维护健康，建立健康生活方式

1. 维护母体健康　母体是孕育新生命的小环境，其健康状况和生活方式将会对新生命产生直接的影响。在疾病活动期应该避免受孕，待疾病治愈恢复健康后，在专科医生指导下怀孕。

2. 建立健康的生活方式

（1）重视合理营养，培养良好的饮食习惯：纠正偏食习惯，控制体重。孕前及孕初服用叶酸，可降低胎儿神经管畸形的发病率。

（2）戒烟戒酒：主动吸烟和被动吸烟都会影响胎儿的生长发育。酒精可通过胎盘进入胎儿体内，使胎儿发生酒精综合征，引起染色体畸变，导致畸形和智力低下等。

（3）远离宠物，预防弓形虫病：猫、狗可能传染弓形虫病，在计划受孕时，家中有宠物者，应将宠物寄养出去，避免接触。

（4）合理的作息制度：健康自然的生活规律，辅以适宜的体育锻炼，可以促进女性内分泌激素合理调配，增加受孕概率。

（四）调整避孕方法

计划受孕决定后，要调整避孕方法。如果采用口服避孕药避孕者，应停药；如用宫内节育器避孕者，应取出节育器。一般都要在停药和取器后 6 个月再受孕，以彻底消除药物的影响和调整子宫内环境。在此 6 个月内需采用其他避孕方法，避免使用紧急避孕药。

（五）选择适宜的受孕年龄和季节

根据医学实践和大量资料分析研究，认为 24～29 岁为妇女的最佳生育年龄。24 岁以后女性身体发育完全成熟，卵细胞的质量最高。骨盆韧带和肌肉弹性较好，为顺利分娩创造良好条件。要避免 18 岁以前及 35 岁以后的过早和过晚生育。过早生育，母体发育不成

熟,容易发生早产、难产。妇女在 35 岁以后骨盆和韧带的松弛性差,盆底和会阴的弹性变小,分娩时容易发生难产。受孕季节以 7—9 月份为最佳,经过十月怀胎到第 2 年的 4、5、6 月份分娩最为合适。我国幅员辽阔,气候差别较大,生育季节因地制宜。

第二节　孕期健康管理技术

孕期保健是指从怀孕开始至分娩前这段时间的保健。妊娠早期指从妊娠开始到妊娠 12^{+6} 周前,妊娠中期是指妊娠 $13\sim27^{+6}$ 周,妊娠晚期指妊娠 28 周及以后至临产。受精卵在母体内发育时间较长,引起的母体变化很大,理想的高质量的孕期保健工作,是提高民族素质的重要工作。

一、孕期保健的目的

孕期保健的目的是保证孕妇和胎儿在妊娠期间的健康,妊娠足月时,孕妇能安全娩出身体健康、智力发育良好、高质量的新生儿。孕期保健的任务不但要保证孕妇健康和胎儿的正常发育,而且要及时发现胎位不正或骨盆狭窄、妊娠高血压综合征、心脏病等合并症,为确保安全分娩做好预防工作。

二、孕期主要卫生问题

1. 妊娠反应　妇女妊娠后,最早和最突出的表现就是恶心、呕吐、厌食等妊娠反应,程度因人而异。对于妊娠反应较重的孕妇,应注意多饮水,多吃青菜和水果,可以少食多餐。在口味上选择适合自己口味的食品,适当吃营养丰富的瘦肉、动物肝脏等。

 考点提示　熟悉孕期主要卫生问题。

2. 阴道流血　妊娠早期阴道出血的主要原因可能是先兆流产、流产、异位妊娠、葡萄胎等;妊娠晚期阴道出血的主要原因是晚期流产、前置胎盘及胎盘早剥。

(1) 先兆流产:阴道少量出血,有可能伴有腹痛或轻微腰酸,也可能不伴腹痛,阴道没有组织物排出。

(2) 难免流产:阴道出血增多,多于正常月经量,同时出现阵发性下腹疼痛,有时可见阴道有组织物排出。

(3) 见红和阴道流血:妊娠后不应该有阴道流血,少量断断续续的流血称见红。

(4) 异位妊娠:受精卵由于某些原因,不在宫腔内着床。一般在早孕期 $40\sim60$ 天多见。如果出现异位妊娠破裂,有剧烈腹痛、晕倒、休克等症状,必须及时送往医院手术治疗,否则会有生命危险。

(5) 葡萄胎:一种良性滋养细胞疾病。主要表现为早孕反应重、子宫增大比停经孕周大、阴道出血,有的患者还会排出葡萄样的组织,通过 B 超可以明确诊断。

3. 腹痛　生理性腹痛不需要特殊治疗,左侧卧位有利于疼痛缓解;夜间有时因假宫缩而出现下腹阵痛，白天症状即可缓解。病理性腹痛如胎盘早剥、早产或先兆子宫破裂等应及时到医院就诊，切不可拖延时间。非妊娠原因的腹痛如阑尾炎、肠梗阻、胆石症和胆囊炎等，因为在孕期出现腹痛比较常见容易被孕妇忽视。

4. 胎动异常 如果 12 h 的胎动数少于 20 次，或者 1 h 的胎动数少于 3 次，或者胎儿活动强度有明显改变，变得越来越弱，这说明胎儿可能有异常，应加以警惕。如果 12 h 胎动少于 10 次，或者 1 h 内无胎动，表明胎儿在子宫内有可能缺氧，应及时去医院检查，否则可导致胎儿死亡。在缺氧的最初阶段，胎儿会变得烦躁不安，拼命挣扎，这时感觉到胎动不是减少，相反会有所增加。所以，如果胎动突然变得异常频繁，也应该及时去医院检查。随着缺氧的继续，烦躁不安渐渐变为抑制，于是胎动减少、减弱直至消失。胎动次数增加或减少平时的 1/3 以上，应予以重视。

5. 孕妇心理 妊娠期虽然是育龄妇女正常、自然的生理过程，但作为特殊的生活事件，构成了一个强烈的心理应激源，使孕妇在经历妊娠的生理变化的同时，心理上也发生了一系列的应激反应，心理和生理的变化交织在一起，形成了孕妇独特的、复杂多样的心理特点和心理问题。孕早期孕妇容易出现焦虑、抑郁、强迫、敌对、恐惧等心理健康问题。妊娠期母体对胚胎的免疫排异反应及免疫耐受性需要一个调整过程，特别是在妊娠早期，激素水平明显变化引起的早孕反应，几乎每一位孕妇对此都有不同程度的焦虑，早孕反应使孕妇进食减少从而担心营养素摄入不足影响胎儿发育。一部分孕妇还对怀孕、分娩可能有不同程度的恐惧心理。这个阶段的孕妇主要表现为情绪不稳定，容易接受暗示，依赖性增强。由于保健意识增强，一些孕妇会担心环境、职业等有害因素是否会对胎儿产生影响，担心发生不良的妊娠结局如流产、异位妊娠等，特别是以往有这种经历的孕妇。

妊娠中期，孕妇对妊娠导致的生理、心理变化逐渐适应，情绪趋于稳定，但感知觉、智力水平、反应能力可能有所下降，而抵御各种不良刺激的能力增强。此期，对流产的担心减轻，但进行产前筛查诊断，孕妇又可能对胎儿是否存在畸形开始担忧。在孕 20 周左右，孕妇开始感觉到胎动，准妈妈这时切实感受到新生命的存在，孕妇和胎儿的情感交流更加密切。由于胎儿迅速生长发育，子宫体积增大，对营养的需求增大，引起孕妇各器官功能负荷过度，可能出现病理改变，造成妊娠并发症，同时也会影响其心理活动，导致孕妇可能出现焦虑。

妊娠晚期，由于胎儿的生长，孕妇的生理负担达到高峰，孕妇的心理负担也加重，出现情绪不稳定，精神上感到压抑，并对即将面临的分娩感到恐惧、紧张、焦虑。对即将出生的婴儿的性别、有无出生缺陷表现出更多的担心，产后工作及家人照顾等安排常常也是困扰孕妇的重要因素。

考点提示 掌握孕期保健的内容。

三、孕期保健的内容

（一）妊娠早期的保健要点

1. 提供保健指导，促进孕妇和胎儿的健康

（1）及早确定妊娠，尽早开始保健：应大力提倡婚前、孕前保健。对育龄期妇女及早确定妊娠,以便尽早开始孕产期保健。对于育龄期妇女,出现月经推迟(停经 40 天左右)、不规则阴道出血或出现恶心、呕吐、乏力等症状均应考虑妊娠的可能,可通过尿妊娠试验初步诊断。整个妊娠早期,孕妇体重正常增加不足 1 kg,胎儿体重仅 10 g 左右,对营养物质的需求量较少,但应保证维生素、优质蛋白质的摄入,特别应注意叶酸的补充。早孕确诊后应到管辖地段保健科进行早孕登记,建立围产保健手册。

(2)适时开展产前筛查及产前诊断:《中国出生缺陷防治报告(2012)》数据显示,我国每年新增出生缺陷患儿约 90 万例。出生缺陷仍然是我国婴儿出生后一年内死亡的重要原因。在二孩政策全面放开后,很多大龄妇女积极备孕,更需要采用预防多种出生缺陷的干预措施。产前筛查应根据当地的疾病流行病学特征和现有的医疗资源合理开展,最好做到个体化。

知识链接

预防出生缺陷有三道防线

第一道防线:婚检、孕前优生检查。特别是有家族遗传史的人群,应在怀孕前 3～6 个月做孕前检查和异常染色体筛查,并做怀孕评估。孕前女性应接种风疹疫苗,若发现有生殖道感染或某些严重慢性疾病,应治疗后再受孕。

第二道防线:血清学筛查、B 超筛查。在怀孕 12～14 周、20～24 周各做一次 B 超,在怀孕 15～20 周做一次血清学筛查,70% 以上的出生缺陷可以检测出来。

第三道防线:产后新生儿筛查。医生会在新生儿足跟采集三滴血做检测,目前筛查内容包括新生儿苯丙酮尿症、先天性甲状腺功能减退症两种疾病。

2. 发现高危孕妇,进行专案管理 在妊娠早期进行第 1 次产前检查时,应采用适合本地区的高危因素筛查表进行筛查,注意详细询问病史,及时发现有危险因素的孕妇,并根据现有的医疗条件,指导孕妇合理转诊。对出现合并症、并发症的孕妇应及时诊治或转诊。必要时请专科医生会诊,评估是否适于继续妊娠。

3. 开展健康教育,以利于孕妇在整个孕期保持健康的生活方式

(1)孕期锻炼:没有妊娠并发症或合并症的孕妇在孕期开始或坚持规律的适当的锻炼,不会对胎儿造成危害。孕妇应该避免有可能造成腹部受伤、跌倒、关节张力过大及高度紧张的运动,及接触性运动、灵活性技巧运动。而适当的运动可放松心情,并多呼吸新鲜空气。

(2)戒烟戒酒:向孕妇告知孕期吸烟对胎儿发育带来的危害以及强调在孕期任何阶段戒烟均有益。孕妇既往吸烟而在近期戒烟,应予提供戒断辅助治疗。如果难以戒烟,就尽量减少吸烟量,控制在每天 5 支以下。应避免被动吸烟。酒精可以自由通过胎盘,会对胎儿造成不良影响,酗酒或狂饮会影响胎儿生长发育,如导致低体重、胎儿酒精综合征及远期对行为、精神、智力的不良影响。

(3)戒毒:孕妇吸毒可导致出现新生儿海洛因撤药综合征,小儿可由于早产、极低体重、窒息、肺炎、新生儿出血等合并症而死亡。

（4）孕期免疫接种：妊娠并不是预防接种的禁忌，一般死疫苗或灭活疫苗、类毒素、多糖类疫苗如口服脊髓灰质炎疫苗可以在妊娠期接种，但是妊娠期禁忌接种活疫苗。

4. 提供咨询服务　每次产前检查时，应给孕妇提问的机会，建卡病历于门诊保管，方便患者下次就诊。告知患者所有检查结果，通过健康教育班进行信息交流及孕期宣教，并提供循证信息。妊娠期保健服务的项目见表5-1。

表 5-1　妊娠不同孕周产前保健的内容

孕周	检查项目及注意事项	
12周之前	确定孕妇是否需要进行进一步的保健	
	提供孕期膳食、生活方式的健康咨询服务	
	孕妇应戒烟、戒酒，远离违禁药品	
	告知补充叶酸的益处（400 μg/d，至孕12周）	
	告知孕期保健服务的信息	
12周	建立孕期病历卡	病史 妇产科病史：月经婚育史、异常妊娠分娩史、性传播疾病史、过敏史、遗传病家族史、内科（外科）感染性疾病史、生活工作环境、家庭暴力、营养、孕期服用药物史等 体格检查 一般情况：体重、身高、体重指数、血压、心率、甲状腺、心脏、肺、乳房、腹部、脊柱、四肢 妇科检查：阴道、宫颈是否合并疾病 同时进行骨盆径线测量 产科检查：胎心听诊
	提供筛查实验，在实验前告知所有实验目的及意义	血液筛查实验：血常规、血型（ABO及RH血型）、凝血功能 病毒学：乙肝、丙肝、艾滋病 梅毒（先做筛查实验，如阳性再做确诊实验） 肝功能、肾功能 血糖 尿液筛查实验：尿常规、筛查无症状性菌尿（理想：尿培养） 超声扫描筛查：确定核实孕周，以便今后校正孕周 10～14周，检测NT值
16周	复习并记录所有已进行的检验结果 测量体重、血压、宫高、腹围，听胎心	
	唐氏筛查：14～20周血清学筛查（理想：采用检出率在60%以上的方法）	
	母亲为O型或Rh阴性，检测红细胞抗体效价	
20周	复习并记录所有已进行的检验结果	
	测量体重、血压、宫高、腹围，听胎心	
	20～24周安排彩色超声筛查	
	有缺钙症状者，予以补充钙剂	

续表

孕周	检查项目及注意事项
24 周	复习并记录所有已进行的检验结果
	测量体重、血压、宫高、腹围,听胎心
	在前一阶段未做彩色超声的孕妇,可在这一阶段补做
28 周	复习并记录所有已进行的检验结果
	测量体重、血压、宫高、腹围,听胎心
	妊娠期糖尿病筛查
	复查血常规
	复查红细胞同种抗体(理想:如为 Rh 阴性,给首剂抗 D_1 球蛋白)
	如为 HBsAg(+),给乙肝免疫球蛋白
	注意孕妇有无皮肤瘙痒症状
30 周	复习并记录所有已进行的检验结果
	测量体重、血压、宫高、腹围,听胎心
	对于高危孕妇,复查梅毒螺旋体抗体
	注意孕妇有无皮肤瘙痒症状
	复查尿常规
32 周	复习并记录所有已进行的检验结果
	测量体重、血压、宫高、腹围,听胎心
	注意孕妇有无皮肤瘙痒症状
	自数胎动
	如为 HBsAg(+),给乙肝免疫球蛋白
34 周	复习并记录所有已进行的检验结果
	测量体重、血压、宫高、腹围,听胎心
	复查红细胞同种抗体(理想:如为 Rh 阴性,给第二剂抗 D_1 球蛋白)
	自数胎动
	特殊患者可以开始胎心监测(有合并症及并发症、自觉胎动减少者)
36 周	复习并记录所有已进行的检验结果
	测量体重、血压、宫高、腹围,听胎心
	胎动监测、胎心监护
	如为 HBsAg(+),给乙肝免疫球蛋白
37 周	复习并记录所有已进行的检验结果
	胎动监测、胎心监护
	测量体重、血压、宫高、腹围,听胎心

续表

孕周	检查项目及注意事项
38周	复习并记录所有已进行的检验结果
	胎动监测、胎心监护
	测量体重、血压、宫高、腹围,听胎心
39周	复习并记录所有已进行的检验结果
	胎动监测、胎心监护
	测量体重、血压、宫高、腹围,听胎心
40周	复习并记录所有已进行的检验结果
	胎动监测、胎心监护
	终止妊娠前应复查超声
	孕周超过41周,可入院引产

（二）妊娠中期保健要点

1. 产前检查 时间:要求孕 12 周前一次,28 周前每 4 周一次,29～36 周每 2 周一次,36～40 周每周一次,有特殊情况可增加检查次数。了解胎动出现时间:初产妇通常在孕 20 周,经产妇在孕 18 周左右感觉到胎动,由于孕妇腹壁脂肪厚度及自我感觉的差异,首次感到胎动的时间也因人而异。对于月经不规律又没有在妊娠早期行 B 超确定胎龄的孕妇,初次感到胎动的时间可以用于胎儿孕周的粗略估计。

2. 绘制妊娠图,观察胎儿生长发育情况 妊娠图是将孕妇体重、血压、腹围、宫底高度、胎位、胎心、水肿、蛋白尿、超声检查的双顶径值等制成曲线。在每次产前检查时,将检查所见结果记录于曲线图上,连续观察对比,可以了解胎儿的生长发育情况。

3. 进行严重出生缺陷的筛查和诊断 如妊娠中期对孕妇进行血清的游离雌三醇（uE_3）、甲胎蛋白（AFP）、HCG 及抑制素 A 的检测可以对唐氏综合征、13 三体综合征、18 三体综合征、神经管畸形进行筛查,结合孕 20 周左右的系统超声检查,还能进一步发现先天性心脏病、唇裂、脑积水及肢体内脏的畸形。通过羊水细胞培养以及脐血穿刺可获得胎儿细胞核型,进行染色体疾病的诊断。

知识链接

识别、筛查需要做产前诊断的孕妇

①高龄孕妇（年龄在 35 岁以上）;②羊水过多或过少者;③胎儿发育异常或胎儿有可能畸形者;④孕早期接触过可能导致胎儿先天缺陷的物质者;⑤有遗传病家族史或曾经分娩过先天性严重缺陷婴儿者;⑥曾经有 2 次以上不明原因流产、死胎或有亲属生产死亡者;⑦筛查结果异常者。

4. 保健指导 提供营养、心理及卫生指导;提倡适量运动;预防及纠正贫血;强调产前筛查及产前诊断的重要性。

（1）营养方面：孕妇要选择营养丰富的食物，食物种类要全面，要想得到丰富的营养，使胎儿生长发育好，必须合理地调配饮食。孕期营养要强调蛋白质、杂粮、蔬菜和水果的摄取，要避免偏食。应避免食用未经巴氏消毒或煮沸的牛奶、鱼酱、肉酱等食物及未经烹饪的肉食，妊娠期不要饲喂宠物。

（2）妊娠中期的运动：孕妇应坚持每天做孕妇体操，活动关节，锻炼肌肉，可使周身轻松，精力充沛，同时可缓解因姿势失去平衡而引起身体某些部位的不舒服感，使韧带和肌肉松弛，以柔韧而健壮的状态进入孕晚期和分娩。

5. 高危孕妇处理 发现高危孕妇，进行专案管理，继续监测、治疗妊娠合并症及并发症，必要时转诊。

（三）妊娠晚期保健要点

1. 继续绘制妊娠图 妊娠晚期容易发生因胎盘功能不全引起的胎儿生长受限（fetal growth restriction，FGR），孕 28 周后，胎儿每周体重增长约 200 g，孕 34 周前，通过加强营养，静脉给予营养物质，可纠正一部分 FGR。继续绘制妊娠图十分必要，间隔 2 周，连续 2 次，宫高、腹围无明显增长应警惕 FGR。如增长过快要考虑羊水过多和巨大儿的可能，需进一步检查。

2. 估计胎儿体重 通过宫高、腹围简单估计胎儿体重的公式有：

$$胎儿体重 = 宫高 \times 腹围 + 200 \text{ g}$$
$$胎儿体重 = (宫高 - 12) \times 155 \text{ g}$$

3. 进行骨盆测量 在妊娠晚期由于松弛素的作用，骨盆较妊娠早期要大一些，这时测量骨盆能更准确预测分娩方式。

4. 辅助检查 基本检查项目，如凝血功能，肝、肾功能；建议检查项目，如梅毒血清学检测、艾滋病病毒检测，必要时再次行超声检查筛查胎儿严重畸形等。

5. 保健指导 指导孕妇自我监测胎动；纠正贫血；提倡住院、自然分娩；提供营养、心理、分娩前准备、临产先兆症状、母乳喂养、新生儿护理等方面的指导。

6. 高危孕妇处理 发现高危孕妇，进行专案管理，继续监测、治疗妊娠合并症及并发症，必要时转诊。

案例引导

田女士，30 岁，孕 1 产 0，本次妊娠 39 周，第二产程延长，胎吸分娩，婴儿体重 4000 g，胎儿娩出后有较多且持续性阴道出血，色鲜红，有凝血块。产后 1 h，再次出血，血压 70/30 mmHg，面色苍白，出冷汗，子宫轮廓不清。

问题：

1. 第二产程的保健重点是什么？

2. 田女士的出血原因可能是什么？

四、分娩期保健

分娩期保健是指从临产开始到胎儿、胎盘娩出期间的各种保健和处理。这段时间虽短,但很重要且复杂,是保证母婴生命安全的关键。

总产程是从规律宫缩开始到胎儿胎盘娩出为止,全程分 3 个产程:第一产程初产妇需 11～12 h,经产妇需 6～8 h,保健的重点是防滞产、防胎儿窘迫。第二产程初产妇需 1～2 h,经产妇约需 1 h,保健的重点是防新生儿窒息、防产伤、防出血、防感染。第三产程需 5～15 min,不超过 30 min,保健的重点是防产后出血。各产程均需加强监护和处理。

(一)各产程的保健措施

1. 第一产程

(1)评估 临产是一个生理过程而不是病理过程,至少每 2 h 对孕妇评估 1 次。

(2)关怀和安慰产妇 鼓励产妇进食、进水、排尿、排便。在产程中应经常向产妇进行配合产程进展的宣教,并以产妇为中心提供全程人性化服务。

(3)观察 重点观察宫缩、宫口扩张、胎先露下降和胎心情况,防滞产、防胎儿窘迫。

观察血压,预防子痫发生:注意胎膜破裂时间,做到能对脐带脱垂、羊水栓塞等早期识别、诊断及处理。血压和脉搏:每隔 4～6 h 测量 1 次,有妊娠高血压疾病和血压增高者应增加测量次数,血压超过 160/110 mmHg,无立即分娩迹象者应请上级医师帮助或积极处理后护送上转。

观察破膜:注意胎膜自然破裂时间并记录,破膜后立即听胎心,观察羊水性状、颜色、量(羊水若为黄绿色和混有胎粪,说明有胎儿窘迫,应立即进行阴道检查确定原因;羊水清亮而胎头浮,需指导产妇取仰卧位以防脐带脱垂)。破膜超过 12 h 尚未分娩时应予抗生素预防感染,破膜 24 h 未临产者应请上级医师帮助或仰卧位护送上转。

产妇的监护:应注意产妇的精神状况,应耐心讲解分娩的生理过程,帮助产妇减轻宫缩痛。监测血压等生命体征,应每隔 4～6 h 测量 1 次。鼓励少量多次进食,吃高热量易消化的食物,注意补充足够的水分。鼓励 2～4 h 排尿 1 次,必要时灌肠。应对活动是否适当、体位是否合适给予指导。

2. 第二产程

(1)密切观察产程,做好接生和新生儿处理的准备。保健的重点是防窒息、防产伤、防出血、防感染。

(2)产程观察:①每 5～10 min 听胎心一次;②严密观察胎头下降程度;③指导产妇屏气,正确运用腹压以加强产力;④若出现第二产程延长或胎儿窘迫,应及时查找原因、尽快结束分娩;⑤产程大于 2 h 无分娩迹象者,应在观察胎心情况下转诊或寻求上级医师或医疗机构的帮助。

3. 第三产程

(1)有产后出血危险因素存在时,在胎儿前肩娩出后肌内注射缩宫素 10 IU,继以缩宫素静脉滴注。缩宫素在注射后 2～3 min 即起效,副作用小,可用于所有产妇。如无缩宫素可给麦角新碱 0.2 mg 肌内注射,在注射任何宫缩药以前均要确认子宫内无另外胎儿。注意有高血压疾病的产妇不能使用麦角新碱。

（2）产后立即经腹部按摩子宫底,直至子宫收缩。

知识链接

WHO将目前常用的分娩期保健措施分为4大类型

（1）有用的、应鼓励使用的措施:如陪伴分娩、自由体位、非药物性镇痛等。

（2）无效的或有害的、应放弃的措施:如灌肠、剃阴毛、肛查、平卧分娩、常规补液。

（3）常用但不适宜的措施:如限制饮食、全身性药物镇痛、胎儿电子监护、缩宫素静脉滴注、会阴切开等。

（4）需要进一步研究的措施:如第一产程早期人工破膜,分娩时宫底加压等。

 考点提示 熟悉"六防一加强"。

（二）产时"六防一加强"

六防:第一产程的保健重点是防滞产和防胎儿窘迫,第二产程的保健重点是防新生儿窒息、防产伤、防出血及防感染,第三产程的保健重点是预防产后出血。一加强:各产程中均需加强监护和处理。在临床工作中,医务人员重点观察宫缩频率、强度,宫口扩张程度、速度,胎先露下降和胎心率变化情况。

第三节 产褥期健康管理技术

一、产褥期保健的目的

产褥期保健的目的,是防止产后出血、感染等并发症发生,促进产后生理功能恢复。

 考点提示 熟悉产褥期主要卫生问题。

二、产褥期主要卫生问题

（一）产褥期出血

产褥期出血亦称晚期产后出血,指分娩24 h后,在产褥期内发生的子宫大出血。多发生于产后1～2周,但也有延迟至产后6周发病者。子宫出血可呈持续性或间歇性,也可表现为急骤大量出血。产妇多伴有寒战、低热,且常因失血过多导致严重贫血或失血性休克。

常因胎盘、胎膜残留、蜕膜残留,子宫胎盘附着部位感染或复旧不全,剖宫产术后子宫伤口裂开等引起出血,子宫滋养细胞肿瘤、子宫黏膜下肌瘤等可引起晚期产后出血。

(二) 产褥感染

产褥感染是指产前、产时或产后有病原体侵入生殖道引起局部和全身的炎性变化。产褥病率是指分娩 24 h 以后到产后 10 天内，每日测量口表温度 4 次，体温有 2 次达到或超过 38 ℃。产褥感染与产褥病率是不同的两个概念，造成产褥病率的原因以产褥感染为主，但也包括产后生殖道以外的其他感染，如上呼吸道感染、泌尿道感染、乳腺炎等。

1. 临床表现 外阴阴道炎、宫颈炎；子宫内膜炎、子宫肌炎；盆腔结缔组织炎；盆腔腹膜炎及弥漫性腹膜炎；血栓性静脉炎；脓毒症及败血症。

2. 治疗 产妇取半卧位休息，以利于恶露引流。加强营养，增强全身抵抗力，入量不足时应及时补液。贫血者可反复少量输血、血浆，防止发生电解质紊乱。做局部伤口和宫腔分泌物培养，血、尿培养，药物敏感试验确定菌种，正确使用有效抗生素。用药疗程应充足。中毒症状严重者，可短期加用糖皮质激素。对血栓性静脉炎，在应用大量抗生素后体温仍不降者，可加用肝素等抗凝药治疗。用药期间应严密监测凝血功能。药物治疗无效，有子宫肌壁间多发性脓肿形成者，必要时行全子宫切除术。如盆腔脓肿局限在后陷凹，可经后穹隆切开引流。

3. 预防

（1）加强孕期保健：加强卫生宣传，临产前 3 个月避免性生活及盆浴。治疗孕期并发症，纠正贫血。加强营养及维生素摄入，增强体质。

（2）孕期疾病及时处理：及时治疗外阴阴道炎及宫颈炎等慢性疾病和并发症。

（3）分娩期处理：认真观察产程，处理好产程，避免滞产及产后出血。提倡新法接生，接生时严格无菌操作，正确掌握手术指征。产时仔细检查胎盘、胎膜是否完整。产道损伤及时正确缝合。保持外阴清洁。对可能发生产褥感染和产褥病率者，积极应用抗生素预防。

(三) 产后抑郁症

常于产后 6 周内发病，亦有 8％～15％的产妇在产后 2～3 个月内发病。产后抑郁症至今尚无统一诊断标准。美国精神学会（1994 年）在《精神疾病的诊断与统计手册》一书中，制订了产后抑郁症的诊断标准。在产后 4 周内发病，具备下列症状的 5 条或 5 条以上，且持续 2 周以上。症状为：①产妇出现忧郁情绪；②几乎对所有事物失去兴趣；③食欲改变（或大增或大减）；④睡眠不足或严重失眠；⑤精神焦虑不安或呆滞；⑥疲劳或虚弱；⑦不恰当的自责或自卑感，缺乏自信心；⑧思想不集中，综合能力差；⑨有反复自杀企图。

产后抑郁症的发生受社会因素、心理因素及妊娠因素的影响。因此，产科医务工作者应运用医学心理学、社会学知识，对孕妇在孕期、分娩期及产后给予关怀，对于预防产后抑郁症有积极的意义。①在妊娠不同时期的特殊心理状态进行安慰及劝导。如孕早期鼓励克服暂时的早孕反应所引起的不适，孕中期讲解产前诊断的必要性，孕晚期关心新生儿的出生，并介绍分娩方式等。②鼓励孕妇到孕妇学校上好宣传课。增进对分娩知识的了解，消除对分娩的恐惧，加强孕妇间的思想交流，积极开展导乐分娩。③孕期进行精神疾病的筛查，注意精神健康状态，仔细询问病史。④对有内外科合并症的孕妇，应掌握妊娠指征，帮助孕妇树立信心。⑤掌握药物应用指征，不能滥用成瘾药物。

考点提示 掌握产褥期保健的内容。

三、产褥期保健的内容

(一)一般护理

产后2h内进行观察以防出现并发症;产后4h内应让产妇排尿;观察子宫复旧及恶露;做好会阴及伤口的处理。

(二)督促产妇适当活动及做产后健身操

经阴道自然分娩的产妇,产后6～12h内起床轻微活动,于产后第2日可在室内随意走动,按时做产后健身操。会阴侧切或行剖宫产的产妇,可适当推迟活动时间。拆线后伤口不感疼痛时,也应做产后健身操。新妈妈要尽早适当活动及做健身操,这是为了促进体力恢复、排尿及排便,避免或减少静脉栓塞的发生率,且能使骨盆底及腹肌张力恢复,避免腹壁皮肤过度松弛。

(三)产妇的心理指导

帮助产妇正确地建立母子依附关系,对产妇忧郁症施以正确疏导,家人和产妇做好交流沟通。

(四)计划生育指导

产褥期内禁忌性交。产后42天起应采取避孕措施,原则是哺乳者以工具避孕为宜,不哺乳者可选用药物避孕。

(五)产后检查

包括产后访视和产后健康检查两部分。

1. 产后访视 产褥期应到产妇家中访视至少3次,及时发现和处理异常情况。第1次访视应在产后或出院后3天内,第2次访视应在产后第14天,第3次访视应在产后第28天。访视时应了解产妇及新生儿的健康状况及哺乳情况,并给予指导,并加强计划生育指导。如产妇或新生儿有异常情况,应及时在家中处理,或到相应医疗机构处理,必要时增加访视次数。

(1)产后访视内容。

①了解产妇一般情况,了解产妇有无特殊的主诉,包括休息、饮食、大小便及精神心理状态。

②测量体温、血压、脉搏、呼吸,发现异常应及时寻找原因并做出相应处理。

③检查乳房情况,包括乳房的充盈程度,乳量多少,局部有无红肿、硬结,乳头有无皲裂。

④检查子宫复旧是否良好,局部有无压痛。了解恶露的多少、颜色及气味。如为剖宫产应检查腹部伤口的愈合情况。如为自然分娩应检查会阴伤口愈合情况。

⑤对母乳喂养困难、产后便秘、痔疮、会阴或腹部伤口等问题进行处理。发现有产褥感染、产后出血、子宫复旧不佳、妊娠合并症未恢复者以及产后抑郁等问题的产妇,应及时转

至上级医疗卫生机构进一步检查、诊断和治疗,并在 2 周内随访转诊结果。

（2）新生儿访视内容。

①了解新生儿的母乳喂养情况,如不是纯母乳喂养,应协助查找原因,帮助增加奶量。了解新生儿的睡眠、大小便情况,如有异常,应做出指导及处理。

②查看新生儿的一般情况、皮肤颜色,呼吸、心率,测量体重及身长,评估其营养及生长发育状况。

③检查新生儿的脐带情况。脐带是否脱落,脐周有无红肿及分泌物。触诊新生儿的腹部是否有包块。检查新生儿臀部有无红肿、湿疹等。

④对早产儿及有鹅口疮、红臀、生理性黄疸,有喂养问题和脐部问题者,进行新生儿保健指导和相关问题的处理,如筛查出有听力、视力等问题,应及时转至上级医疗卫生机构进一步检查、诊断和治疗,并在 2 周内随访转诊结果。

2. 产后检查

产后 42 天时,母婴应到相应的医疗保健机构进行全面检查。如在产褥期有异常情况应提前检查。

（1）产妇检查内容及计划生育指导。

①了解妊娠期情况、分娩期及产褥期情况。测量血压、脉搏、体温是否正常。复查妊娠期或分娩期的合并症或合并症是否治愈。

②了解喂养状况,检查乳房。

③做相应的实验室检查,如血常规、尿常规检查。

④指导计划生育,采取适宜的避孕方法。产褥期内禁止性交,产后 42 天可恢复性生活,但应避孕。哺乳者以工具避孕为宜;不哺乳者可选用口服避孕药。对高危产妇已不宜再妊娠者,应做好避孕,必要时可行绝育术。剖宫产者如果再次妊娠,至少在严格避孕 2 年后再妊娠。

（2）婴儿检查内容。

①了解喂养情况,指导喂养。了解预防接种情况。

②询问观察婴儿一般情况,包括反应、听力等。

③测量身长、体重、头围等生长发育指标,检查心、肺、肝、脾等全身情况。

④必要时进行相应的血、尿检查。

第四节　孕产妇健康管理服务规范

一、服务对象

辖区内常住的孕产妇。

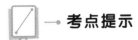 **考点提示**　掌握孕早期、孕中期、孕晚期的健康管理。

二、服务内容

（一）孕早期健康管理

孕13周前为孕妇建立"母子健康手册"，并进行第1次产前检查。

（1）进行孕早期健康教育和指导。

（2）孕13周前由孕妇居住地的乡镇卫生院、社区卫生服务中心建立"母子健康手册"。

（3）孕妇健康状况评估：询问既往史、家族史、个人史等，观察体态、精神等，并进行一般体检、妇科检查和血常规、尿常规、血型、肝功能、肾功能、乙型肝炎检查，有条件的地区建议进行血糖、阴道分泌物、梅毒血清学试验、HIV抗体检测等实验室检查。

（4）开展孕早期生活方式、心理和营养保健指导，特别要强调避免致畸因素和疾病对胚胎的不良影响，同时告知和督促孕妇进行产前筛查和产前诊断。

（5）根据检查结果填写第1次产前检查服务记录表，对具有妊娠危险因素和可能有妊娠禁忌证或严重并发症的孕妇，及时转诊到上级医疗卫生机构，并在2周内随访转诊结果。

（二）孕中期健康管理

（1）进行孕中期（孕16~20周、21~24周各一次）健康教育和指导。

（2）孕妇健康状况评估：通过询问、观察、一般体格检查、产科检查、实验室检查对孕妇健康和胎儿的生长发育状况进行评估，识别需要做产前诊断和需要转诊的高危重点孕妇。

（3）对未发现异常的孕妇，除了进行孕期的生活方式、心理、运动和营养指导外，还应告知和督促孕妇进行预防出生缺陷的产前筛查和产前诊断。

（4）对发现有异常的孕妇，要及时转至上级医疗卫生机构。出现危急征象的孕妇，要立即转至上级医疗卫生机构，并在2周内随访转诊结果。

（三）孕晚期健康管理

（1）进行孕晚期（孕28~36周、37~40周各一次）健康教育和指导。

（2）开展孕产妇自我监护方法、促进自然分娩、母乳喂养以及孕期并发症、合并症防治的指导。

（3）对随访中发现的高危孕妇应根据就诊医疗卫生机构的建议督促其酌情增加随访次数。随访中若发现有高危情况，建议其及时转诊。

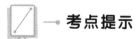 **考点提示** 掌握产后访视的内容。

（四）产后访视

乡镇卫生院、村卫生室和社区卫生服务中心（站）在收到分娩医院转来的产妇分娩信息后应于产妇出院后1周内到产妇家中进行产后访视，进行产褥期健康管理，加强母乳喂养和新生儿护理指导，同时进行新生儿访视。

（1）通过观察、询问和检查，了解产妇一般情况、乳房、子宫、恶露、会阴或腹部伤口恢复等情况。

（2）对产妇进行产褥期保健指导，对母乳喂养困难、产后便秘、痔疮、会阴或腹部伤口等问题进行处理。

（3）发现有产褥感染、产后出血、子宫复旧不佳、妊娠合并症未恢复以及产后抑郁等问题的产妇，应及时转至上级医疗卫生机构做进一步检查、诊断和治疗。

（4）通过观察、询问和检查了解新生儿的基本情况。

考点提示 掌握产后 42 天健康检查的内容。

（五）产后 42 天健康检查

（1）乡镇卫生院、社区卫生服务中心为正常产妇做产后健康检查，异常产妇到原分娩医疗卫生机构检查。

（2）通过询问、观察、一般体检和妇科检查，必要时进行辅助检查对产妇恢复情况进行评估。

（3）对产妇应进行心理保健、性保健与避孕、预防生殖道感染、纯母乳喂养 6 个月、产妇和婴幼营养等方面的指导。

考点提示 掌握服务要求。

三、服务流程

孕 13 周前为孕妇建立"母子健康手册"，孕中期（孕 16～20 周、21～24 周各一次）、孕晚期（孕 28～36 周、37～40 周各一次）健康教育和指导。产前检查时间：要求孕 12 周前一次，28 周前每 4 周一次，29～36 周每 2 周一次，36～40 周每周一次，有特殊情况可增加检查次数。于产妇出院后 1 周内到产妇家中进行产后访视。产后 42 天，对产妇恢复情况进行评估。

在产前检查或产后访视中出现问题，转至上级医疗卫生机构进一步检查、诊断和治疗的孕产妇，均需在 2 周内随访转诊结果。具体服务流程操作内容见图 5-1。

四、服务要求

（1）开展孕产妇健康管理的乡镇卫生院和社区卫生服务中心应当具备服务所需的基本设备和条件。

（2）按照国家孕产妇保健有关规范要求，进行孕产妇全程追踪与管理工作，从事孕产妇健康管理服务工作的人员应取得相应的执业资格，并接受过孕产妇保健专业技术培训。

（3）加强与村（居）委会、妇联相关部门的联系，掌握辖区内孕产妇人口信息。

（4）加强宣传，在基层医疗卫生机构公示免费服务内容，使更多的育龄妇女愿意接受服务，提高早孕建册率。

（5）每次服务后及时记录相关信息，纳入孕产妇健康档案。

（6）积极运用中医药方法（如饮食起居、情志调摄、食疗药膳、产后康复等），开展孕期、产褥期、哺乳期保健服务。

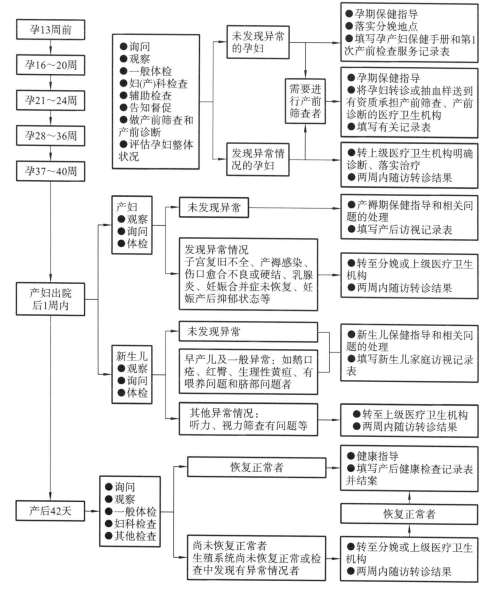

图 5-1 孕产妇健康管理服务流程

(7) 有助产技术服务资质的基层医疗卫生机构在孕中期和孕晚期对孕产妇各进行 2 次随访。没有助产技术服务资质的基层医疗卫生机构督促孕产妇前往有资质的机构进行相关随访。

五、工作指标

(1) 早孕建册率＝辖区内孕 13 周之前建册并进行第一次产前检查的产妇人数/该地该时间段内活产数×100％。

(2) 产后访视率＝辖区内产妇出院后 28 天内接受过产后访视的产妇人数/该地该时间内活产数×100％。

六、管理服务规范与填表说明

1. 第 1 次产前检查服务记录表　见表 5-2。

表 5-2　第 1 次产前检查服务记录表

姓名：　　　　　　　　　　　　　　　　　　　　　　　　　　　编号□□□-□□□□□

填表日期		年　月　日			孕　周		周
孕妇年龄							
丈夫姓名			丈夫年龄			丈夫电话	
孕　次			产　次		阴道分娩_____次　剖宫产_____次		
末次月经	年　月　日或不详		预产期			年　月　日	
既往史	1.无　2.心脏病　3.肾脏疾病　4.肝脏疾病　5.高血压　6.贫血　7.糖尿病　8.其他_____ □/□/□/□/□/□/□						
家族史	1.无　2.遗传疾病史　3.精神疾病史　4.其他_____　　　　　　　□/□/□						
个人史	1.无特殊　2.吸烟　3.饮酒　4.服用药物　5.接触有毒有害物质　6.接触放射线　7.其他_____ □/□/□/□/□/□						
妇科手术史	1.无　2.有_____　　　　　　　　　　　　　　　　　　　　　□						
孕产史	1.自然流产____　2.人工流产____　3.死胎____　4.死产____　5.新生儿死亡____ 6.出生缺陷儿____						
身高	cm				体重	kg	
体重指数					血压	/　mmHg	
听诊	心脏:1.未见异常　2.异常_____□			肺部:1.未见异常　2.异常_____　　　　　□			
妇科检查	外阴:1.未见异常　2.异常_____□			阴道:1.未见异常　2.异常_____　　　　　□			
	宫颈:1.未见异常　2.异常_____□			子宫:1.未见异常　2.异常_____　　　　　□			
	附件:1.未见异常　2.异常　　　　　　　　　　　　　　　　　　　　□						
辅助检查	血常规		血红蛋白值_____g/L　白细胞计数值_____/L 血小板计数值_____/L　其他_____				
	尿常规		尿蛋白_____　尿糖_____　尿酮体_____　尿潜血_____　其他_____				
	血型	ABO					
		Rh*					
	血糖*		_____mmol/L				
	肝功能		血清谷丙转氨酶_____U/L　血清谷草转氨酶_____U/L 白蛋白_____g/L　总胆红素_____μmol/L　结合胆红素_____μmol/L				
	肾功能		血清肌酐_____μmol/L　血尿素氮_____mmol/L				
	阴道分泌物*		1.未见异常　2.滴虫　3.假丝酵母菌　4其他_____　　　□/□/□				
			阴道清洁度:1.Ⅰ度　2.Ⅱ度　3.Ⅲ度　4.Ⅳ度　　　　　　□				

辅助检查	乙型肝炎五项	乙型肝炎表面抗原_____ 乙型肝炎表面抗体＊_____ 乙型肝炎e抗原＊_____ 乙型肝炎e抗体＊_____ 乙型肝炎核心抗体＊_____
	梅毒血清学检查＊	1.阴性 2.阳性 □
	HIV抗体检测＊	1.阴性 2.阳性 □
	B超＊	
	其他＊	
总体评估	1.未见异常 2.异常_____	□
保健指导	1.生活方式 2.心理 3.营养 4.避免致畸因素和疾病对胚胎的不良影响 5.产前筛查宣传告知 6.其他_____	□/□/□/□/□

转诊 1.无 2.有 □

原因：_____ 机构及科室：_____

下次随访日期	年 月 日	随访医生签名	

表5-2的填表说明如下。

（1）本表由医生在第一次接诊孕妇（尽量在孕13周前）时填写。若未建立居民健康档案，需同时建立。随访时填写各项目对应情况的数字。

（2）孕周：填写此表时孕妇的怀孕周数。

（3）孕次：怀孕的次数，包括本次妊娠。

（4）产次：此次怀孕前，孕期超过28周的分娩次数。

（5）末次月经：此次怀孕前最后一次月经的第一天。

（6）预产期：可按照末次月经推算，为末次月经日期的月份加9或减3，为预产期月份数；天数加7，为预产期日。

（7）既往史：孕妇曾经患过的疾病，可以多选。

（8）家族史：填写孕妇父亲、母亲、丈夫、兄弟姐妹或其他子女中是否曾患遗传疾病或精神疾病，若有，请具体说明。

（9）个人史：可以多选。

（10）妇产科手术史：孕妇曾经接受过的妇科手术和剖宫产手术。

（11）孕产史：根据具体情况填写，若有，填写次数，若无，填写"0"。

（12）体重指数（BMI）＝体重（kg）/身高的平方（m²）。

（13）体格检查、妇科检查及辅助检查：进行相应检查，并填写检查结果。标有＊的项目尚未纳入国家基本公共卫生服务项目，其中梅毒血清学检查、HIV抗体检测为重大公共卫生服务免费测查项目。

（14）总体评估：根据孕妇总体情况进行评估，若发现异常，具体描述异常情况。

（15）保健指导：填写相应的保健指导内容，可以多选。

（16）转诊：若有需转诊的情况，具体填写。

（17）下次随访日期：根据孕妇情况确定下次随访日期，并告知孕妇。

（18）随访医生签名：随访完毕,核查无误后随访医生签署其姓名。

2. 第 2～5 次产前随访服务记录表 见表 5-3。

表 5-3 第 2～5 次产前随访服务记录表

姓名：　　　　　　　　　　　　　　　　　　　　　　　　　　　　　　编号□□□-□□□□□

项目		第 2 次	第 3 次	第 4 次	第 5 次
（随访/督促）日期					
孕周					
主诉					
体重/kg					
产科检查	宫底高度/cm				
	腹围/cm				
	胎位				
	胎心率/（次/分）				
血压/mmHg		/	/	/	/
血红蛋白/（g/L）					
尿蛋白					
其他辅助检查					
分类		1.未见异常 □ 2.异常＿＿＿＿	1.未见异常 □ 2.异常＿＿＿＿	1.未见异常 □ 2.异常＿＿＿＿	1.未见异常 □ 2.异常＿＿＿＿
指导		1.生活方式 2.营养 3.心理 4.运动 5.其他＿＿＿＿	1.生活方式 2.营养 3.心理 4.运动 5.自我监护 6.母乳喂养 7.其他＿＿＿＿	1.生活方式 2.营养 3.心理 4.运动 5.自我监测 6.分娩准备 7.母乳喂养 8.其他＿＿＿＿	1.生活方式 2.营养 3.心理 4.运动 5.自我监测 6.分娩准备 7.母乳喂养 8.其他＿＿＿＿
转诊		1.有　2.无　□ 原因：＿＿＿＿ 机构及科室：＿＿＿	1.有　2.无　□ 原因：＿＿＿＿ 机构及科室：＿＿＿	1.有　2.无　□ 原因：＿＿＿＿ 机构及科室：＿＿＿	1.有　2.无　□ 原因：＿＿＿＿ 机构及科室：＿＿＿
下次随访日期					
随访医生签名					

表 5-3 的填表说明如下。

（1）孕周:此次随访时的妊娠周数。

（2）主诉:填写孕妇自述的主要症状和不适。

（3）体重:填写此次测量的体重。

（4）产科检查：按照要求进行产科检查，填写具体数值。

（5）血红蛋白、尿蛋白：填写血红蛋白、尿蛋白检测结果。

（6）其他辅助检查：若有，填写此处。

（7）分类：根据此次随访的情况，对孕妇进行分类，若发现异常，写明具体情况。

（8）指导：可以多选，未列出的其他指导请具体填写。

（9）转诊：若有需转诊的情况，具体填写。

（10）下次随访日期：根据孕妇情况确定下次随访日期，并告知孕妇。

（11）随访医生签名：随访完毕，核查无误后医生签名。

（12）第 2～5 次产前随访服务，应该在确定好的有助产技术服务资质的医疗卫生机构进行相应的检查，并填写相关结果；没有条件的基层医疗卫生机构督促孕产妇前往有资质的机构进行相关随访，注明督促日期，无须填写相关记录。

（13）若失访，在随访日期处写明失访原因；若死亡，写明死亡日期和死亡原因。

3. 产后访视记录表 见表 5-4。

表 5-4 产后访视记录表

姓名：　　　　　　　　　　　　　　　　　　　　编号□□□-□□□□□

随访日期	年　　月　　日			
分娩日期	年　月　日	出院日期	年　月　日	
体温/℃				
一般健康情况				
一般心理状况				
血压/mmHg				
乳房	1.未见异常　2.异常			□
恶露	1.未见异常　2.异常			□
子宫	1.未见异常　2.异常			□
伤口	1.未见异常　2.异常			□
其他				
分类	1.未见异常　2.异常			□
指导	1.个人卫生 2.心理 3.营养 4.母乳喂养 5.新生儿护理与喂养 6.其他_____			□/□/□/□/□
转诊	1.无　2.有 原因：_____ 机构及科室：_____			□
下次随访日期				
随访医生签名				

表 5-4 的填表说明如下。

（1）本表为产妇出院后一周内由医务人员到产妇家中进行产后检查时填写。

（2）一般健康状况：对产妇一般情况进行检查，具体描述并填写。

（3）一般心理状况：评估产妇是否有产后抑郁的症状。

（4）血压：测量产妇血压，填写具体数值。

（5）乳房、恶露、子宫、伤口：对产妇进行检查，若有异常，具体描述。

（6）分类：根据此次随访情况，对产妇进行分类，若为其他异常，具体写明情况。

（7）指导：可以多选，未列出的其他指导请具体填写。

（8）转诊：若有需转诊的情况，具体填写。

（9）随访医生签名：随访完毕，核查无误后随访医生签名。

4. 产后 42 天健康检查记录表　见表 5-5。

表 5-5　产后 42 天健康检查记录表

姓名：　　　　　　　　　　　　　　　　　　　　　　编号□□□-□□□□□

随访日期	年　　月　　日		
分娩日期	年　　月　　日	出院日期	年　　月　　日
一般健康情况			
一般心理状况			
血压/mmHg			
乳房	1.未见异常　2.异常		□
恶露	1.未见异常　2.异常		□
子宫	1.未见异常　2.异常		□
伤口	1.未见异常　2.异常		□
其他	1.未见异常　2.异常		□
分类	1.已恢复　2.未恢复		□
指导	1.心理保健 2.性保健与避孕 3.婴儿喂养 4.产妇营养 5.其他_____		□/□/□/□/□
处理	1.结案 2.转诊 原因：_____ 机构及科室：_____		□
随访医生签名			

表 5-5 的填表说明如下。

（1）一般健康状况：对产妇一般情况进行检查，具体描述并填写。

（2）一般心理状况：评估是否有产后抑郁的症状。

（3）血压：如有必要，测量产妇血压，填写具体数值。

（4）乳房、恶露、子宫、伤口：对产妇进行检查，若有异常，具体描述。

（5）分类：根据此次随访情况，对产妇进行分类，若为未恢复，具体写明情况。

（6）指导：可以多选，未列出的其他指导请具体填写。

（7）处理：若产妇已恢复正常，则结案。若有需转诊的情况，具体填写。

（8）随访医生签名：检查完毕，核查无误后检查医生签名。

（9）若失访，在随访日期处写明失访原因；若死亡，写明死亡日期和死亡原因。

小 结

　　孕产妇健康管理服务包括孕前保健、孕期保健、产褥期保健及产后保健。孕前保健是以提高出生人口素质，减少出生缺陷和先天残疾发生为宗旨，为准备怀孕的夫妇提供健康教育与咨询、健康状况评估、健康指导为主要内容的保健服务。

　　孕期保健是指从怀孕开始至分娩前这段时间的保健。孕妇要做到"三早"，即早期发现、早期检查、早期确诊。凡是生育年龄妇女，停经40天左右，应到医院进行早孕检查。早孕确诊后应到管辖地段保健科进行早孕登记，建立围产保健手册。产前检查时间：要求孕12周前一次，28周前每4周一次，29～36周每2周一次，36～40周每周一次，有特殊情况可增加检查次数。注意营养及用药问题。

　　分娩期保健是指从临产开始到胎儿胎盘娩出期间的各种保健和处理。在整个产程的观察和处理中，重点将"六防一加强"落实。第一产程防滞产、防胎儿窘迫，第二产程防新生儿窒息、防产伤、防出血、防感染，第三产程防产后出血，各产程均需加强监护和处理。

　　产褥期保健主要做好一般护理，帮助产妇正确地建立母子依附关系，对产妇忧郁症施以正确疏导并做好计划生育指导。在产妇出院后3天内、产后14天、产后28天分别做3次产后访视，了解产妇及新生儿健康状况。

（李　芳）

能力检测

第六章
老年人健康管理服务

 学习目标

扫码看课件

　　掌握:老年人的划分标准、老年人患病的特点、老年人健康管理的目标、我国老年人的保健策略。

　　熟悉:老年人健康管理服务内容、服务流程。

　　了解:老年人的生理特征、老年人的心理特点。

　　我国是世界上老年人口最多、增长最快的国家。1980年以来,我国60岁以上的老年人口每年以3%的速度持续增长,于1999年底进入了老龄化国家行列。据国家统计局最新数据结果显示,截至2016年底,我国60岁及以上人口达到了2.31亿,占总人口的16.7%,80岁及以上人口达到了2633万人,占老年人口的11.4%。老龄化社会的到来,必然会给社会、家庭、医疗保健等带来巨大的压力。

　　据统计,60岁以上老年人慢性病患病率是全国人口患病率的3.2倍,伤残率是全国人口的3.6倍。老年病多为肿瘤、心脑血管疾病、糖尿病、精神障碍等慢性病,花费大,消耗卫生资源多。老年人消费的卫生资源是全国人口平均消费卫生资源的1.9倍。80岁以上高龄老年人因体弱多病需要特殊照顾的比例是65～79岁老年人的5倍。同时,老年人心理健康状况也令人担忧,有不同程度抑郁症状的老年人占所调查人群的10%～23%。这些说明,老年人口对医疗、保健、护理及生活服务的需求大大超过其他人群。

案例引导

老年人的日常生活保健

　　李某,女,68岁,高血压病史6年,一直服用心痛定(5 mg/次,2次/日)控制血压,半个月来头痛、头晕、乏力、视力模糊,自行将心痛定次数增加为每日3次,仍不见好转,来社区卫生服务中心就诊。现血压160/95 mmHg(服药后),查眼底显示视网膜动脉变细,血脂略高,血糖正常。无高血压家族史,经主管医师诊断为高血压,控制血压失败的主要原因为降压方案不合理,应加用小剂量利尿剂,并配合非药物疗法进行综合治疗和护理,收入居家护理中心。

患者现已退休在家,平日喜欢高盐、高脂饮食,近日睡眠不规律、烦躁易怒,不爱运动,无烟酒嗜好,喜欢看电视、打麻将等娱乐活动。患者对高血压的认识不足,误以为可以自行调整服药量控制血压;由于此次的病情加重,使患者及家属对居家护理的期望较高,希望能得到医务人员的帮助。

问题:

1. 应对该患者采取哪些日常生活保健措施?
2. 在日常生活中怎样指导该患者增强免疫力、预防并发症的发生?
3. 对该患者应怎样进行健康指导?

第一节 老年人健康管理技术

一、老年人的生理特征

根据老年学理论,人体生长发育到 30 岁达到高峰,一旦过了 30 岁,人体的组织结构和生理功能会逐渐出现退行性变化,主要表现为体内脏器组织萎缩、体重减轻、实质细胞总数减少,机体的再生能力、储备能力、防御能力等均降低,内环境稳定性降低。

知识链接

老年人及老年期的划分标准

联合国对老年人的划分标准是:发达国家 65 岁以上者、发展中国家 60 岁以上者。WHO 提出老年期的新标准是:60～74 岁为年轻老年人,75～89 岁为老老年人,90 岁以上为长寿老年人或非常老的老年人。我国划分老年期的标准是:60～69 岁为低龄老年人,70～79 岁为中龄老年人,80～89 岁为高龄老年人,90～99 岁为长寿老年人,100 岁以上者为百岁老年人。

(一)体表外形变化

皮肤干燥、皱纹多、弹性差、没有光泽,常有老年色素斑及白斑形成;须发变白,脱落稀疏;牙龈萎缩,牙齿松脱;眼睑下垂,眼球凹陷;身高下降,体重减轻等。

(二)各系统功能变化

1. 呼吸系统 随着年龄的增长,老年人支气管黏膜萎缩,肺泡壁变薄,肺泡弹性减退,肺顺应性减退。肺血流量减少、胸廓顺应性降低。表现为肺通气量、肺活量降低,肺残气量增加,动脉血氧含量降低,气管黏膜纤毛运动减少,气管分泌物不易排出,易发生肺部感染。

2. 循环系统 老年人的冠状动脉逐渐硬化,冠状动脉血流量减少,心脏收缩功能随年龄增长而下降,心输出量减少。心脏传导系统也发生改变,窦房结内的起搏细胞数量减少,心肌纤维减少,容易引起心率减慢及产生异位兴奋,出现心律失常。

3. 消化系统 老年人食管和胃黏膜逐渐萎缩,胃腺体萎缩,胃蛋白酶和胃酸分泌随年龄增长而减少,食欲减退;胆汁、胰液分泌减少,对脂肪的消化能力明显减退;胃肠活动减弱,排空时间延缓,小肠吸收功能减退,肛门括约肌松弛,故易发生消化不良、便秘、大便失禁等。

4. 泌尿生殖系统 随着年龄的增长,肾血管硬化,肾血流量减少,肾小球滤过率下降,肾小管的浓缩与稀释功能减退;膀胱括约肌收缩无力、膀胱容积变小,因而老年人常出现尿液稀释、尿频或尿失禁现象。

5. 内分泌系统 随着年龄的增长,甲状腺腺体萎缩变小明显,甲状腺滤泡缩小,结缔组织增生,导致甲状腺功能低下,分泌甲状腺素减少,从而引起老年人代谢降低、耐寒力差及活动能力下降。胰腺随着年龄的增长萎缩变小、纤维化、硬化,胰岛功能减退,胰岛素分泌减少。因此,老年人容易发生糖尿病。

6. 运动系统 随着年龄的增长,运动系统结构和功能逐渐发生退行性改变,尤其是脊柱、膝关节、髋关节,严重影响老年人的日常生活及生活质量。老年人脊柱缩短、椎间盘变薄,故身高变矮。由于骨骼、关节、肌肉的老化,导致老年人在活动上受到很大的限制,亦容易跌倒,所以应特别注意安全问题。

7. 神经系统 随着年龄的增加,神经系统的结构和功能也将发生一系列变化。主要表现在大脑重量逐渐减轻,脑细胞数量明显减少。神经细胞和神经递质减少。因而易出现自主神经功能紊乱,甚至发生老年性精神症状和老年性痴呆。

8. 感官系统 老年人视力下降,视野缩小,出现老花眼;眼底血管硬化、视网膜变薄,晶体浑浊,易患白内障、青光眼等眼科疾病。由于听力下降,对高音量或噪声易产生焦虑,常有耳鸣。

9. 免疫系统 老年人的免疫系统功能逐渐减退,免疫监护系统失调,防御能力低下。老年人胸腺萎缩,细胞免疫效应减弱。

总之,衰老是人体生命中的一个普遍的、逐渐累积的、不断进展的过程,是自然发展的必然规律。

(三) 老年人的心理特点

随着生理功能的减退,老年人的心理也发生着微妙的变化,主要表现在以下几个方面。

1. 智力衰退 表现为在限定时间内加快学习速度比年轻人难;学习新东西、新事物不如年轻人,学习易受干扰。

2. 记忆力减退 随着年龄的增长,老年人记忆能力下降且变慢,呈现出以有意识记忆为主、无意识记忆为辅,再认能力尚好,回忆能力差,意义记忆完好,但机械记忆差,速度记忆衰退等特征。

3. 思维退化 老年人由于记忆力的减退,他们在概念形成、解决问题的思维过程、创造性思维和逻辑推理等方面均有所退化。

4. 人格改变 老年人的人格特征一般稳定多于变化。人格的改变主要表现为过于固执、谨慎、多疑、保守、怀旧、孤独感和焦虑不安等。

5. 情感与意志趋向稳定 老年人的情感和意志过程因社会地位、生活环境、文化素质不同而存在较大差异,老年人的情感活动相对稳定,即使有所改变也不受年龄影响。

老年人的心理变化受诸多因素的影响,主要有生理功能减退、社会地位的变化、家庭人际关系、疾病等。最常见的老年人心理问题有抑郁、焦虑、孤独、自卑、失落、多疑、空巢综合征及离退休综合征等。

(四)老年人患病的特点

1. 不易获得完整的病史　老年人的记忆力减退、敏感性下降、语言表达困难和听力障碍,要求医生在采集病史时应耐心细致,还要与家属核对病史的可靠性。

2. 个体差异大　由于老化过程的个体差异大,老年人患病后表现及对药物的反应大于年轻人,要特别强调个体化处理方法,切忌千篇一律。

3. 临床表现及体征不典型　老年人的感受性降低,有时疾病发展到严重程度,患者尚无症状或症状不典型,如肺炎患者的典型表现为咳嗽、咳痰、发热等,而老年患者却没有此类症状,有的仅表现为食欲不振、精神萎靡,感染严重时也常常仅有低热表现。要高度警惕,以免漏诊或者误诊。

4. 多种疾病同时存在　老年人全身各个系统生理功能均有不同程度的老化,防御及代谢功能普遍降低,常常同时患有多种疾病。当老年人多种疾病并存时,大多无典型症状,常以一种疾病的特异性表现为主,而且容易干扰另一种疾病的诊断,同时给鉴别诊断造成困难。

5. 并发症多　由于老年患者免疫力低下,抗病能力与修复能力弱,常导致病程长。随着病情的变化,容易并发各种疾病。

> **考点提示**　老年人患病的特点。

6. 意识障碍,诊断困难　老年人患病时,常易发生嗜睡、昏迷、躁动或精神错乱等意识障碍和精神症状,增加了早期诊断的困难。

7. 伴有复杂心理社会因素　老年期是生活事件的多发阶段,再加上少数人的心理变异,对精神因素在发病中的作用要加倍注意。

二、老年人保健要点

世界卫生组织(WHO)老年卫生规划项目认为,老年保健(health care in elderly)是指在平等享用卫生资源的基础上,充分利用现有的人力、物力,以维护和促进老年人健康为目的,发展老年保健事业,使老年人得到基本的医疗、护理、康复、保健等服务。老年保健工作的目的就是要运用老年医学知识开展老年病的防治工作,以达到监测老年病,控制老年慢性病,防止伤残发生的目的。在实施老年保健服务的过程中,要充分利用老年医疗保健福利体系的社会资源,依托医院、社区、中间机构和临终关怀等老年医疗服务体系,为老年人提供疾病预防、治疗、功能锻炼等综合性的服务,最大限度延长老年人的预期寿命和生活能够自理的时间,从而提高生命质量,促进老年保健事业的发展。

(一)老年人的保健策略

根据我国现有的经济和法律基础,参照老年保健目标,针对老年人的特点和权益,建立符合我国国情的老年保健制度和体系,将我国的老年人的保健策略归纳为六个"有所",即"老有所医""老有所养""老有所乐""老有所学""老有所为"和"老有所教"。

1. 老有所医 大多数老年人的健康状况随着年龄的增长而下降,健康问题和疾病也相应增多,要改善老年人的健康状况,就必须解决医疗保健问题。

2. 老有所养 我国老年人养老的主要方式仍以家庭为主,但是现代社会的发展使家庭养老功能逐渐弱化,养老必然由家庭转向社会,特别是社会福利保健机构。为了让老年人安度幸福晚年,建立完善的社区老年服务设施和机构,增加养老资金的投入是老年人的重要生活保障。

考点提示 我国老年人的保健策略。

3. 老有所乐 国家、集体和社区都应积极开展适合老年人特点、科学正确的社会文化、体育活动,提高老年人的身心健康水平和文化修养。

4. 老有所学 老年人可根据自己的兴趣爱好,选择学习内容,如绘画、烹饪、摄影等,丰富生活和增进社会交往。

5. 老有所为 老年人愿意在退休以后利用自己积累的广博知识和宝贵经验,在不同的岗位上发挥特长,继续为社会发展做出新的贡献。一种是直接参与社会发展,将自己的知识和经验直接用于社会活动中,如从事各种技术咨询服务、医疗保健服务、人才培养等。另外一种是间接参与社会发展,如献计献策、编史或写回忆录、参加家务劳动、支持子女工作等。老有所为可在一定程度上缓和部分劳动力缺乏的矛盾;同时也使老年人个人收入增加,在社会和家庭中的地位提高,对进一步改善其生活质量起到积极的作用。老年人参加各种社会活动还能减少因离休、退休、丧偶、子女分家等原因所产生的孤独、压抑、失落感等消极情绪,保持健康的心理状态,避免和减少各种心身疾病。

6. 老有所教 老有所教不是让老年人发挥余热去教育人的意思,而是让老年人受到适合年龄特点的教育。一般来说老年群体是相对脆弱的群体,经济脆弱、身体脆弱、心理脆弱。由于经济上分配不公、政治上忽视老年人、情感上淡漠老年人、观念上歧视老年人等都可能造成老年人的心理不平衡,从而不利于代际关系的协调,不利于社会的发展,甚至会造成社会的不安定因素。国内外研究表明:科学的、良好的教育和精神文化生活是老年人生活质量和健康状况的前提和根本保证。因此,社会有责任对老年人进行科学的教育,帮助老年人建立健康的、丰富的、高品位的精神文化生活。

（二）老年人保健的基本要点

1. 建立科学、健康、文明的生活方式 老年人应建立和保持健康的生活方式,维持正常、健康的老化过程,预防残障,减少生活依赖。

2. 加强自我保健 危害健康的各种因素都可以加速老化。可通过健康教育提高老年人对预防有害因素的认识,从而在生活中能自觉维护健康,增强自我保健意识,加强自我保健能力。

3. 延缓对照护的依赖 老年人群通过保健活动能增强机体功能,提高生活质量,从而延缓对他人照护的依赖。

（三）老年人保健的措施

1. 心理保健措施

（1）要有积极的生活目标，热心参与社区公益活动，老有所为，保持良好的精神状态。

（2）保持轻松、稳定的情绪，老年人应避免情绪大喜大悲，避免各种心理刺激因素，坚持"三乐"，即自得其乐、助人为乐、知足常乐。

（3）培养兴趣、坚持脑力活动，老年人应利用各种学习机会学习自己感兴趣的知识，培养各种爱好，坚持用脑，增添生活情趣，丰富精神生活，有益心理健康。

（4）保持友好的人际交往，聊天、倾听可以缓解或消除不良情绪，邻居、亲戚、新老朋友、同事、同学、战友等都是人际交往的有益对象。

（5）充实而有规律地生活，老年人应合理安排时间，有张有弛，有劳有逸，使生活充实而不紧张，丰富而不忙乱。

（6）接受心理健康教育和心理咨询，社区应开展老年人心理健康教育，使老年人学会控制情绪，调节心理，发生心理问题或心理障碍时，能及时通过心理咨询得到疏导。

2. 日常生活保健措施 老年人因机体老化、各种慢性疾病高发等，导致老年人日常生活照顾能力有所欠缺。

（1）环境支持：老年人的起居环境和活动场所要保持空气清新，光线充足，无噪声，无污染，温度、湿度适中，活动安全、方便。要营造良好的人文环境，发扬中华民族尊老、敬老、扶老的传统美德，教育并动员全社会来关心老年人。

（2）个人卫生：避免有害物质侵入人体，经常洗澡，保持机体清洁；早晚刷牙，饭后漱口，保持口腔清洁；房间内注意通风换气，保持空气清洁。常洗手，保持指甲清洁。

（3）合理营养：对于老年人给予合理的膳食营养，可起到延缓衰老、提高机体免疫力以及预防老年疾病的作用。维持饮食结构的合理均衡，降低饮食中糖类、脂肪和胆固醇的含量。注意补充维生素和微量元素，适当饮水。妥善安排膳食制度、烹调方法与就餐环境。

（4）适量运动：生命在于运动，运动可促进血液循环，改善冠状动脉侧支循环，稳定血压，降低血脂，对预防和延缓心血管疾病的发生和发展有重要意义。老年人参加运动前要先做健康检查，并在医生指导下按运动处方进行。运动处方的主要内容有：运动目的、运动项目、运动强度、运动密度、持续时间、注意事项。①老年人应当选择安全性较高的项目，不宜参加竞技性、突击性的运动。要在自己健康状态允许的情况下选择游泳、快走、骑自行车或慢跑等有氧运动，活动时间应持续 20～30 min。②老年人运动应循序渐进、坚持不懈、因人而异、运动前做好准备活动，运动后做整理活动，坚持娱乐性与全面锻炼相结合的原则。

三、老年人健康管理

老年人健康管理是指对 65 岁及以上的老年人口由政府宏观调控，以老年人的健康需求为标准，为提高老年人健康状态的一系列服务过程。这个过程包括老年人健康状态信息的收集整理，健康危险因素的评估、分析、监测和干预，健康档案的建立，健康咨询和指导，制订个性化的健康管理计划等，以达到老年人临床、财务和生命质量的最佳状态。国家卫生计生委于 2015 年 11 月 4 日发布推荐性卫生行业标准《老年人健康管理技术规范》。我国的老年人健康管理学术理论与技术研究尚未形成体系，还须借鉴国际成功经验，加强学术交流和技术研究。

知识链接

健康老龄化

健康老龄化有两层含义。其一是个体的健康老龄化,即老年阶段健康时期延长,伤残或功能丧失只在生命晚期出现,且持续时间很短;老年人生存质量提高,晚年生活更加有意义。其二是群体的健康老龄化,即健康者在老年人群中所占的比例愈来愈大,老年人口的健康预期寿命延长。健康老龄化的外延包括老年人个体健康、老年人群体健康与人文环境健康三个部分,也就是说老年人具有良好的身心健康和社会适应能力;健康预期寿命延长,并与社会整体相协调;有良好的老龄化社会氛围以及社会发展呈持续性、有序性,并符合规律。

（一）老年人健康管理的意义

1. 公共服务的运用和体现 老年人健康管理具有非营利、非竞争性的特点。

2. 多元共治的体现 老年人健康管理过程中,必须努力健全不同社会组织与政府的多元合作机制及合作模式。

3. 新公共管理的运用与体现 老年人的健康管理以老年人的群体需求为主导,以促进老年人的健康状况为基本目标,可让私人企业和社会组织参与,有利于提高工作质量和工作效率,降低投入成本。政府部门只需通过相应的政策、方针引导和完善,使老年人健康管理更灵活。

4. 有利于和谐社会的构建 老年人健康管理体现了以人为本,关系到社会的发展和稳定,只有确保老年人身心健康,才能积极应对人口老龄化,才能营造和谐、有序的社会环境。

5. 有助于进一步推动我国医疗卫生体制的改革 老年人健康管理形成了以政府为主导的多元化合作管理模式,可减轻子女负担,减少老年人的医药费支出,使医疗资源合理利用。老年人健康管理重视对老年疾病的预防,对一些慢性病危险因素进行控制、干预,具有前瞻性。还为医疗保险模式提供了科学合理的发展思路,巩固了老年人的健康权益,推动了我国医疗卫生体制的改革。

6. 有助于我国社区卫生管理模式的创新 社区是老年人熟悉的环境,是他们的主要活动场所,老年人健康管理可以更好地促进居民健康观的形成,能够提高老年人对自身健康的重视程度,有效地降低投入成本,有助于管理方式由单一转向多元化,由传统的文字管理向信息化、数字化、网络化管理转变。

老年人健康管理可以减轻社会、家庭负担,减少老年人的健康危险因素,可以使老年人保持健康心态,提高生活质量。

（二）老年人健康管理的目标

1. 老而少病 辖区内65岁及以上的老年人每年做一次健康检查,及时更新健康档案并动态监测;提供疾病预防、自我保健及伤害预防、自救等健康指导,减少健康危险因素。构建以居家养老为基础、社区服务为依托、机构养老为支撑的社会养老服务体系,达到老而少病的目标。

2. 减少健康危险因素 对高血压、肥胖等健康危险因素进行分析和干预,并监督干预过程,减少健康危险因素。

3. 预防疾病高危人群患病 控制慢性病和意外伤害,预防高危人群患病。

考点提示 老年人健康管理的目标。

4. 病而不残 易患疾病早期诊断、早期治疗、早期康复。

5. 增加临床效率 充分利用、发挥现有的技术设备和人力资源,既节约资源,又节省时间,减少或消除无效或不必要的医疗服务,增加临床效率。

6. 残而不废 避免可预防的疾病相关并发症的发病,做好慢性病的防控、康复护理。

7. 对疾病的转归做出判断 提供持续的评估和改进,对疾病转归做出判断。

知识链接

积极老龄化

积极老龄化是在 2002 年马德里世界老龄大会上提出的,是指老年人不仅在机体、社会、心理方面保持良好的状态,还要积极地面对晚年生活,作为家庭和社会的重要资源,继续为社会做出有益的贡献。其内涵是将健康、保障和参与看成三位一体,强调老年人社会参与的必要性、重要性,即老年人应不断参与社会、经济、文化、精神和公民事务,强调尽可能地保持老年人个体的自主性和独立性,强调从生命全程的角度关注个体的健康状况,使个体进入老年期后还能尽可能长时间地保持健康和生活自理状态。积极老龄化是应对人口老龄化的新思维,也是健康老龄化在理论上的完善和必要条件。

(三)老年人健康管理的模式

老年人健康管理的模式应以维护老年人的健康为宗旨,实现预防为主、主动健康的目的。目前老年人的健康管理模式主要依托于家庭、社区和医疗机构,如医院相关科室的慢性病管理模式,社区、体检中心为基础的健康管理模式等。

单一的健康管理模式远不能满足老年人的健康需求,因此多元化的健康管理模式已成为发展方向。多元化的老年人健康管理模式是把健康管理的理念贯穿在老年人慢性疾病的预防、保健、康复全过程中,以健康管理为中心,建立全面、全程、连续和个性化的健康管理服务模式。多元化的老年人健康管理模式可对老年人的健康状况及健康风险进行分层评估,根据检查结果分为健康、亚健康、亚临床、慢性病四类人群,针对不同的人群制订不同的干预方案,把老年人的疾病预防、治疗、护理、功能锻炼、健康教育结合起来,多元化维护老年人健康,可全面提升老年人的生活质量。

第二节 老年人健康管理服务规范

老年人健康管理是一种前瞻性为老年人提供基本公共卫生服务的服务模式,它以较少的投入获得较大的健康效果,增加了老年人的医疗服务效益,提高了医疗保险的覆盖面和承受力。

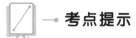 **考点提示** 掌握服务对象。

一、服务对象

65 岁以及 65 岁以上的常住居民,要加强宣传落实以惠及更多的老年人。

二、服务内容

每年为老年人提供 1 次健康管理服务,健康管理服务的具体内容包括生活方式和健康状况评估、体格检查、辅助检查和健康指导。

考点提示 掌握生活方式和健康状况评估。

(一)生活方式和健康状况评估

通过问诊及老年人健康状态自评了解其基本健康状况、体育锻炼、饮食、吸烟、饮酒、慢性病常见症状、既往所患疾病、治疗及目前用药和生活自理能力等情况。

(二)体格检查

包括体温、脉搏、呼吸、血压、身高、体重、腰围、皮肤、浅表淋巴结、肺部、心脏、腹部等常规体格检查,并对口腔、视力、听力和运动功能等进行粗测判断。

(三)辅助检查

包括血常规、尿常规、肝功能(血清谷草转氨酶、血清谷丙转氨酶和总胆红素)、肾功能(血清肌酐和尿素氮)、空腹血糖、血脂(总胆固醇、甘油三酯、低密度脂蛋白胆固醇、高密度脂蛋白胆固醇)、心电图和腹部 B 超(肝胆胰脾)检查。

考点提示 掌握健康指导与服务要求。

(四)健康指导

(1)对发现已确诊的原发性高血压和 2 型糖尿病等患者同时开展相应的慢性病患者健康管理。

(2)对患有其他疾病(非高血压或糖尿病)的老年人,应及时治疗或转诊。

（3）对发现有异常的老年人建议定期复查或向上级医疗机构转诊。

（4）进行健康生活方式以及疫苗接种、骨质疏松预防、防跌倒措施、意外伤害预防和自救、认知和情感等健康指导。

（5）告知或预约下一次健康管理服务的时间。

三、服务流程

老年人健康管理的服务流程：首先是预约辖区内65岁以上的常住居民，对这些老年人进行健康评估，随后根据评估结果进行分类处理，最后告知老年人体检结果及进行健康指导。具体服务流程，见图6-1。

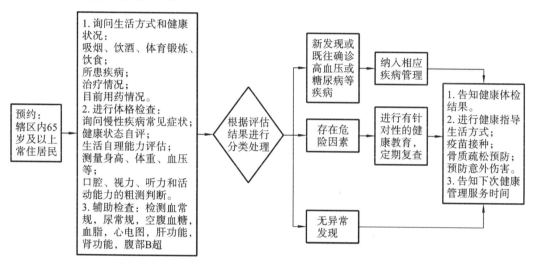

图 6-1　老年人健康管理服务流程

四、服务要求

（1）加强与村（居）委会、派出所等相关部门的联系，掌握辖区内老年人口信息变化。

（2）加强宣传，告知服务内容，使更多的老年居民愿意接受服务。

（3）预约65岁及以上居民到乡镇卫生院、村卫生室、社区卫生服务中心（站）接受健康管理。对行动不便、卧床居民可提供预约上门健康检查。

（4）每次健康检查后及时将相关信息记入健康档案，具体内容详见《城乡居民健康档案管理服务规范》健康体检表。

（5）积极应用中医药方法为老年人提供养生保健、疾病防治等健康指导。

五、工作指标

老年人健康管理的工作指标主要是看本年度辖区内接受健康管理人数的多少，具体的指标用老年人健康管理率来表示：

老年人健康管理率＝年内接受健康管理人数／年内辖区内65岁及以上常住居民数×100％

注：接受健康管理是指建立了健康档案，接受了健康体检、健康指导，健康体检表填写完整。

六、管理服务规范表格及说明

老年人生活自理能力评估,见表 6-1。

表 6-1 老年人生活自理能力评估表

评估事项,内容与评分	程度等级				判断评分
	可自理	轻度依赖	中度依赖	不能自理	
进餐:使用餐具将饭菜送入口、咀嚼、吞咽等活动	独立完成	—	需要协助,如切碎、搅拌食物等	完全需要帮助	
评分	0	0	3	5	
梳洗:梳头、洗脸、刷牙、剃须、洗澡等活动	独立完成	能独立地洗头、梳头、洗脸、刷牙、剃须等;洗澡需要协助	在协助下和适当的时间内,能完成部分梳洗活动	完全需要帮助	
评分	0	1	3	7	
穿衣:穿衣裤、袜子、鞋子等活动	独立完成	—	需要协助,在适当的时间内完成部分穿衣	完全需要帮助	
评分	0	0	3	5	
如厕:小便、大便等活动及自控	不需协助,可自控	偶尔失禁,但基本上能如厕或使用便具	经常失禁,在很多提示和协助下尚能如厕或使用便具	完全失禁,完全需要帮助	
评分	0	1	5	10	
活动:站立、室内行走、上下楼梯、户外活动	独立完成所有活动	借助较小的外力或辅助装置能完成站立、行走、上下楼梯等	借助较大的外力才能完成站立、行走,不能上下楼梯	卧床不起,活动完全需要帮助	
评分	0	1	5	10	
总得分					

表 6-1 的填表说明如下。

该表为自评表,根据上表中 5 个方面进行评估,将各方面判断评分汇总后,0~3 分者为可自理,4~8 分者为轻度依赖,9~18 分者为中度依赖,≥19 分者为不能自理。

小 结

我国是世界上老年人口最多、增长最快的国家。由于老年人生理和心理的变化,老年人患病时临床表现及体征不典型、个体差异大、并发症多、多种疾病同时存在、容易出现意识障碍,因此对老年人的健康管理就显得尤为重要。我国老年人的保健策略是老有所养、老有所医、老有所为、老有所学、老有所乐、老有所教。老年人保健的基本要点：建立科学、健康、文明的生活方式；加强自我保健；延缓对照护的依赖。老年人健康管理的目标：老而少病、减少健康危险因素、预防疾病高危人群患病、病而不残、增加临床效率、残而不废、对疾病的转归做出判断。老年人健康管理的模式应以维护老年人的健康为宗旨，达到预防为主、主动健康的目的。

（杨术兰）

能力检测

第七章
高血压患者健康管理服务

 学习目标

扫码看课件

掌握:血压测量,高血压患者健康管理的服务对象、服务内容、服务要求,高血压患者健康管理服务流程。

熟悉:高血压诊断、药物治疗的原则,高血压患者健康管理工作指标。

了解:高血压非药物治疗的内容。

随着我国老龄化社会的来临和人们生活方式的改变,高血压成为我国最常见的心血管疾病。2015 年 6 月 30 日国务院新闻办发布的《中国居民营养与慢性病状况报告(2015年)》显示:2012 年全国 18 岁以上居民高血压患病率为 25.2%。根据 2010 年第六次全国人口普查数据测算,高血压患病人数为 2.7 亿。

案例引导

如何应对高血压

村民小王,男,38 岁,身高 170 cm,体重 90 kg,因头晕到该村卫生院就诊,接诊医生为其测量血压,测量值为 160/90 mmHg。询问得知其测量血压前 1 h 内均在家休息,无剧烈运动、锻炼、进食及饮水,从不吸烟喝酒,其父亲为原发性高血压患者。医生嘱其休息 5 min,第二次测量血压值为 168/94 mmHg。接诊医生测量血压严格按照操作规程,血压计校准无误。

问题:

如果您是接诊医生,下一步应该怎么办?

第一节　高血压临床诊疗技术

一、高血压的概述

（一）概念

高血压是以体循环动脉压增高为主要表现的临床综合征,是最常见的心血管疾病,包括原发性高血压与继发性高血压。原发性高血压是指病因不明的高血压,又称为高血压病,占高血压人群的 95％以上,通常所说的高血压多指原发性高血压。继发性高血压是指病因明确的高血压,当查出病因并有效去除或控制病因后,作为继发症状的高血压可被治愈或明显缓解,在高血压人群中不足 5％。

（二）临床表现和并发症

高血压起病缓慢,早期常无症状,少数患者会出现头晕、头痛、心悸、颈项板紧、疲劳等。高血压后期会造成心、脑、肾、全身血管、眼底等重要器官的损害及临床并发症,严重影响患者生活质量甚至危及其生命。高血压常见的并发症如下。

1. 高血压危象 在某些诱因作用下,使小动脉发生强烈痉挛,引起血压急剧升高,病情急剧恶化,影响重要脏器供血而产生的危急症状。若舒张压高于 140 mmHg 和(或)收缩压高于 220 mmHg,无论有无症状亦应视为高血压危象。

2. 高血压脑病 当血压突然升高超过脑血流自动调节的阈值(中心动脉压大于 140 mmHg)时,脑血流出现高灌注,毛细血管压力过高,渗透性增强,导致脑水肿和颅内压增高,甚至脑疝的形成,引起的一系列暂时性脑循环功能障碍的临床表现。常见的有脑出血、脑血栓形成、腔隙性脑梗死、短暂性脑缺血发作等。

3. 心力衰竭 心肌肥厚及动脉粥样硬化造成心肌供血不足,心脏舒张和收缩功能受损,最终发生心力衰竭。患者会出现夜间平卧呼吸困难,劳累或饱食时会出现气喘、心悸、咳嗽、尿少、水肿等症状。

4. 慢性肾功能衰竭 长期高血压使肾小球内压力增高,造成肾小球损害和肾微小动脉病变,一般在高血压持续 10～15 年后出现肾损害,肾功能减退,部分患者可发展成肾功能衰竭。

5. 主动脉夹层 主动脉内膜撕裂,血流将主动脉壁的内膜和中层剥离,形成壁内血肿。典型者可表现为突发的胸腹部撕裂样剧痛,病情非常凶险,可伴休克,甚至猝死。如有间断的胸痛、腹痛伴发热等症状,要注意不典型主动脉夹层的可能。

二、诊断标准

（一）测量血压

规范操作、准确测量血压是高血压诊断、分级及疗效评估的关键,所以在测量前应做好相应的准备工作,以避免仪器、测量条件、环境、受测人员以及测量人员等因素对测量结果的干扰。

1. 测量仪器要求 测量仪器使用经过国家计量部门批准和定期校准的合格台式水银血压计、其他款式的血压计或经国际标准验证合格的动态血压计、电子血压计等。听诊器选用高质量的短管听诊器,常规采用膜式胸件,若听低频率柯氏音时建议采用钟式胸件。

2. 测量辅助用具的要求 如果是坐位测量,需要准备适合受测人员手臂高度的桌子以及有靠背的椅子;卧位测量需准备患者肘部能外展45°的诊疗床。

3. 环境要求 尽量选择温度适宜、环境安静、空间适当的地方测量血压。

4. 受测人员的要求 受测人员测量前 30 min 内避免剧烈的运动、锻炼、喝咖啡或酒,心绪平稳,静坐休息 5～10 min。

5. 测量人员的要求 测量人员应是经过血压测量培训合格的人员。

知识链接

高血压诊疗关键点

1. 血压测量"三要点":安静放松,位置规范,读数精准。
2. 诊断要点:诊室血压为主,以 140/90 mmHg 为界,非同日三次超标确诊。
3. 健康生活方式"六部曲":限盐减重多运动,戒烟限酒心态平。
4. 治疗"三原则":达标、平稳、综合管理。
5. 基层高血压转诊四类人群:起病急、症状重、疑继发、难控制。

（二）血压测量的方式

高血压的诊断标准随着血压测量方式的不同而有所区别。当前血压测量的方式主要有诊室血压、动态血压和家庭血压三种。

1. 诊室血压 由医护人员在诊室按标准规范进行测量,是评估血压水平、临床诊疗及对高血压进行分级的常用的较为客观、传统的标准方法和主要依据,基层医疗卫生机构应以诊室血压作为确诊高血压的主要依据。

2. 动态血压 由于血压随季节、昼夜、情绪波动较大,通常冬季血压较高,夏季较低;夜间血压较低,清晨起床活动后血压迅速升高,形成清晨血压高峰。动态血压由自动的血压测量仪器测定,24 h 内测量次数较多,无测量者误差,并可测量夜间睡眠期间的血压,既可更客观地测量血压,还可评估血压短时变异和昼夜节律。有条件的基层医疗卫生机构可采用,作为辅助诊断及调整药物治疗的依据。

3. 家庭血压 由被测量者自我完成,也可由家庭成员等协助完成。家庭血压是在熟悉的环境中测量,还可用于评估数日、数周甚至数月、数年血压的长期变异和降压疗效,有助于增强患者的参与意识,改善患者的治疗依从性,是高血压患者自我管理的重要手段,也可用于辅助诊断。

（三）不同血压测量方式对应的诊断标准

1. 诊室血压的诊断标准 在未用抗高血压药物的情况下,非同日 3 次测量,收缩压≥

140 mmHg 和（或）舒张压≥90 mmHg,可诊断为高血压。患者既往有高血压史,现正服抗高血压药物,虽血压<140/90 mmHg,仍诊断为高血压。

2. 动态血压的诊断标准 白天平均值≥135/85 mmHg 或夜间平均值≥120/70 mmHg 或 24 h 平均值≥130/80 mmHg 诊断为高血压。

3. 家庭血压的诊断标准 血压≥135/85 mmHg,可诊断为高血压。推荐使用经过国际标准认证的上臂式电子血压计,逐步淘汰水银血压计。

高血压诊断以诊室血压测量结果为主要依据,若诊断不确定或怀疑为"白大衣高血压",可结合动态血压监测或家庭血压辅助诊断。"白大衣高血压"是指反复出现的诊室血压升高,而诊室外的动态血压监测或家庭自测血压正常。

诊断为高血压,应鉴别是原发性还是继发性。初次发现高血压,尚不能排除继发性高血压,可诊断为高血压。一旦排除了继发性高血压,则可诊断为原发性高血压。

知识链接

可能为继发性高血压的几种情况

出现下列情况,应警惕继发性高血压的可能性:发病年龄小于 30 岁;高血压程度严重,血压≥180/110 mmHg;血压升高伴肢体肌无力或麻痹,常呈周期性发作,或伴自发性低血钾;夜尿增多,血尿、泡沫尿或有肾脏疾病史;阵发性高血压,发作时伴头痛、心悸、皮肤苍白及多汗等;下肢血压明显低于上肢,双侧上肢血压相差 20 mmHg 以上、股动脉等搏动减弱或不能触及,降压效果差,不易控制。

三、高血压的治疗原则

（一）高血压治疗的基本原则

1. 综合管理 高血压是一种以动脉血压持续升高为特征的进行性"心血管综合征",常伴有其他危险因素、靶器官损害或临床疾病,需要进行综合干预。

2. 平稳降压 抗高血压治疗包括非药物和药物治疗两种方法,大多数患者需长期甚至终生坚持治疗,保持血压长期平稳尤为重要。

3. 达标 定期测量血压;规范治疗,改善治疗依从性,尽可能实现降压达标;坚持长期平稳有效地控制血压。

知识链接

高血压治疗目标

高血压的主要治疗目标是最大限度地降低心血管并发症的发生与死亡的总体危险,需要治疗所有可逆性心血管危险因素、亚临床靶器官损害以及各种并存的临床疾病。

降压目标:在患者能耐受的情况下,逐步降压达标。一般高血压患者,应将血压降至 140/90 mmHg 以下;65 岁及以上老年人的收缩压应控制在 150 mmHg 以下,如能耐受还可进一步降低;伴有肾脏疾病、糖尿病和稳定性冠心病的高血压患者治疗宜个体化。一般可以将血压降至 130/80 mmHg 以下,脑卒中后的高血压患者一般血压目标为小于 140/90 mmHg。对急性期的冠心病或脑卒中患者,应按照相关指南进行血压管理。

舒张压低于 60 mmHg 的冠心病患者,应在密切监测血压的前提下逐渐实现收缩压达标。

(二)高血压的非药物治疗

高血压的非药物治疗主要是指生活方式干预,即去除不利于身体和心理健康的行为和习惯,降低血压,提高降压药物的疗效,从而降低心血管发病风险。

1. 减少钠盐摄入 钠盐可显著升高血压,增加高血压的发病风险,而钾盐则可对抗钠盐升高血压的作用。主要措施如下:①尽可能减少烹调用盐,世界卫生组织建议每日食盐摄入量少于 5 g;②减少味精、酱油等含钠盐的调味品用量;③少食或不食含钠盐量较高的各类加工食品,如咸菜、火腿、香肠及各类炒货;④增加蔬菜和水果的摄入量;⑤肾功能良好者,使用含钾的烹调用盐。

2. 控制体重 超重和肥胖是导致血压升高的重要原因之一,而以腹部脂肪堆积为典型特征的中心性肥胖还会进一步增加高血压等心血管与代谢性疾病的风险,适当降低升高的体重,减少体内脂肪含量,可显著降低血压。最有效的减重措施是控制能量摄入和增加体力活动。在饮食方面要遵循平衡膳食的原则,控制高热量食物(高脂肪食物、含糖饮料及酒类等)的摄入,适当控制主食(碳水化合物)用量。在运动方面,规律的、中等强度的有氧运动是控制体重的有效方法。减重的速度因人而异,通常以每周减重 0.5～1.0 kg 为宜。对于非药物措施减重效果不理想的重度肥胖患者,应在医生指导下,使用减肥药物控制体重。

知识链接

超重和肥胖

衡量超重和肥胖最简便和常用的生理测量指标是体重指数(BMI)[计算公式为:体重(kg)/身高²(m²)]和腰围。

体重指数通常反映全身肥胖程度,腰围主要反映中心型肥胖的程度。

成年人正常体重指数为 18.5～23.9 kg/m²,24.0～27.9 kg/m² 为超重,提示需要控制体重;体重指数≥28 kg/m² 为肥胖,应减重。

成年人正常腰围<90/85 cm(男/女),如腰围≥90/85 cm(男/女),提示需控制体重。

3. 不吸烟 吸烟是一种不健康行为,是心血管病和癌症的主要危险因素之一。吸烟可导致血管内皮损害,显著增加高血压患者发生动脉粥样硬化性疾病的风险。戒烟的益处十分肯定,而且任何年龄戒烟均能获益。被动吸烟也会显著增加患心血管疾病危险。医生应强烈建议并督促高血压患者戒烟,并指导患者寻求药物辅助戒烟(使用尼古丁替代品、安非他酮缓释片和伐尼克兰等),同时也应对戒烟成功者进行随访和监督,避免复吸。

4. 限制饮酒 长期大量饮酒可导致血压升高,限制饮酒量则可显著降低高血压的发病风险。

5. 体育运动 一般的体力活动可增加能量消耗,对健康十分有益。而定期的体育锻炼则可产生重要的治疗作用,可降低血压、改善糖代谢等。建议每日应进行适当的体力活动(每日 30 min 左右);而每周则应有 3 次以上的有氧体育锻炼,如步行、慢跑、骑车、游泳、做健美操、跳舞和非比赛性划船等。典型的体力活动计划包括如下三个阶段:①5~10 min 的轻度热身活动;②20~30 min 的耐力活动或有氧运动;③放松阶段,约 5 min,逐渐减少用力,使心脑血管系统的反应和身体产热功能逐渐稳定下来。

6. 减轻精神压力,保持心理平衡 心理或精神压力引起心理应激(反应),即人体对环境中心理和生理因素的刺激做出的反应。长期、过度的心理反应,尤其是负性的心理反应会显著增加心血管病发生的风险。应采取各种措施,帮助患者预防和缓解精神压力以及纠正和治疗病态心理,必要时建议患者寻求专业心理辅导或治疗。

(三)高血压的药物治疗

1. 高血压药物治疗目的 高血压的药物治疗主要是使用降压药物降低血压,有效预防或延迟脑卒中、心肌梗死、心力衰竭、肾功能不全等并发症发生,有效控制高血压的疾病进程,预防高血压急症、亚急症等重症高血压发生。

2. 高血压药物治疗原则 高血压的药物治疗方面应遵循以下四个基本原则,即小剂量开始、优先选择长效制剂、联合用药及个体化。

(1)小剂量开始 绝大多数患者需要长期甚至终生服用降压药。小剂量开始有助于观察治疗效果和减少不良反应。如效果欠佳,可逐步增加剂量。达到血压目标水平后尽可能用相对小而有效的维持量以减少副作用。

(2)优先应用长效制剂 尽可能使用 1 次/天给药而有持续 24 h 降压作用的长效药物,以有效控制夜间血压与晨峰血压,更有效预防心脑血管并发症发生。如使用中、短效制剂,则需每日给药 2~3 次,以达到平稳控制血压的目的。

(3)联合用药 可增加降压效果又不增加不良反应,在小剂量单药治疗疗效不满意时,可以采用 2 种或多种降压药物联合治疗。事实上,2 级以上高血压为达到目标血压常需联合治疗。对血压≥160/100 mmHg、高于目标血压 20/10 mmHg 或高危及以上患者,起始即可采用小剂量 2 种药物联合治疗,或用固定配比复方制剂。

(4)个体化 根据患者具体情况和耐受性及个人意愿或长期承受能力,选择适合患者的降压药物。患者的体质各有差异,产生高血压的机制不同,一类药物对部分患者有效,对另外一部分患者也许并不适宜。因此,不能机械地套用或照搬他人有效的药物治疗方案。应由医生根据患者的具体情况(如年龄、血压升高的类型与幅度、有无并发症或并存的疾病等)量身定制适宜的降压方案。

3. 常见的高血压治疗药物 常见的降压药包括二氢吡啶钙离子拮抗剂(CCB)、血管紧张素转换酶抑制剂(ACEI)、血管紧张素 Ⅱ 受体拮抗剂(ARB)、利尿剂、β 受体阻滞剂五类,以及由上述药物组成的固定配比复方制剂。此外,α 受体阻滞剂或其他种类降压药有时亦可应用于某些高血压人群。

四、高血压的社区预防

高血压的发生,除了受到个体行为和生活方式的影响,还与个人所处的家庭、组织、社区等工作、学习和生活环境密切相关。高血压一旦发生,就需要终生管理,预防高血压的发生及系统管理治疗高血压患者是一项涉及全社会的系统工程。

高血压社区预防,是通过建立健康档案的过程了解社区人群的高血压患病率及具体的患病个体,了解社区人群中的高危个体,并主动采取相应的干预措施。通过系统筛查、机会性检查(日常医疗服务时)及补充性追查可以经济、高效地检出高血压患者。社区是高血压防治的第一线,必须担负起高血压检出、登记、治疗及长期系统管理的主要责任。开展高血压的社区预防,不仅可以减少人群高血压危险因素,还可以提高患者的治疗率和控制率,也可以缓解国家和个人的经济负担。

(一)高血压社区预防的实施

根据高血压的危险因素和自然史,在生物-心理-社会医学模式的指导下,实施高血压的三级预防,可以有效地控制高血压的发病率,降低高血压的致残率、致死率,保护人群健康,提高生命质量。

1. 一级预防 又称病因预防,是在高血压尚未发生时针对病因(危险因素)采取的措施,是预防、控制高血压的根本措施。开展高血压的一级预防常采取双向策略,即全人群策略和高危人群策略。

(1)全人群策略:对社区所有人进行干预,目的是降低社区人群高血压危险因素的暴露水平,预防和减少高血压的发生。该策略采用健康促进的理论,从以下几个方面实施一级预防。①政策发展与环境支持:提倡健康生活方式,特别是强调减少食盐的摄入和控制体重,促进高血压的早期检出和治疗方面政策的制定和落实,创造支持性环境。②健康教育:争取当地政府的支持和配合,对社区全人群开展多种形式的高血压防治的宣传和教育,如组织健康教育俱乐部,定期举办健康知识讲座,利用宣传栏、黑板报宣传或文字宣传材料等传播健康知识。③社区参与:以现存的卫生保健网为基础,多部门协作,动员全社区参与高血压防治工作。④场所干预:高血压的干预策略必须落实到场所中才能实现。健康促进的场所分为全市、医院、社区、工作场所和学校等五类,可以根据不同场所的特点制订和实施高血压的干预计划。

(2)高危人群策略:采用一定的技术和方法筛选出高血压的高危人群,采取有效措施,消除高危个体的特殊暴露,预防高血压的发生。

2. 二级预防 又称临床前期预防,是在高血压自然史的临床前期阶段,为阻止或延缓高血压的发展而采取措施,阻止高血压向临床阶段发展。具体实施措施包括能实现高血压患者早发现、早诊断、早治疗的各种措施。如通过高血压筛查、定期健康体检、设立高血压专科门诊等多种方式早期发现高血压患者,及时进行诊断和规范化治疗。

3. 三级预防 又称临床期预防,主要是采取高血压重症的抢救、适当的康复治疗等方式,旨在防止伤残和促进功能恢复,提高生命质量,延长寿命,降低高血压的致残、致死率。

(二)高血压的社区筛查

1. 高血压的社区筛查概念 在社区范围内通过快速的检验、检查或其他措施,将可能有高血压但表面上健康的人,同那些可能无高血压的人区分开来,主要包括定期测量血压和了解筛查对象的高危因素。高血压的社区筛查只是一种初步检查,不是诊断试验,筛检阳性或可疑阳性者,必须进行进一步确诊,以便对确诊患者进行适当干预。

2. 高血压的社区筛查目的 帮助发现高血压的高危人群,以便实施相应的干预措施,降低高血压的发病率,促进人群健康;也可以早期发现高血压可疑患者,以便早期诊断和早期治疗,避免危急情况的发生,改善高血压患者的预后。

知识链接

高血压的高危因素

高血压大多数病因未明,但某些因素存在,会使高血压的发病概率增大,这些因素称为高血压的高危因素,具有这些因素的人群被称为高危人群。常见的高血压的高危因素有血压高值、超重或肥胖、腹型肥胖、高血压家族史、高盐低钾饮食、长期过量饮酒、年龄≥55岁等。

3. 高血压的社区筛查途径 高血压社区筛查通常有以下几种途径。①健康档案:社区建立居民档案,档案的基本内容包括个人一般情况、家族史、现病史、生活方式等,并可结合当地实际情况进行增补。将健康档案与社区常规的诊疗信息系统连接起来,开展持续性保健服务。②体检:体检发现高血压患者。③门诊就诊:常规门诊就诊的患者通过测量血压发现新的高血压患者。④其他途径的机会性筛查:如流行病调查等。⑤社区提供测量血压的装置:社区人员可随时测量血压,以及时发现血压升高。⑥家庭自测血压:自我测量血压以及时发现血压升高。⑦社区组织开展高血压的筛查。

(三)高血压的社区随访

1. 高血压的社区随访概念 高血压的社区随访指通过多种方式了解高血压患者病情变化和指导康复的一种观察性方法。通过随访及时了解高血压患者的疾病情况、生活方式、服药情况,评估患者是否存在危急情况等,可有效降低脑卒中、急性心肌梗死等严重并发症的发病率和死亡率,是控制高血压的基本模式和有效方式,也是基层医疗卫生服务机构的重要工作和任务。

2. 高血压的社区随访目的 ①监测血压、其他心血管疾病危险因素及并存的相关疾病的变化;②评估治疗效果,及时纠正或维持治疗方案,使血压长期稳定地维持在目标水平,临床称达标;③促进患者坚持降压治疗,延缓高血压并发症的发生和发展,提高患者生活质量,延长寿命。

3. 高血压的社区随访方式 可采取多种方式,常见方式如下:①患者到医院的诊所随访;②定期到居民比较集中的社区站点随访;③患者自我管理教育后的电话随访,该方式成本效益高,但随访前患者应接受血压监测方法的培训;④对行动不便患者的入户随访;⑤对中青年高血压人群的网络随访。

4. 高血压的社区随访管理

(1)未达标患者随访　随访频率:每2~4周随访1次,直至血压达标。随访内容:查体(血压、心率、心律),生活方式评估及建议,了解服药情况,必要时调整治疗。

(2)已达标患者随访　随访频率:每3个月1次,即每年至少4次随访。随访内容:有无再住院的新发合并症,查体(血压、心率、心律,超重或肥胖者应监测体重及腰围),生活方式评估及建议,了解服药情况,必要时调整治疗。

(3)年度评估　评估内容:除上述每3个月随访事项外,还需再次测量体重、腰围,并进行必要的辅助检查,同初诊评估,即检查血常规、尿常规、生化(肌酐、尿酸、谷丙转氨酶、血钾、血糖、血脂)、心电图。有条件者可选做动态血压监测、超声心动图、颈动脉超声、尿白蛋白/肌酐、胸片、眼底检查等。

 考点提示　掌握高血压患者需转诊的人群。

(四)高血压患者转诊

需转诊人群主要包括起病急、症状重、怀疑继发性高血压以及多种药物无法控制的难治性高血压患者。妊娠和哺乳期女性高血压患者不建议基层就诊。转诊后2周内基层医务人员应主动随访,了解患者在上级医院的诊断结果或治疗效果,达标者恢复常规随访,预约下次随访时间;如未能确诊或达标,仍建议在上级医院进一步治疗。

1. 初诊转诊　初诊时,有下列情况的一种或几种的,可以进行转诊。

(1)血压显著升高(血压≥180/110 mmHg),经短期处理仍无法控制。

(2)怀疑新出现心、脑、肾并发症或其他严重临床情况。

(3)妊娠和哺乳期女性。

(4)发病年龄<30岁。

(5)伴蛋白尿或血尿。

(6)非利尿剂引起的低血钾。

(7)阵发性血压升高,伴头痛、心慌、多汗。

(8)双上肢收缩压差异>20 mmHg。

(9)因诊断需要到上级医院进一步检查。

2. 随访转诊　随访时,有下列情况的一种或几种的,可以进行转诊。

(1)至少三种降压药物足量使用,血压仍未达标。

(2)血压明显波动并难以控制。

(3)怀疑与降压药物相关且难以处理的不良反应。

(4)随访过程中发现严重临床疾病或心、脑、肾损害而难以处理。

3. 急救车转诊　出现下列情况之一的,可以进行急救车转诊。

(1)意识丧失或模糊。

(2)血压≥180/110 mmHg伴剧烈头痛、呕吐,或突发言语障碍和(或)肢体瘫痪。

（3）血压显著升高伴持续性胸背部剧烈疼痛。

（4）血压升高伴下肢水肿、呼吸困难，或不能平卧。

（5）胸闷、胸痛持续至少 10 min，伴大汗，心电图示至少两个导联 ST 段抬高，应以最快速度转诊，考虑溶栓或行急诊冠状动脉介入治疗。

（6）其他影响生命体征的严重情况，如意识淡漠伴血压过低或测不出、心率过慢或过快、突发全身严重过敏反应等。

第二节　高血压患者健康管理服务规范

一、服务对象

辖区内 35 岁及以上常住居民中原发性高血压患者。

知识链接

选择原发性高血压患者作为健康管理服务对象

健康管理是指以人们健康需要为导向，通过对个体和群体健康状况及各种危险因素的全面监测、分析、评估及预测，向人们提供有针对性的健康咨询和指导服务，通过制订相应的健康管理计划，协调个人、组织和社会行动，对各种健康危险因素进行系统干预和管理。

目前高血压人群中 95％以上病因不明，为原发性高血压患者，其发病与多种危险因素有关，对这些危险因素进行干预和管理可以很好地防控原发性高血压。高血压人群中少部分是继发性高血压患者，是由于其他疾病引起的血压增高的继发症状，病因明确，应及时到医院对其他疾病进行诊治。

二、服务内容

（一）筛查

1. 一般人群筛查　对辖区内 35 岁及以上常住居民，每年为其免费测量一次血压（非同日 3 次测量）。

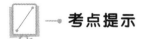 **考点提示**　掌握筛查、危险因素的识别和干预。

2. 疑似患者筛查及处理

（1）对第一次发现收缩压≥140 mmHg 和（或）舒张压≥90 mmHg 的居民在去除可能引起血压升高的因素后预约其复查，非同日 3 次测量血压均高于正常，可初步诊断为高血压。建议转诊到有条件的上级医院确诊并取得治疗方案，2 周内随访转诊结果。

（2）对已确诊的原发性高血压患者纳入高血压患者健康管理。

（3）对可疑继发性高血压患者，及时转诊。

知识链接

疑似继发性高血压患者应该检查的项目

初次怀疑为继发性高血压患者，根据需要可以分别选择以下检查项目：血浆肾素活性、血和尿醛固酮、血和尿皮质醇、血游离甲氧基肾上腺素及甲氧基去甲肾上腺素、血和尿儿茶酚胺、动脉造影、肾和肾上腺超声、CT 或磁共振成像（MRI）、睡眠呼吸监测等。

3. 高危人群筛查及处理 如有以下六项指标中的任一项高危因素，可认为是高血压的高危人群。建议高血压高危人群每半年至少测量 1 次血压，并接受医务人员的生活方式指导。

（1）血压高值（收缩压 130～139 mmHg 和（或）舒张压 85～89 mmHg）。

（2）超重或肥胖，和（或）腹型肥胖：超重，28 kg/m² ＞BMI≥24 kg/m²；肥胖，BMI≥28 kg/m²；腰围，男≥90 cm、女≥85 cm 为腹型肥胖。

（3）高血压家族史（一、二级亲属）。

（4）长期膳食高盐。

（5）长期过量饮酒（每日饮白酒不少于 100 mL）。

（6）年龄≥55 岁。

（二）随访评估

对原发性高血压患者，每年要提供至少 4 次面对面的随访。随访评估内容如下。

1. 血压测量和评估 测量血压并评估是否存在危急症状，出现下列情况，须在处理后紧急转诊。对于紧急转诊者，乡镇卫生院、村卫生室、社区卫生服务中心（站）应在 2 周内主动随访转诊情况。

（1）出现收缩压≥180 mmHg 和（或）舒张压≥110 mmHg。

（2）出现意识改变、剧烈头痛或头晕、恶心、呕吐、视力模糊、眼痛、心悸、胸闷、喘憋不能平卧等危急情况之一。

（3）处于妊娠期或哺乳期，同时血压高于正常。

（4）存在不能处理的其他疾病时。

2. 询问症状 若不需紧急转诊，询问上次随访到此次随访期间的症状。

3. 一般测量 测量体重、心率，计算体重指数（BMI）。

4. 询问疾病情况和生活方式 包括心脑血管疾病、糖尿病、吸烟、饮酒、运动、摄盐情况等。

5. 询问服药情况 了解患者服药情况。

（三）分类干预

1. 血压控制满意者 对血压控制满意者（一般高血压患者血压降至 140/90 mmHg 以

下;高于 65 岁老年高血压患者的血压降至 150/90 mmHg 以下,如果能耐受,可进一步降至 140/90 mmHg 以下;一般糖尿病或慢性肾脏病患者的血压目标可以在 140/90 mmHg 基础上再适当降低)、无药物不良反应、无新发并发症或原有并发症无加重的患者,预约进行下一次随访时间。

2. 对第一次出现血压控制不满意者 即收缩压≥140 mmHg 和(或)舒张压≥90 mmHg,或有药物不良反应的患者,结合其服药依从性,必要时增加现用药物剂量、更换或增加不同类的降压药物,2 周时随访。

3. 对连续 2 次出现血压控制不满意或药物不良反应难以控制以及出现新的并发症或原有并发症加重的患者 建议其转诊到上级医院,2 周内主动随访转诊情况。

4. 对所有患者 进行有针对性的健康教育,与患者一起制订生活方式改进目标并在下一次随访时评估进展。告诉患者出现哪些异常时应立即就诊。

（四）定期健康检查

高血压患者每年应至少进行 1 次较全面的健康检查,可与随访相结合。内容包括血压、体重、空腹血糖,一般体格检查和视力、听力、活动能力的一般检查。有条件的地区建议增加血钾浓度、血钠浓度、血常规、尿常规(或尿微量白蛋白)、大便潜血、血脂、眼底、心电图、B 超等检查,老年患者建议进行认知功能和情感状态初筛检查。具体内容参照《居民健康档案管理服务规范》健康体检表。

三、服务流程

1. 高血压筛查流程图 高血压筛查对象为辖区内 35 岁及以上常住居民,乡镇卫生院、村卫生室、社区卫生服务中心(站)每年为其免费测量一次血压。既往确诊过原发性高血压的,纳入高血压患者管理。既往未确诊过原发性高血压的,根据血压测量值高低,筛检流程有所不同,见图 7-1。

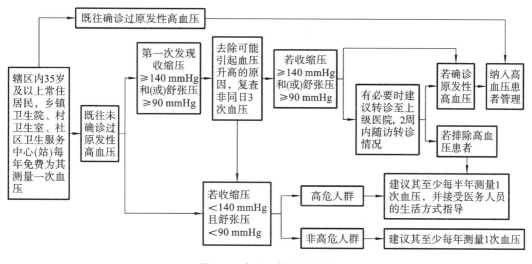

图 7-1 高血压筛查流程图

（1）血压测量值＜140/90 mmHg:判断是否为高危人群。①若为高危人群,建议其每半年至少测量 1 次血压,并接受医务人员的生活方式指导;②若非高危人群,建议其每年测量 1 次血压。

(2)血压测量值收缩压≥140 mmHg 和(或)舒张压≥90 mmHg:去除可能引起血压升高的原因,复查非同日 3 次血压,若血压测量值<140/90 mmHg,则参照筛检流程(1)进行。

(3)血压测量值收缩压≥140 mmHg 和(或)舒张压≥90 mmHg:去除可能引起血压升高的原因,复查非同日 3 次血压,若血压测量值仍为收缩压≥140 mmHg 和(或)舒张压≥90 mmHg,则有如下两种情况:①若确诊为原发性高血压,则纳入高血压患者管理;②必要时建议转诊到上级医院,2 周内随访转诊情况。若上级医院确诊为原发性高血压,则纳入高血压患者管理;若上级医院排除其为高血压患者,则建议其每半年至少测量 1 次血压,并接受医务人员的生活方式指导。

2. 高血压患者随访流程图 高血压患者随访的对象为辖区内 35 岁及以上确诊的原发性高血压患者,随访评估内容如前所述,若存在危急情况紧急处理后转诊,2 周内随访就诊情况;如不存在危急情况,根据评估结果进行分类干预。高血压患者随访流程见图 7-2。

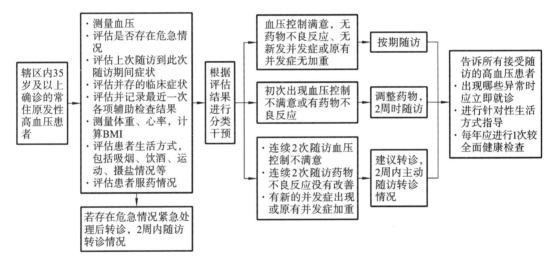

图 7-2 高血压患者随访流程

四、服务要求

(1)高血压患者的健康管理由医生负责,应与门诊服务相结合,对未能按照管理要求接受随访的患者,乡镇卫生院、村卫生室、社区卫生服务中心(站)医护人员应主动与患者联系,保证管理的连续性。

(2)随访包括预约患者到门诊就诊、电话追踪和家庭访视等方式。

(3)乡镇卫生院、村卫生室、社区卫生服务中心(站)可通过本地区社区卫生诊断和门诊服务等途径筛查和发现高血压患者。对于血压值为(130～139)/(85～89)mmHg 的正常高值人群,建议每半年测量 1 次血压。有条件的地区,对人员进行规范培训后,可参考《中国高血压防治指南》对高血压患者进行健康管理。

考点提示 掌握高血压患者健康管理服务要求。

（4）发挥中医药在改善临床症状、提高生活质量、防治并发症中的特色和作用，积极应用中医药方法开展高血压患者健康管理服务。

（5）加强宣传，告知服务内容，使更多的患者和居民愿意接受服务。

（6）每次提供服务后及时将相关信息记入患者的健康档案。

五、工作指标

（1）高血压患者规范管理率＝按照规范要求进行高血压患者管理的人数/年内已管理的高血压患者人数×100％。

（2）管理人群血压控制率＝最近一次随访血压达标人数/已管理的高血压人数×100％。

注：最近一次随访血压指的是按照规范要求最近一次随访的血压，若失访则判断为未达标，血压达标是指收缩压＜140 mmHg 和舒张压＜90 mmHg（65 岁及以上患者收缩压＜150 mmHg 和舒张压＜90 mmHg），即收缩压和舒张压同时达标。

六、管理服务规范表格及说明

高血压患者随访服务表，为高血压患者在接受随访服务时由医生填写。若患者失访，在随访日期处写明失访原因，若患者死亡，写明死亡日期和死亡原因。高血压患者随访服务记录表见表 7-1。

表 7-1　高血压患者随访服务记录表

姓名：　　　　　　　　　　　　　　　　　　　　　　　　　　　编号□□-□□□□□

随访日期	年 月 日	年 月 日	年 月 日	年 月 日
随访方式	1.门诊 2.家庭 3.电话 □	1.门诊 2.家庭 3.电话 □	1.门诊 2.家庭 3.电话 □	1.门诊 2.家庭 3.电话 □
症状 1.无症状 2.头痛头晕 3.恶心呕吐 4.眼花耳鸣 5.呼吸困难 6.心悸胸闷 7.鼻衄出血不止 8.四肢发麻 9.下肢水肿	□/□/□/□/□/ □/□/□ 其他：	□/□/□/□/□/ □/□/□ 其他：	□/□/□/□/□/ □/□/□ 其他：	□/□/□/□/□/ □/□/□ 其他：

续表

体征	血压/mmHg				
	体重/kg	/	/	/	/
	体重指数（BMI）/(kg/m²)	/	/	/	/
	心率/(次/分)				
	其他				
生活方式指导	日吸烟量/支	/	/	/	/
	日饮酒量/两	/	/	/	/
	运动	次/周　分/次 次/周　分/次	次/周　分/次 次/周　分/次	次/周　分/次 次/周　分/次	次/周　分/次 次/周　分/次
	摄盐情况（咸淡）	轻/中/重 轻/中/重	轻/中/重 轻/中/重	轻/中/重 轻/中/重	轻/中/重 轻/中/重
	心理调整	1.良好　2.一般 3.差　□	1.良好　2.一般 3.差　□	1.良好　2.一般 3.差　□	1.良好　2.一般 3.差　□
	遵医行为	1.良好　2.一般 3.差　□	1.良好　2.一般 3.差　□	1.良好　2.一般 3.差　□	1.良好　2.一般 3.差　□
辅助检查*					
服药依从性		1.规律　2.间断 3.不服药　□	1.规律　2.间断 3.不服药　□	1.规律　2.间断 3.不服药　□	1.规律　2.间断 3.不服药　□
药物不良反应		1.无 2.有___　□	1.无 2.有___　□	1.无 2.有___　□	1.无 2.有___　□
此次随访分类		1.控制满意 2.控制不满意 3.不良反应 4.并发症　□	1.控制满意 2.控制不满意 3.不良反应 4.并发症　□	1.控制满意 2.控制不满意 3.不良反应 4.并发症　□	1.控制满意 2.控制不满意 3.不良反应 4.并发症　□
用药情况	药物名称1				
	用法用量	每日　次　每次	每日　次　每次	每日　次　每次	每日　次　每次
	药物名称2				
	用法用量	每日　次　每次	每日　次　每次	每日　次　每次	每日　次　每次
	药物名称3				
	用法用量	每日　次　每次	每日　次　每次	每日　次　每次	每日　次　每次
	其他药物				
	用法用量	每日　次　每次	每日　次　每次	每日　次　每次	每日　次　每次

转诊	原因				
	机构及科别				
下次随访日期					
随访医生签名					

表 7-1 的填表说明如下。

（1）姓名为受访者姓名，随访日期即实际随访日期。

（2）随访方式：以门诊或家庭随访为主，条件限制时可选择电话随访。一般一次随访选择一种方式，填表时在"□"中填上相应随访方式前面对应的数字。

（3）症状：表中列举了高血压患者常见症状，随访医师根据患者实际症状进行判断，并在"□"中填上相应的数字。若出现表中未列举出的症状可填写在"其他"栏中，多数高血压患者在临床上表现为无症状。

（4）体征：体重指数在测量受访者体重和身高后自行计算；体重和体重指数斜线前填写目前情况，斜线后填写下次随访时应调整到的目标。如果是超重或是肥胖的高血压患者，要求每次随访时测量体重并指导患者控制体重；正常体重人群可每年测量一次体重及体重指数。如有其他阳性体征，请填写在"其他"一栏。

（5）日吸烟量：斜线前填写目前吸烟量，不吸烟填"0"，吸烟者写出每天的吸烟量"××支"，斜线后填写吸烟者下次随访目标吸烟量"××支"。

（6）日饮酒量：斜线前填写目前饮酒量，不饮酒填"0"，饮酒者写出每天的饮酒量相当于白酒"××两"，斜线后填写饮酒者下次随访目标饮酒量相当于白酒"××两"。白酒 1 两相当于葡萄酒 4 两、黄酒半斤、啤酒 1 瓶、果酒 4 两。

（7）运动：填写每周几次，每次多少分钟。即"××次/周，××分/次"。横线上填写目前情况，横线下填写下次随访时应达到的目标。

（8）摄盐情况：根据患者饮食的摄盐情况，按咸淡程度在上排列出的"轻、中、重"之一上画"√"分类，下排填写患者下次随访目标摄盐情况。建议每天每人食盐摄入量不超过 6 g。

（9）心理调整：根据医生印象选择对应的选项。

（10）遵医行为：患者是否遵照医生的指导去改善生活方式。

（11）辅助检查：记录患者在上次随访到这次随访之间到各医疗机构进行的辅助检查结果。

（12）服药依从性："规律"为按医嘱服药；"间断"为未按医嘱服药，频次或数量不足；"不服药"即为医生开了处方，但患者未使用此药。

（13）药物不良反应：如果患者服用的降压药物有明显的药物不良反应，具体描述哪种药物，何种不良反应。

（14）此次随访分类：根据此次随访时的分类结果，由随访医生在 4 种分类结果中选择一项在"□"中填上相应的数字。①"控制满意"意为血压控制满意，无其他异常；②"控制不满意"意为血压控制不满意，无其他异常；③"不良反应"意为存在药物不良反应；④"并发症"意为出现新的并发症或并发症出现异常。如果患者同时并存几种情况,填写最严重的一种情况,同时结合上次随访情况确定患者下次随访时间,并告知患者。

(15)用药情况:根据患者整体情况,为患者开具处方,并填写在表格中,写明用法、用量。

(16)转诊:转诊时要写明转诊的医疗机构及科室类别,如××市人民医院心内科,并在原因一栏写明转诊原因。

(17)下次随访日期:根据患者此次随访分类,确定下次随访日期,并告知患者。

(18)随访医生签名:随访完毕,核查无误后随访医生签署其姓名。

小 结

近年来,高血压的患病率高且呈上升趋势。该病常引起严重的并发症,致残率和致死率高。一旦患上该病,需终生服药治疗,带来了严重的家庭和社会负担。

国内外的实践证明,高血压是可防可控的,坚持预防为主,防治结合的方针,提出符合我国人群特点的防治策略,开展全人群的健康教育,动员全社会力量参与高血压的防控,最大限度地发挥社区的预防功能,及早发现高危人群和患者,有针对性地进行随访评估和规范化的管理,努力提高人群高血压的知晓率、治疗率和控制率,降低高血压患者的血压水平,可明显减少脑卒中及心脏病事件,显著改善患者的生存质量,有效降低疾病负担。

(董 赟 张力文)

能力检测

第八章
2型糖尿病患者健康管理服务

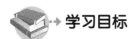**学习目标**

掌握:2型糖尿病患者健康管理的服务对象、筛查、危险因素识别和干预、随访评估要求、分类干预措施、服务要求。

熟悉:2型糖尿病患者健康管理的内容、服务流程、转诊指征、自我管理、服务流程。

了解:2型糖尿病概述、诊断标准、治疗原则、社区预防、工作指标。

扫码看课件

第一节　2型糖尿病临床诊疗技术

糖尿病是一种常见的内分泌代谢疾病,随着生活方式的改变和老龄化进程的加速,我国糖尿病的患病率正在呈快速上升趋势,成为继心脑血管疾病、肿瘤之后的另一个严重危害人民健康的重要慢性非传染性疾病。它的急性并发症和慢性并发症,尤其是慢性并发症累及多个器官,致残、致死率高,严重影响患者的身心健康,并给个人、家庭和社会带来沉重的负担。

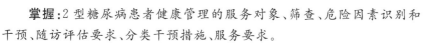**案例引导**

王某,男,49岁,某大型公司高级管理人员,研究生学历,有城镇职工医疗保险,有乙型病毒性肝炎史,父母无慢性病史,在从事普通工作之余,喜欢打篮球、乒乓球和游泳。但近5年来因工作忙碌,几乎无暇运动,每周因工作应酬至少5次饮酒,每次饮白酒量在300 mL(含酒精量约120 g)以上,吸烟。近2年来体检结果:血压130/88 mmHg,BMI 22(kg/m²),空腹血糖6.8 mmol/L,餐后血糖8.1 mmol/L,低密度脂蛋白胆固醇

略高。

问题：

1. 你认为该男子存在哪些健康危险因素？

2. 根据该男子的情况需要做哪些慢性病的筛检，应采用何种筛检方式？

3. 根据该男子的情况应制订怎样相应的干预方案？

一、2型糖尿病概述

（一）发病原因

2型糖尿病主要是由遗传和环境因素引起外周组织（主要是肌肉和脂肪组织）胰岛素抵抗及胰岛素分泌缺陷，导致机体胰岛素相对或绝对不足，使葡萄糖摄取利用减少而引发高血糖，导致糖尿病。

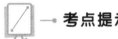 **考点提示**　熟悉2型糖尿病的危险因素。

1. 遗传因素　2型糖尿病具有很强的遗传倾向。中国人2型糖尿病的遗传度一般高于60%，国外调查发现约35%的2型糖尿病患者的双亲有一方或双方都患有糖尿病。2型糖尿病的一些遗传基因也相继被确定。

2. 肥胖与超重　2型糖尿病重要的易患因素之一。2型糖尿病患者中约60%体重超重或肥胖。研究表明，向心性肥胖（腹型肥胖）患者发生糖尿病的危险性最高。若肥胖与家族史共同存在，将协同增加患2型糖尿病的危险性。我国11省市的调查发现，体重指数（BMI）≥25 kg/m² 的超重和肥胖者患糖尿病的概率是正常体重者的2.6倍。

3. 饮食结构不合理和体力活动不足　摄取高脂肪、高蛋白、高碳水化合物和缺少膳食纤维的食物可增加糖尿病的发病危险性。缺乏体力活动容易使脂肪在体内积累，也可降低外周组织对胰岛素的敏感性，损害葡萄糖耐量而直接导致糖尿病。

4. 社会经济状况　2型糖尿病发生的一个综合危险因素。发达国家的糖尿病患病率高于发展中国家，即使在不发达的国家，富裕阶层的患病率也明显高于贫穷阶层。

5. 妊娠　有研究表明，患妊娠糖尿病的妇女以后发生显性糖尿病的比例明显增加，某15年随访研究结果显示，其累积发病率高达35%～40%。妊娠期糖尿病与后代患2型糖尿病也有关。

6. 人口老龄化　糖尿病的发病率随年龄的增长而增高。无论男女，20岁以下人群糖尿病患病率极低，40岁以上人群随年龄增长患病率而明显上升，至60～70岁达高峰。年龄每增高10岁，糖尿病患病率约上升1%。由于社会经济的发展和医疗条件的改善，人均寿命明显延长，不少国家逐步进入老年社会，这是导致2型糖尿病呈流行趋势的一个重要因素。

7. 其他　自身免疫、高血压、高血脂、生命早期营养不良、长期的过度紧张，以及影响糖代谢的药物如利尿剂、糖皮质激素、类固醇类口服避孕药的使用等，也是糖尿病的危险因素。

（二）发病特点

1. 病情隐匿 2 型糖尿病起病一般比较缓和、隐匿，病程较长，早期无任何症状，或仅有轻度乏力、口渴，典型的糖尿病症状（"三多一少"等）较少出现，血糖增高不明显者需做糖耐量试验才能确诊。

2. 多有肥胖史 2 型糖尿病患者中 90% 以上同时伴有肥胖，超重和肥胖（尤其是腹型肥胖）是 2 型糖尿病的主要危险因素之一。

3. 多有家族史 2 型糖尿病有很强的家族聚集性。

4. 成年人多发 2 型糖尿病多发于成年人，尤其是中老年人居多。流行病学资料表明，2 型糖尿病发病的年龄多在 40～60 岁，从 40 岁开始糖尿病的患病率逐渐增高，在 60～70 岁老年人中达到高峰。

5. 种族或民族性——高发病率族群 世界上不同种族，2 型糖尿病的患病率不同，患病率最高的是美国亚利桑那州的比马印第安人。我国流行病学调查资料表明，新疆维吾尔族的 2 型糖尿病患病率高于汉族和其他民族。

（三）临床表现

1. 代谢紊乱症状群 2 型糖尿病的症状主要是与代谢紊乱有关的表现，尤其是"三多一少"，但常不十分明显或仅有部分症状。

（1）多尿：由于血糖过高，超过肾糖阈（8.89～10.0 mmol/L），经肾小球滤出的葡萄糖不能完全被肾小管重吸收，形成渗透性利尿。血糖越高，尿糖排泄越多，尿量越多，24 h 尿量可达 5000～10000 mL。但老年人和有肾脏疾病者，肾糖阈增高，尿糖排泄障碍，在血糖轻中度增高时，多尿可不明显。

（2）多饮：主要是由于高血糖使血浆渗透压明显增高，加之多尿，水分丢失过多，发生细胞内脱水，加重高血糖，使血浆渗透压进一步明显升高，刺激口渴中枢，导致口渴而多饮。多饮进一步加重多尿。

（3）多食：主要是由葡萄糖利用率降低所致。糖尿病患者由于胰岛素的绝对或相对缺乏或组织对胰岛素不敏感，组织摄取利用葡萄糖能力下降，虽然血糖处于高水平，但动静脉血中葡萄糖的浓度差很小，组织细胞实际上处于饥饿状态，从而刺激摄食中枢，引起饥饿、多食；另外，机体不能充分利用葡萄糖，大量葡萄糖从尿中排泄，因此机体实际上处于半饥饿状态，能量缺乏亦引起食欲亢进。

（4）体重下降：糖尿病患者尽管食欲和食量正常，甚至增加，但体重下降，主要是由于胰岛素绝对或相对缺乏或胰岛素抵抗，机体不能充分利用葡萄糖产生能量，致使体内脂肪和蛋白质分解增加，消耗过多，呈负氮平衡，体重逐渐下降，进而出现身体消瘦。一旦糖尿病经及时、合理的治疗，获得良好的血糖控制后，体重下降便可控制，甚至有所回升。若糖尿病患者在治疗过程中体重持续下降或身体明显消瘦，则提示可能代谢控制不佳或合并其他慢性消耗性疾病。

（5）乏力：乏力在糖尿病患者中亦较为常见，由于葡萄糖不能被完全氧化，即人体不能充分利用葡萄糖和有效地释放出能量，同时组织失水，电解质失衡及负氮平衡等，因而感到全身乏力，精神萎靡。

（6）视力下降：有些糖尿病患者在早期就诊时，主诉视力下降或模糊，这主要可能与高血糖导致晶体渗透压改变,引起晶体屈光度变化有关。早期一般多属功能性改变,一旦血糖获得良好控制,视力可较快恢复正常。

2. 并发症的表现 有些糖尿病患者仅因各种并发症而就诊,相当一部分患者无"三多一少"症状或症状不明显。

(1)急性并发症表现:有的糖尿病患者可出现糖尿病酮症酸中毒(DKA)和高渗高血糖综合征的一些表现等。在应激等情况下糖尿病病情加重,可出现食欲减退、恶心、呕吐、腹痛,多尿加重,头晕、嗜睡、视物模糊、呼吸困难、昏迷等。

(2)慢性并发症表现:糖尿病可累及全身各重要组织器官,主要表现在视网膜、肾、神经、心肌组织等,出现视力下降或者失明;尿中泡沫增多或者蛋白尿,水肿;四肢皮肤感觉异常,如麻木、针刺、蚁走感,足底踩棉花感;腹泻和便秘交替,尿潴留,半身出汗或时有大汗,性功能障碍;反复的皮肤感染,如疖、痈,经久不愈的小腿和足部溃疡;反复发生的泌尿系感染,发展迅速的肺结核,女性外阴瘙痒,糖尿病足。

3. 反应性低血糖 进食后胰岛素分泌高峰延迟,餐后3～5 h胰岛素不适当升高。

(四)糖尿病评估

1. 糖尿病临床评估

(1)病史采集:患病时间,血糖水平,治疗情况;有无发生过急性并发症及发生频率,严重程度及原因;有无感染和慢性并发症症状与治疗;生活方式;儿童和青春期的生长发育状况;妊娠高血糖和巨大儿分娩史;家族史。

(2)体格检查:测量身高、体重和腰围,体重指数(BMI);测量血压;检查眼底等。

(3)实验室检查:血糖和血脂、糖化血红蛋白、肾功能、尿常规、尿微量白蛋白、心电图等。

2. 并发症评估

(1)视网膜病变:检查视力、眼底,测眼压。

(2)心脑血管-周围血管病变:心电图和(或)运动负荷试验、血脂、周围血管搏动。

(3)糖尿病肾病:尿微量白蛋白测定、肌酐清除率、血生化测定(尿素氮、肌酐、尿酸)。

(4)糖尿病神经病变:询问有无周围神经病变、自主神经病变的症状和体征。

(5)反复感染病变:有无反复的皮肤感染,有无反复发生的泌尿系感染,女性外阴有无瘙痒等。

(五)糖尿病并发症

1. 急性并发症 糖尿病酮症酸中毒、高渗高血糖综合征。

2. 感染性疾病 皮肤化脓性感染、尿路感染、真菌感染、肺结核等。

3. 慢性并发症 根据我国对住院糖尿病患者的统计,各种糖尿病慢性并发症的患病率分别为:糖尿病视网膜病变31.5%,糖尿病肾病39.7%,糖尿病神经病变51.1%,高血压41.8%,冠心病25.1%,脑血管疾病17.3%,下肢血管疾病9.3%。微血管并发症是糖尿病的特异性慢性并发症,与糖尿病病程和血糖控制状态直接相关。

(1)微血管病变:视网膜病变、糖尿病肾病、心脏微血管病变等。

(2)大血管病变:冠心病、脑血管疾病、肾动脉硬化、肢体动脉硬化等。

(3)神经系统病变:中枢神经系统并发症、周围神经病变、自主神经病变。

(4)眼的其他病变:白内障、青光眼、黄斑病、虹膜睫状体病变。

（5）糖尿病足：表现为足部溃疡、感染和（或）深层组织破坏，是糖尿病截肢的最主要原因。

（6）皮肤病变和牙周病变。

二、糖尿病诊断标准

糖尿病的临床诊断以静脉血浆血糖值为依据，毛细血管血的血糖值仅作参考。目前我国采用 WHO 糖尿病专家委员会（1999 年）糖尿病诊断标准和糖代谢状态分类标准进行诊断，见表 8-1 和表 8-2。空腹血糖（FPG）或口服 75 g 葡萄糖后的 2 h 血糖值可单独用于流行病学调查或人群筛查。理想的调查是同时检查 FPG 及口服 75 g 葡萄糖后的 2 h 血糖值，口服葡萄糖耐量试验（OGTT）其他时间点血糖不作为诊断标准。

空腹血糖受损（IFG）和糖耐量减低（IGT）是正常血糖状态与糖尿病之间的一种中间代谢状态。建议已达到糖调节受损的人群，应进行 OGTT 检查，以降低糖尿病的漏诊率，增加糖尿病的诊断率。无糖尿病症状者，需改日重复检查。

表 8-1　糖尿病诊断标准

诊断标准	静脉血浆葡萄糖水平/(mmol/L)
（1）典型糖尿病症状（多饮、多尿、多食、体重下降）加上随机血糖检测 或加上	≥11.1
（2）FPG 检测 或加上	≥7.0
（3）葡萄糖负荷后 2 h 血糖检测 无糖尿病症状者，需改日重复检查	≥11.1

注：空腹状态是指至少 8 h 未进食热量；随机血糖是指不考虑上次用餐时间，一天中任意时间的血糖，不能用来诊断空腹血糖受损或糖耐量异常。急性感染、创伤或其他应激情况下可出现暂时性血糖增高，若没有明确的高血糖病史，须在应激消除后复查，以确定糖代谢状态。

表 8-2　糖代谢状态分类标准（WHO 1999 年）

糖代谢分类	FPG/(mmol/L)	2 h PG/(mmol/L)
正常血糖	<6.1	<7.8
空腹血糖受损（IFG）	6.1～7.0	<7.8
糖耐量减低（IGT）	<7.0	7.8～11.1
糖尿病	≥7.0	≥11.1

注：IFG 和 IGT 统称为糖调节受损。

三、2 型糖尿病的治疗原则

近年来对糖尿病的治疗，已转变为系统管理和综合管理。糖尿病的管理应遵循早期和长期、积极而理性、综合治疗和全面达标、治疗措施个体化等原则。实施糖尿病综合管理的五项措施（称之为"五驾马车"）：糖尿病教育和管理、医学营养治疗、运动治疗、血糖监测、药物治疗。

（一）糖尿病教育和管理

1. 基本原则　由于糖尿病目前仍是一种终身性疾病,因此糖尿病治疗的目标是通过控制高血糖和相关代谢紊乱来消除糖尿病症状、防止出现急性代谢并发症,以及通过良好的代谢控制达到预防慢性并发症、提高患者生活质量和延长寿命的目的。为了达到这一目的应建立较完善的糖尿病教育和管理体系。

2. 教育和管理的目标和形式

（1）目标:糖尿病教育的目标是使患者充分认识糖尿病并掌握糖尿病的自我管理能力。

（2）形式:糖尿病教育可以是大课堂式、小组式或个体化,内容包括饮食、运动、血糖监测和自我管理能力的指导,小组式或个体化形式的针对性更强,更易于个体化。教育和指导应该是长期和随时随地进行,特别是当血糖控制较差需调整治疗方案,或因出现并发症需进行胰岛素治疗时,具体的教育和指导是必不可少的。

3. 教育内容和管理落实

（1）教育内容:糖尿病的自然进程;糖尿病的临床表现;糖尿病的危害及如何防治急慢性并发症;个体化的治疗目标;个体化的生活方式干预措施和饮食计划;规律运动和运动处方;饮食、运动、口服药、胰岛素治疗及规范的胰岛素注射技术;自我血糖监测（SMBG）和尿糖监测（当血糖监测无法实施时）,血糖测定结果的意义和应采取的干预措施;SMBG、尿糖监测和胰岛素注射等具体操作技巧;口腔护理、足部护理、皮肤护理的具体技巧;特殊情况（如疾病、低血糖、应激和手术）应对措施;糖尿病妇女受孕必须做到有计划,并全程监护;糖尿病患者的社会心理适应。

（2）教育管理:团队式管理是最好的糖尿病管理模式,糖尿病管理团队主要成员应包括执业医师（普通医师和（或）专科医师）、糖尿病教员（教育护士）、营养师、运动康复师、患者及其家属。必要时还可增加眼科、心血管、肾病、血管外科、产科、足病和心理学医师。逐步建立定期随访和评估系统,以确保所有患者都能进行咨询并得到及时的正确指导,这种系统也可以为基层医护人员提供糖尿病管理的支持和服务。

（二）医学营养治疗

糖尿病及糖尿病前期患者均需要接受个体化医学营养治疗,在评估患者营养状况的情况下,设定合理的治疗目标,控制总能量的摄入,合理、均衡分配各种营养素,达到患者的代谢控制目标。针对超重或肥胖者推荐适度减重,配合体育锻炼和行为改变,有助于维持减重效果。

1. 医学营养治疗目标

（1）维持合理体重:超重或肥胖患者减重的目标是 3～6 个月减轻体重的 5%～10%。消瘦者应通过合理的营养计划恢复并长期维持理想体重。

（2）提供均衡营养的膳食。

（3）达到并维持理想的血糖水平,降低糖化血红蛋白（HbA1c）水平。

（4）减少心血管疾病的危险因素,包括控制血脂异常和高血压。

（5）减轻胰岛素抵抗（IR）,降低胰岛 β 细胞负荷。

2. 总热量计算 首先按患者性别、年龄和身高表,或用简易公式计算理想体重(理想体重(kg)=身高(cm)-105),再根据理想体重和工作性质,参照原来生活习惯等,计算每日所需总热量。成年人休息状态下每日每千克理想体重给予热量 25~30 kcal,轻体力劳动 30~35 kcal,中等体力劳动 35~40 kcal,重体力劳动 40 kcal 以上。儿童、孕妇、乳母、营养不良及伴有消耗性疾病者应酌情增加,肥胖者适当减少,使体重逐渐控制在理想体重的 ±5%。

3. 营养素摄入量

(1)脂肪:①膳食中由脂肪提供的能量不超过饮食总能量的 30%。②饱和脂肪酸摄入量不应超过饮食总能量的 7%,尽量减少反式脂肪酸摄入。单不饱和脂肪酸是较好的膳食脂肪来源,在总脂肪摄入中的供能比例达到 10%~20%。多不饱和脂肪酸摄入不宜超过总能量摄入的 10%,适当增加富含 n-3 脂肪酸的摄入。③食物中胆固醇摄入量<300 mg/d。成人每日烹调油 25~30 g。

(2)碳水化合物:①膳食中碳水化合物所提供的能量应占总能量的 50%~60%。对碳水化合物的计量、评估是血糖控制的关键环节。②低血糖指数(GI)食物有利于血糖控制。GI<55% 为低 GI 食物,GI 为 55%~70% 为中 GI 食物,GI>70% 为高 GI 食物。③糖尿病患者可适量摄入糖醇和非营养性甜味剂,但是过多蔗糖分解后生成的果糖或添加过量果糖易致 TG 合成增多,使体脂积聚。④每日定时进餐,尽量保持碳水化合物均匀分配。

(3)蛋白质:①肾功能正常的糖尿病患者,蛋白质摄入量应占供能比的 10%~15%,保证优质蛋白质摄入超过 50%。②有显性蛋白尿的患者,蛋白质摄入量宜限制在每日每千克体重 0.8 g。从肾小球滤过率(GFR)下降起,应实施低蛋白饮食,蛋白质摄入量为每日每千克体重 0.6 g,为防止发生蛋白质营养不良,可补充复方 α-酮酸制剂。③单纯摄入蛋白质不易引起血糖升高,但可能增强胰岛素分泌反应。保证每日 300 g 液态奶或者相当量的奶制品的摄入。

(4)膳食纤维:豆类、富含纤维的谷物类(每份食物≥5 g 纤维)、水果、蔬菜和全麦食物均为膳食纤维的良好来源。每日蔬菜摄入量为 300~500 g,深色蔬菜占 1/2 以上,其中绿叶菜不少于 70 g。糖尿病患者膳食纤维每日摄入量应达到 14 g/1000 kcal。

(5)盐:①食盐摄入量限制在每日 6 g 以内,合并高血压的患者更应严格限制摄入量;②应限制摄入含盐高的食物,如味精、酱油、盐浸等加工食品、调味酱等。

(6)微量营养素:糖尿病患者容易缺乏 B 族维生素、维生素 C、维生素 D 及铬、锌、硒、镁、铁、锰等多种微量营养素,可根据营养评估结果适量补充。长期服用二甲双胍者应防止维生素 B_{12} 缺乏。可适量补充维生素 E、维生素 C 及胡萝卜素等具有抗氧化作用的制剂,但不建议长期大量补充。

(7)饮酒:①不推荐糖尿病患者饮酒,若饮酒应计算酒精中所含的总能量;②女性每日饮酒的酒精量不超过 15 g,男性不超过 25 g(15 g 酒精相当于 450 mL 啤酒、150 mL 葡萄酒或 50 mL 低度白酒中酒精含量),每周不超过 2 次;③应警惕酒精可能诱发的低血糖,避免空腹饮酒;④具有 2 型糖尿病风险的个体应限制含糖饮料的摄入。

4. 合理分配能量 每日饮食的总热量和糖类、蛋白质和脂肪的组成确定后,按每克糖类、蛋白质产热 4 kcal,每克脂肪产热 9 kcal,将热量换算为食物后制订食谱,并根据生活习惯、病情和配合药物治疗需要进行安排。每日三餐可按 1/5、2/5、2/5 或 1/3、1/3、1/3 分配。

知识链接 ·····································

中国糖尿病膳食指南(2017)

1. 吃、动平衡,合理用药,控制血糖,达到或维持健康体重。

2. 主食定量,粗细搭配,全谷物、杂豆类占 1/3。

3. 多吃蔬菜,水果适量,种类、颜色要多样。

4. 常吃鱼,蛋类和畜肉适量,限制加工肉类。

5. 奶类豆类天天有,零食加餐合理选择。

6. 清淡饮食,足量饮水,限制饮酒。

7. 定时定量,细嚼慢咽,注意进餐顺序。

8. 注重自我管理,定期接受个体化营养指导。

(三)运动治疗

1. 运动治疗的意义 规律运动可增加胰岛素敏感性,有助于控制血糖,减少心血管危险因素,减轻体重,提升幸福感。运动对糖尿病高危人群一级预防效果显著。流行病学研究结果显示:规律运动 8 周以上可将 2 型糖尿病患者 HbA1c 降低 0.66%;坚持规律运动 12~14 年的糖尿病患者病死率显著降低。

2. 运动治疗的原则

(1)运动治疗应在医师指导下进行。运动前要进行必要的评估,特别是心肺功能和运动功能的医学评估(如运动负荷试验等)。

(2)FPG>16.7 mmol/L、反复低血糖或血糖波动较大、有糖尿病酮症酸中毒等急性代谢并发症,合并急性感染、增殖性视网膜病、严重肾病、严重心脑血管疾病(不稳定型心绞痛、严重心律失常、一过性脑缺血发作)等情况下禁忌运动,病情控制稳定后方可逐步恢复运动。

(3)成年糖尿病患者每周至少进行 150 min(如每周 5 天,每次 30 min)中等强度(50%~70%最大心率,运动时稍许用力,心跳和呼吸加快但不急促)的有氧运动。即使一次进行 10 min 的体育运动,每天累计 30 min 也是有益的。中等强度的体育运动包括快走、打太极拳、骑车及打乒乓球、羽毛球和高尔夫球等。较强体育运动包括跳舞蹈、跳有氧健身操、慢跑、游泳、骑车上坡等。

(4)如无禁忌证,每周最好进行 2 次抗阻运动、锻炼肌肉力量和耐力训练。训练时阻力为轻或中度。联合进行抗阻运动和有氧运动可获得更大程度的代谢改善。

(5)运动项目要与患者的年龄、病情及身体承受能力相适应,并定期评估,适时调整运动计划。成年人 BMI 应该控制在 18.5~23.9 kg/m² 之间。

(6)记录运动日记,有助于提升运动依从性。

(7)养成健康的生活习惯。培养活跃的生活方式,如增加日常身体活动,减少静坐时间,将有益的体育运动融入日常生活中。

（8）运动前后要加强血糖监测，运动量大或激烈运动时应建议患者临时调整饮食及药物治疗方案，以免发生低血糖。

（四）血糖监测

1. HbA1c 评价长期血糖控制的金指标，也是临床调整治疗方案的重要依据。标准检测方法下的 HbA1c 正常值为 4%～6%，在治疗初期每 3 个月检测 1 次，一旦达到治疗目标可每 6 个月检测一次。患有贫血和血红蛋白异常者，HbA1c 的检测结果不可靠，此时可用血糖、糖化血清白蛋白或糖化血清蛋白（GA）来评价血糖的控制。

2. SMBG SMBG 是指糖尿病患者在家中开展的血糖检测，用于了解血糖的控制水平和波动情况，这是调整血糖达标的重要措施，也是降低低血糖风险的重要手段。SMBG 只有真正成为糖尿病管理方案的一部分时才会发挥作用。采用便携式血糖仪进行毛细血管血糖检测是最常用的方法，但如条件所限不能检测血糖，尿糖的检测包括尿糖定量检测也有帮助。

（1）SMBG 的指导和质量控制：开始 SMBG 前应由医师或护士对糖尿病患者进行监测技术和监测方法的指导，包括如何测血糖、何时监测、监测频率和如何记录监测结果。医师或糖尿病管理小组每年应检查 1～2 次患者 SMBG 技术和校准血糖仪，尤其是 SMBG 结果与 HbA1c 或临床情况不符时。需要强调的是，血糖监测应该是糖尿病教育和管理方案的一部分，医务人员在建议糖尿病患者开展 SMBG 的同时也应教育患者血糖监测的目的、意义并辅导患者正确解读血糖监测的结果和制订应采取的相应措施。SMBG 适用于所有糖尿病患者，但对于某些特殊患者更要注意加强血糖监测，如妊娠期接受胰岛素治疗的患者，血糖控制标准更严，为了使血糖达标，同时减少低血糖的发生，这些患者进行 SMBG 更重要，应该增加监测频率。而对于那些没有使用胰岛素治疗的患者采用定期结构化的血糖监测，监测次数可相对较少。

（2）SMBG 时间点：①餐前血糖监测：适用于注射基础、餐时或预混胰岛素的患者。当血糖水平很高时应首先关注 FPG 水平。在其他降糖治疗有低血糖风险时（用胰岛素促泌剂治疗且血糖控制良好者）也应测定餐前血糖。②餐后血糖监测：适用于注射餐时胰岛素的患者和采用饮食控制和运动控制血糖者。在其 FPG 和餐前血糖已获良好控制，但 HbA1c 仍不能达标者，可通过检测餐后血糖来指导针对餐后高血糖的治疗。③睡前血糖监测：适用于注射胰岛素的患者，特别是晚餐前注射胰岛素的患者。④夜间血糖监测：用于了解有无夜间低血糖，特别是在出现了无法解释的空腹高血糖时应监测夜间血糖。⑤出现低血糖症状或怀疑低血糖时应及时监测血糖。⑥剧烈运动前后宜监测血糖。

（3）SMBG 方案：依据病情、治疗的目标和治疗方案而定。①血糖控制非常差或病情危重而住院治疗者，应每天监测 4～7 次血糖或根据治疗需要监测血糖，直到血糖得到控制；②采用生活方式干预控制糖尿病者，可根据需要有目的地通过血糖监测，了解饮食控制和运动治疗对血糖的影响来调整饮食和运动；③使用口服降糖药者，可每周监测 2～4 次空腹或餐后血糖，或在就诊前一周内连续监测 3 天，每天监测 7 次血糖（早餐前后、午餐前后、晚餐前后和睡前）；④使用胰岛素治疗者，可根据胰岛素治疗方案进行相应的血糖监测。使用基础胰岛素者应监测 FPG，根据 FPG 调整睡前胰岛素剂量。使用预混胰岛素者应监测空腹和晚餐前血糖，根据 FPG 调整晚餐前胰岛素剂量，根据晚餐前血糖调整早餐前胰岛素剂量。使用餐时胰岛素者应监测餐后血糖或餐前血糖,并根据餐后血糖和下一餐前血糖调整上一餐前的胰岛素剂量。

（4）尿糖监测:SMBG 是最理想的血糖监测手段,但有时受条件所限无法测血糖时,亦可采用尿糖测定来进行自我监测。尿糖的控制目标是任何时间尿糖均为阴性,但是尿糖监测对发现低血糖没有帮助。特殊情况下,如肾糖阈增高（如老年人）或降低（如妊娠）时,尿糖监测对治疗的指导作用不大。

（五）药物治疗

1. 口服降糖药物　高血糖的药物治疗主要是纠正导致人类血糖升高的两个主要病理生理改变——IR 和胰岛素分泌受损。根据作用效果的不同,口服降糖药可分为主要以促进胰岛素分泌为主要作用的药物（磺脲类、格列奈类、DPP-4 抑制剂）和通过其他机制降低血糖的药物（双胍类、TZDs、α-糖苷酶抑制剂）。磺脲类和格列奈类直接刺激胰岛 β 细胞分泌胰岛素;DPP-4 抑制剂通过减少体内 GLP-1 的分解而增加 GLP-1 浓度,并进而促进胰岛 β 细胞分泌胰岛素;双胍类的主要药理作用是减少肝脏葡萄糖的输出;TZDs 的主要药理作用为改善 IR;α-糖苷酶抑制剂的主要药理作用为延缓碳水化合物在肠道内的消化吸收。

糖尿病的医学营养治疗和运动治疗是控制 2 型糖尿病高血糖的基本措施。在饮食和运动不能使血糖控制达标时应及时采用包括口服药治疗在内的药物治疗。

2 型糖尿病是一种进展性的疾病。在 2 型糖尿病的自然病程中,胰岛 β 细胞功能随着病程的延长而逐渐下降,胰岛素抵抗的程度变化不大。因此,随着 2 型糖尿病病程的进展,对外源性的血糖控制手段的依赖逐渐增大。临床上常需要采用口服药物和注射降糖药（胰岛素、GLP-1 受体激动剂）的联合治疗方案。

2. GLP-1 受体激动剂　通过激动 GLP-1 受体而发挥降低血糖的作用。GLP-1 受体激动剂以葡萄糖浓度依赖的方式增强胰岛素分泌、抑制胰高血糖素分泌,并能延缓胃排空,通过中枢性的食欲抑制来减少进食量。目前国内上市的 GLP-1 受体激动剂为艾塞那肽和利拉鲁肽,均需皮下注射。GLP-1 受体激动剂可有效降低血糖,并有显著降低体重和改善TG、血压和体重的作用。单独使用 GLP-1 受体激动剂不明显增加低血糖发生的风险。多项临床研究结果显示,GLP-1 受体激动剂在一种口服降糖药（二甲双胍、磺脲类）治疗失效后加用时疗效优于活性对照药物。GLP-1 受体激动剂的常见副作用为胃肠道症状,如恶心、呕吐等,多见于初始治疗时,不良反应随治疗时间延长逐渐减轻。

3. 胰岛素　胰岛素治疗是控制高血糖的重要手段。

（1）适应证:①各种严重的糖尿病急性或慢性并发症;②手术、妊娠和分娩;③新发病且与 1 型糖尿病鉴别困难的消瘦糖尿病患者;④新发病 2 型糖尿病患者如有明显的高血糖症状、发生酮症或糖尿病酮症酸中毒（DKA）;⑤2 型糖尿病胰岛 β 细胞功能明显减退者;⑥某些特殊类型的糖尿病;⑦在糖尿病病程中（包括新诊断的 2 型糖尿病）出现无明显诱因的体重显著下降。

（2）分类:根据来源和化学结构的不同,胰岛素可分为动物胰岛素、人胰岛素和胰岛素类似物。根据作用特点的差异,胰岛素又可分为超短效胰岛素类似物、常规（短效）胰岛素、中效胰岛素、长效胰岛素（包括长效胰岛素类似物）和预混胰岛素（包括预混胰岛素类似物）。胰岛素类似物与人胰岛素控制血糖的能力相似,但在模拟生理性胰岛素分泌和减少低血糖发生风险方面胰岛素类似物优于人胰岛素。

（3）胰岛素的使用原则和方法：胰岛素治疗应在综合治疗的基础上进行，胰岛素治疗方案应力求模拟生理性胰岛素分泌模式，从小剂量开始，根据血糖水平逐渐调整至合适剂量。

使用方法：根据患者具体情况，可选用基础胰岛素或预混胰岛素起始治疗。①胰岛素起始治疗中基础胰岛素的使用：a. 基础胰岛素包括中效人胰岛素和长效胰岛素类似物。当仅使用基础胰岛素治疗时，保留原有口服降糖药物，不必停用胰岛素促泌剂。b. 方法是继续口服降糖药治疗，联合中效人胰岛素或长效胰岛素类似物睡前注射。起始剂量为 0.2 U/(kg·d)。根据患者 FPG 水平调整胰岛素用量，通常每 3～5 日调整 1 次，根据血糖水平每次调整 1～4 U 直至 FPG 达标。如 3 个月后 FPG 控制理想但 HbA1c 不达标，应考虑调整胰岛素治疗方案。②胰岛素起始治疗中预混胰岛素的使用：a. 预混胰岛素包括预混人胰岛素和预混胰岛素类似物。根据患者的血糖水平，可选择每日 1～2 次的注射方案。当使用每日 2 次注射方案时，应停用胰岛素促泌剂。b. 每日 1 次预混胰岛素：起始的胰岛素剂量一般为 0.2 U/(kg·d)，晚餐前注射。根据患者空腹血糖水平调整胰岛素用量，通常每 3～5 日调整 1 次，根据血糖水平每次调整 1～4 U 直至 FPG 达标。c. 每日 2 次预混胰岛素：起始的胰岛素剂量一般为 0.2～0.4 U/(kg·d)，按 1∶1 的比例分配到早餐前和晚餐前。根据空腹血糖和晚餐前血糖分别调整早餐前和晚餐前的胰岛素用量，每 3～5 日调整 1 次，根据血糖水平每次调整的剂量为 1～4 U，直到血糖达标。

采用强化胰岛素治疗时，低血糖发生率增加，应注意避免，尽早识别和处理。2 岁以下幼儿、老年患者、已有严重并发症者均不宜采用强化胰岛素治疗。

知识链接 ------------------------○

胰岛素注射方法

（1）注射前准备：准备酒精棉球、胰岛素专用注射器和胰岛素；检查胰岛素的有效期；核对胰岛素的种类；仔细检查胰岛素的外观；明确注射胰岛素的剂量；洗净双手；中、长效胰岛素和预混胰岛素使用前应当将药物混合均匀。

（2）注射时间：一般在餐前 15～30 min 皮下注射。必须注意，一定要在准备好食物之后再注射胰岛素。

（3）注射部位：常用的注射部位有上臂前外侧部、大腿前外侧部、臀部和腹部（离脐 2 cm 外的区域）。

（4）注射部位轮换：把每个注射部位分为面积 2 cm×2 cm 的注射区，每次注射选择一个注射区，每次注射部位都应轮换。

（5）注射方法：用酒精棉球消毒注射部位皮肤。注射时用一只手轻轻捏起注射部位 2～3 cm 宽的皮肤，并引起轻微疼痛，另一手握胰岛素注射器，将针头以 45°～90°快速刺入注射部位，推注药液，然后放松提起的皮肤。

四、2 型糖尿病患者的转诊

符合下列条件之一的患者，应及时向上级医院转诊。

（1）初诊的儿童及青少年糖尿病。

（2）疑似糖尿病酮症酸中毒、糖尿病非酮症高渗综合征、乳酸性酸中毒及有严重低血糖等急性并发症，紧急处理后尽快转诊。

（3）在随访过程中出现新的症状或靶器官损害，如下肢疼痛和间歇性跛行、肢端坏疽、皮肤感觉异常或疼痛、冠心病、缺血性脑血管病、肾脏损害等。

（4）用药出现严重不良反应或规范药物治疗 3 个月血糖仍不达标。

（5）糖尿病伴感染或需手术治疗。

（6）妊娠和哺乳期女性。

五、2 型糖尿病的社区预防

（一）2 型糖尿病的社区预防策略

2 型糖尿病的社区预防应包括旨在减少糖尿病发病率的一级预防，以早发现、早诊断和早治疗为主要内容的二级预防，以及减少糖尿病并发症的三级预防。理想的防治策略是将一级预防放在首位。

2 型糖尿病的一级预防一般通过以下策略实现：①社区全人群策略：改变现在已知为糖尿病危险因素的生活行为方式和环境决定因素。②社区高危人群策略：对那些将来更可能发展为糖尿病的高危个体或群体采取有针对性的预防。二级预防是通过早期发现人群中无症状的糖尿病患者，并尽早给予预防和控制措施，以延缓疾病的进程。三级预防是通过对已确诊的糖尿病患者实施干预措施以预防或延缓并发症和残疾的发生。

> **考点提示**　熟悉 2 型糖尿病危险因素的干预措施。

（二）2 型糖尿病危险因素的干预措施

针对 2 型糖尿病的危险因素，主要干预措施如下：对社区人群进行健康教育，改变目前人群中存在的不健康的生活行为方式；鼓励群众积极参加各项体育锻炼和体力活动，肥胖者控制和降低体重；提倡和推广科学、合理的平衡膳食；避免服用损伤糖耐量的药物、控制高血压、纠正脂质代谢异常；保持良好的心理状态等。

由于公共卫生资源的限制，2 型糖尿病的预防应采取分级管理和高危人群优先的干预策略。

（三）高危人群的糖尿病筛查

目前我国社区高危人群的发现主要依靠机会性筛查，如在健康体检中或在进行其他疾病的诊疗时。也可以先通过危险因素调查确定糖尿病高危人群。糖尿病筛查有助于早期发现糖尿病，提高糖尿病及其并发症的防治水平。因此，可针对高危人群进行糖尿病筛查。

知识链接

机会性筛查

机会性筛查，又称机遇性筛查，属于一种被动性筛查，即将日常的医疗服务与目标疾病患者的筛查相结合,在患者就医过程中,对高危对象或易患人群(如一级亲属中患有2型糖尿病的人为糖尿病的高危对象,吸烟者为肺癌的高危对象等)进行筛查。

1. 成年人糖尿病高危人群　在成年人(≥18岁)中,具有下列一个及以上糖尿病危险因素者:①年龄≥40岁;②有糖调节受损史;③超重(BMI≥24 kg/m²)或肥胖(BMI≥28 kg/m²)和(或)中心型肥胖(男腰围≥90 cm,女腰围≥85 cm);④静坐生活方式;⑤一级亲属中有2型糖尿病者;⑥有巨大儿(出生体重≥4 kg)生产史或妊娠糖尿病史的妇女;⑦高血压[收缩压(SBP)≥140 mmHg和(或)舒张压(DBP)≥90 mmHg(1 mmHg=0.133 kPa)],或正在接受降压治疗;⑧血脂异常[高密度脂蛋白胆固醇(HDL-C)≤0.91 mmol/L(≤35 mg/dL)、甘油三酯≥2.22 mmol/L(≥200 mg/dL)],或正在接受调脂治疗;⑨动脉粥样硬化性心脑血管疾病患者;⑩有一过性类固醇糖尿病病史者;⑪多囊卵巢综合征(PCOS)患者;⑫长期接受抗精神病药物和(或)抗抑郁药物治疗的患者。糖调节异常者是最重要的2型糖尿病高危人群,每年有1.5%~10.0%的糖耐量减低患者进展为2型糖尿病患者。

✎ **考点提示**　掌握2型糖尿病高危人群的筛查。

2. 儿童和青少年糖尿病高危人群　在儿童和青少年(≤18岁)中,超重(BMI>相应年龄值、性别的第85百分位)或肥胖(BMI>相应年龄、性别的第95百分位)且合并下列任何一个危险因素者:①一级或二级亲属中有2型糖尿病患者;②存在与胰岛素抵抗(IR)相关的临床状态,如黑棘皮病、高血压、血脂异常、PCOS等;③母亲怀孕时有糖尿病史或被诊断为妊娠糖尿病(GDM)。

3. 糖尿病筛查年龄和频率　对于成年人的糖尿病高危人群,不论年龄大小,宜尽早开始进行糖尿病筛查,对于除年龄外无其他糖尿病危险因素的人群,宜在年龄≥40岁时开始筛查。对于儿童和青少年中的糖尿病高危人群,宜从10岁开始,但青春期提前的个体则推荐从青春期开始。首次筛查结果正常者,宜每3年至少重复筛查一次。

4. 糖尿病筛查策略　在具备实验室条件的医疗机构中,宜对就诊和查体的高危人群进行糖尿病筛查。

5. 糖尿病筛查方法　空腹血糖检查是简单易行的糖尿病筛查方法,宜作为常规筛查方法,但可能有漏诊。如条件允许,应尽可能行OGTT(测FPG和2 h PG)。

(四)普通人群糖尿病筛查

对于普通人群,为了提高糖尿病筛查的有效性,应根据糖尿病风险程度进行有针对性的糖尿病筛查。

(五)强化生活方式干预

多项随机对照研究显示,IGT人群接受适当的生活方式干预可延迟或预防2型糖尿病的发生。糖尿病前期患者应通过饮食控制和运动以降低糖尿病的发生风险,并定期随访,给予社会心理支持,以确保患者良好的生活方式能够长期坚持;定期检查血糖;同时密切关注其他心血管疾病危险因素(如吸烟、高血压、血脂紊乱等),并给予适当的干预措施。具体目标是:①使超重或肥胖者 BMI 达到或接近 24 kg/m²,或体重至少减少 5%;②每日饮食总热量至少减少 400 kcal(1 kcal=4.184 kJ);③饱和脂肪酸摄入占总脂肪酸摄入的 30% 以下;④中等强度体力活动,至少保持在每周 2.5 h。

(六)2 型糖尿病患者的随访管理

1. 随访管理的目的

(1)监测血糖、危险因素及并存相关疾病的变化。

(2)评估治疗效果,及时调整治疗方案,规范治疗,提高患者规范治疗的依从性,促进血糖稳定。

(3)有效控制血糖水平,预防或延缓糖尿病并发症的发生,降低并发症的发病率、致残率和死亡率,提高患者生命质量,延长寿命。

(4)合理利用卫生资源,充分发挥各级综合医院和社区卫生服务中心的优势,使不同情况的糖尿病患者既可得到有效的治疗和照顾,又能减轻就医负担。

2. 随访管理的方式 门诊随访管理,社区个体随访管理,社区群体随访管理。

3. 随访管理的内容 了解与评估非药物治疗与药物治疗情况,有针对性地进行健康教育,自我管理技能指导。

4. 以血糖水平为依据并按如下规定进行随访

(1)一级管理:空腹血糖≤6.1 mmol/L 和餐后血糖≤8.0 mmol/L,且无其他伴发和并发症的患者,每 3 个月随访 1 次,全年不少于 4 次。

(2)二级管理:空腹血糖 6.1～7.0 mmol/L 和餐后血糖 8.0～10.0 mmol/L,伴发或并发症病情稳定的患者,每 2 个月随访 1 次,全年不少于 6 次。

(3)三级管理:空腹血糖>7.0 mmol/L,或餐后血糖>10.0 mmol/L 的患者,每 1 个月随访 1 次,全年不少于 12 次。符合条件但不愿意参加三级管理的患者,可按患者意愿,加入一级或二级管理。

5. 高危人群的随访管理 每年随访 1 次,监测高危因素如血压、血糖、体重及高危行为改变情况。血脂异常人群每半年监测 1 次血脂,其余有条件者每年监测 1 次血脂。IFG 和 IGT 患者,每半年进行 1 次随访,监测空腹及餐后血糖、血压、体重等,若连续随访血糖结果均为正常,则可改每年随访 1 次。

6. 管理级别的确定与调整 首次建档的糖尿病患者,根据建档时的血糖水平和危险因素情况进行临床评估,确定管理级别。随访管理中,患者病情加重,发生新的并发症时,应及时进行评估,重新确定管理级别进行随访管理。病情平稳的患者,根据年度评估的结果重新确定分级,并按新的分级进行随访管理。

六、2 型糖尿病的自我管理

糖尿病的自我管理是指在卫生保健专业人员的协助下,个人承担一些与糖尿病相关的预防性或治疗性的卫生保健任务,在自我管理技能支撑下进行自我保健。

(一)2 型糖尿病自我管理的目的

发挥糖尿病患者最大的自我管理潜能,激发患者的主观能动性,使患者从被动接受治疗、护理转变为主动参与治疗、护理,控制血糖,增加保健意识,提高自控能力,调整生活方式,最终实现控制病情,提高生活质量的目的。

(二)2型糖尿病自我管理的目标

1. 近期目标 通过控制高血糖和相关代谢紊乱,消除糖尿病症状和防止出现急性代谢并发症。

2. 远期目标 通过良好的代谢控制,预防慢性并发症、提高患者生活质量和延长寿命。

3. 综合控制目标 2型糖尿病理想的综合控制目标因患者的年龄、合并症、并发症等不同而异,见表8-3。

表 8-3 中国 2 型糖尿病综合控制目标

指标	目标值
血糖/(mmol/L)*	
空腹	4.4~7.0
非空腹	<10.0
HbA1c/(%)	<7.0
血压/mmHg	<130/80
TC/(mmol/L)	<4.5
TG/(mmol/L)	<1.5
HDL-C/(mmol/L)	
男	>1.0
女	>1.3
LDL-C/(mmol/L)	
未合并冠心病	<2.6
合并冠心病	<1.8
BMI/(kg/m²)	<24.0
尿白蛋白/肌酐值	
男	<2.5(22.0)
女	<3.5(31.0)
尿白蛋白排泄率/(μg/min(mg/d))	<20.0(30.0)
主动有氧活动/(min/周)	≥150

注:* 毛细血管血糖。

(三)2型糖尿病自我管理的内容

1. 接受糖尿病教育 通过接受糖尿病教育,2型糖尿病患者充分认识糖尿病并掌握糖尿病的饮食控制、运动调节、血糖监测和药物治疗情况等方面的自我管理能力,只有这样才能主动地、有目标地、有能力地控制病情。同时应逐步建立定期随访和评估系统,以确保所有患者都能进行咨询和得到及时的正确指导。

2. 日常生活管理 主要包括饮食控制和运动调节两方面。2 型糖尿病患者在日常生活中,应根据血糖变化的特点及影响因素,学会合理调整饮食、运动(详见上述医学营养治疗和运动治疗)。

3. 糖尿病病情监测 定期糖尿病监测,有利于判定并掌握病情控制程度,及时调整治疗方案,以使病情获得最佳控制。患者应学会自我监测方法和做监测记录,了解主要监测内容、监测频率,熟悉如何定期到医院就诊、检查及特殊情况下如何寻求帮助与急诊,了解糖尿病相关疾病的检查,努力达到良好的各项综合控制目标。

(1)主要监测内容:①症状监测:症状、体征。②代谢控制指标监测:尿糖、血糖、糖化血红蛋白、血脂、酮体。③慢性并发症监测:尿蛋白与肾功能、眼底检查、神经肌电图等。④其他:血压、体重、腰围/臀围等。

(2)监测频率:①每周监测 1 次血糖(空腹及餐后);②每月查 1 次体重、血压、腰围/臀围;③每季度监测 1 次血脂、眼底、神经系统、肾功能、心电图;④必要时进行胸部 X 线检查、口服葡萄糖耐量和胰岛素释放试验;⑤其他检查:了解胰岛素抗体和胰岛功能。以上监测频率为病情稳定时的频率,病情不稳定时酌情加测。

4. 心理状态的自我调节 糖尿病患者应学会调节自己的不良情绪。不良情绪(如焦虑、恐惧、忧伤)或听之任之的态度均可使血糖增高而加重病情,促进并发症的发生发展。正确对待糖尿病,既不能如临大敌,也不能满不在乎,只有勇敢地接受现实,相信科学,充满自信地面对疾病并积极配合医生治疗,才能使血糖容易控制,减少并发症的发生。

5. 药物治疗的自我管理 了解糖尿病药物治疗的相关知识,保持与医生的沟通,学会在特殊情况下,小范围调整用药剂量并做好监测记录,以保持良好的血糖控制。

第二节　2 型糖尿病患者健康管理服务规范

一、服务对象

辖区内 35 岁及以上常住居民中 2 型糖尿病患者。

二、服务内容

1. 筛查 对工作中发现的 2 型糖尿病高危人群进行有针对性的健康教育,建议其每年至少测量 1 次空腹血糖,并接受医务人员的健康指导。

2. 随访评估 对确诊的 2 型糖尿病患者,每年提供 4 次免费空腹血糖检测,至少进行4 次面对面随访。

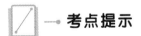 **考点提示** 掌握 2 型糖尿病患者的随访评估要求。

(1)测量空腹血糖和血压,并评估是否存在危急情况:如出现血糖≥16.7 mmol/L 或血糖≤3.9 mmol/L;收缩压≥180 mmHg 和(或)舒张压≥110 mmHg;有意识或行为改变、

呼气有烂苹果样丙酮味、心悸、出汗、食欲减退、恶心、呕吐、多饮、多尿、腹痛、有深大呼吸、皮肤潮红;持续性心动过速(心率超过 100 次/分);体温超过 39 ℃或有其他的突发异常情况,如视力突然骤降、妊娠期及哺乳期血糖高于正常值等危险情况之一,或存在不能处理的其他疾病时,须在处理后紧急转诊。对于紧急转诊者,乡镇卫生院、村卫生室、社区卫生服务中心(站)应在 2 周内主动随访转诊情况。

(2)若不需紧急转诊,询问上次随访到此次随访期间的症状。

(3)测量体重,计算体重指数(BMI),检查足背动脉搏动。

(4)询问患者疾病情况和生活方式,包括心脑血管疾病、吸烟、饮酒、运动、主食摄入情况等。

(5)了解患者服药情况。

3. 分类干预

(1)对血糖控制满意(空腹血糖值<7.0 mmol/L),无药物不良反应、无新发并发症或原有并发症无加重的患者,预约进行下一次随访。

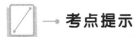 **考点提示** 掌握 2 型糖尿病患者的分类干预措施。

(2)对第一次出现空腹血糖控制不满意(空腹血糖值≥7.0 mmol/L)或药物不良反应的患者,结合其服药依从情况进行指导,必要时增加现有药物剂量、更换或增加不同类的降糖药物,2 周内随访。

(3)对连续两次出现空腹血糖控制不满意,或药物不良反应难以控制以及出现新的并发症,或原有并发症加重的患者,建议其转诊到上级医院,2 周内主动随访转诊情况。

(4)对所有的患者进行针对性的健康教育,与患者一起制订生活方式改进目标并在下一次随访时评估进展。告诉患者出现哪些异常时应立即就诊。

4. 健康体检 对确诊的 2 型糖尿病患者,每年进行 1 次较全面的健康体检,体检可与随访相结合。内容包括体温、脉搏、呼吸、血压、空腹血糖、身高、体重、腰围、皮肤、浅表淋巴结、心脏、肺部、腹部等常规体格检查,并对口腔、视力、听力和运动功能等进行判断。具体内容参照《居民健康档案管理服务规范》健康体检表。

三、服务流程

2 型糖尿病患者健康管理服务流程,如图 8-1 所示。

四、服务要求

(1)2 型糖尿病患者的健康管理由医生负责,应与门诊服务相结合,对未能按照健康管理要求接受随访的患者,乡镇卫生院、村卫生室、社区卫生服务中心(站)应主动与患者联系,保证管理的连续性。

(2)随访包括预约患者到门诊就诊、电话追踪和家庭访视等方式。

(3)乡镇卫生院、村卫生室、社区卫生服务中心(站)要通过本地区社区卫生诊断和门诊服务等途径筛查和发现 2 型糖尿病患者,掌握辖区内居民 2 型糖尿病的患病情况。

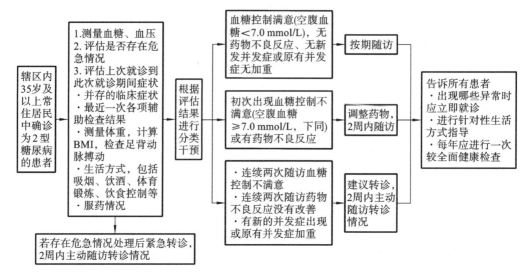

图 8-1 2 型糖尿病患者健康管理服务流程

（4）发挥中医药在改善临床症状、提高生活质量、防治并发症中的特色和作用，积极应用中医药方法开展糖尿病患者健康管理服务。

（5）加强宣传，告知服务内容，使更多的患者愿意接受服务。

（6）每次提供服务后及时将相关信息记入患者的健康档案。

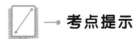 **考点提示**　掌握 2 型糖尿病患者健康管理服务的要求。

五、工作指标

（1）2 型糖尿病患者规范管理率＝按照规范要求进行 2 型糖尿病患者健康管理的人数/年内已管理的 2 型糖尿病患者人数×100％。

（2）管理人群血糖控制率＝年内最近一次随访空腹血糖达标人数/年内已管理的 2 型糖尿病患者人数×100％。

注：最近一次随访血糖指的是按照规范要求最近一次随访的血糖，若失访则判断为未达标，空腹血糖达标是指空腹血糖＜7.0 mmol/L。

六、管理服务规范表格及说明

2 型糖尿病患者随访服务记录表，见表 8-4。

表 8-4 2 型糖尿病患者随访服务记录表

姓名：　　　　　　　　　　　　　　　　　　　　　　　　　编号□□□-□□□□□

随访日期				
随访方式	1.门诊　2.家庭 3.电话　　□	1.门诊　2.家庭 3.电话　　□	1.门诊　2.家庭 3.电话　　□	1.门诊　2.家庭 3.电话　　□

症状	1.无症状 2.多饮 3.多食 4.多尿 5.视力模糊 6.感染 7.手脚麻木 8.下肢水肿 9.体重明显下降	□/□/□/□/□/ □/□/□ 其他	□/□/□/□/□/ □/□/□ 其他	□/□/□/□/□/ □/□/□ 其他	□/□/□/□/□/ □/□/□ 其他
体征	血压/mmHg				
	体重/kg	/	/	/	/
	体重指数/(kg/m²)	/	/	/	/
	足背动脉搏动	1.触及正常 □ 2.减弱(双侧 左侧 右侧) 3.消失(双侧 左侧 右侧)	1.触及正常 □ 2.减弱(双侧 左侧 右侧) 3.消失(双侧 左侧 右侧)	1.触及正常 □ 2.减弱(双侧 左侧 右侧) 3.消失(双侧 左侧 右侧)	1.触及正常 □ 2.减弱(双侧 左侧 右侧) 3.消失(双侧 左侧 右侧)
	其他				
生活方式指导	日吸烟量	/ 支	/ 支	/ 支	/ 支
	日饮酒量	/ 两	/ 两	/ 两	/ 两
	运动	次/周 分/次 次/周 分/次	次/周 分/次 次/周 分/次	次/周 分/次 次/周 分/次	次/周 分/次 次/周 分/次
	主食(克/天)	/	/	/	/
	心理调整	1.良好 2.一般 3.差 □	1.良好 2.一般 3.差 □	1.良好 2.一般 3.差 □	1.良好 2.一般 3.差 □
	遵医行为	1.良好 2.一般 3.差 □	1.良好 2.一般 3.差 □	1.良好 2.一般 3.差 □	1.良好 2.一般 3.差 □
辅助检查	空腹血糖值	____ mmol/L	____ mmol/L	____ mmol/L	____ mmol/L
	其他检查*	糖化血红蛋白____% 检查日期:____月____日 ____ ____ ____	糖化血红蛋白____% 检查日期:____月____日 ____ ____ ____	糖化血红蛋白____% 检查日期:____月____日 ____ ____ ____	糖化血红蛋白____% 检查日期:____月____日 ____ ____ ____

服药依从性	1.规律 2.间断 3.不服药 □	1.规律 2.间断 3.不服药 □	1.规律 2.间断 3.不服药 □	1.规律 2.间断 3.不服药 □
药物不良反应	1.无 2.有 □	1.无 2.有 □	1.无 2.有 □	1.无 2.有 □
低血糖反应	1.无 2.偶尔 3.频繁 □	1.无 2.偶尔 3.频繁 □	1.无 2.偶尔 3.频繁 □	1.无 2.偶尔 3.频繁 □
此次随访分类	1.控制满意 2.控制不满意 3.不良反应 4.并发症 □	1.控制满意 2.控制不满意 3.不良反应 4.并发症 □	1.控制满意 2.控制不满意 3.不良反应 4.并发症 □	1.控制满意 2.控制不满意 3.不良反应 4.并发症 □

用药情况	药物名称1				
	用法用量	每日 次 每次	每日 次 每次	每日 次 每次	每日 次 每次
	药物名称2				
	用法用量	每日 次 每次	每日 次 每次	每日 次 每次	每日 次 每次
	药物名称3				
	用法用量	每日 次 每次	每日 次 每次	每日 次 每次	每日 次 每次
	胰岛素	种类: 用法和用量:	种类: 用法和用量:	种类: 用法和用量:	种类: 用法和用量:

转诊	原因				
	机构及科别				
下次随访日期					
随访医生签名					

表 8-4 的填表说明如下。

（1）本表为 2 型糖尿病患者在接受随访服务时由医生填写。每年的健康体检时填写健康体检表。若失访，在随访日期处写明失访原因；若死亡，写明死亡日期和死亡原因。

（2）体征：体重指数（BMI）=体重（kg）/身高的平方（m²），体重和体重指数斜线前填写目前情况，斜线后填写下次随访时应调整到的目标。如果是超重或是肥胖的患者，要求每次随访时测量体重并指导患者控制体重；正常体重人群可每年测量一次体重及体重指数。如有其他阳性体征，请填写在"其他"一栏。

（3）生活方式指导：在询问患者生活方式时，同时对患者进行生活方式指导，与患者共同制订下次随访目标。

日吸烟量:斜线前填写目前吸烟量,不吸烟填"0",吸烟者写出每天的吸烟量"××支",斜线后填写吸烟者下次随访目标吸烟量"××支"。

日饮酒量:斜线前填写目前饮酒量,不饮酒填"0",饮酒者写出每天的饮酒量相当于白酒"××两",斜线后填写饮酒者下次随访目标饮酒量相当于白酒"××两"(啤酒/10=白酒量,红酒/4=白酒量,黄酒/5=白酒量)。

运动:填写每周几次,每次多少分钟。即"××次/周,××分/次"。横线上填写目前情况,横线下填写下次随访时应达到的目标。

主食:根据患者的实际情况估算主食(米饭、面食、饼干等淀粉类食物)的摄入量。为每天各餐的合计量。

心理调整:根据医生印象选择对应的选项。

遵医行为:患者是否遵照医生的指导去改善生活方式。

(4)辅助检查:为患者进行空腹血糖检查,记录检查结果。若患者在上次随访到此次随访之间到各医疗机构进行过糖化血红蛋白(控制目标为7%,随着年龄的增长标准可适当放宽)或其他辅助检查,应如实记录。

(5)服药依从性:"规律"为按医嘱服药,"间断"为未按医嘱服药,频次或数量不足,"不服药"即为医生开了处方,但患者未使用此药。

(6)药物不良反应:如果患者服用的降糖药物有明显的药物不良反应,具体描述哪种药物,何种不良反应。

(7)低血糖反应:根据上次随访到此次随访之间患者出现的低血糖反应情况。

(8)此次随访分类:根据此次随访时的分类结果,由责任医生在4种分类结果中选择一项在"□"中填上相应的数字。"控制满意"是指血糖控制满意,无其他异常;"控制不满意"是指血糖控制不满意,无其他异常;"不良反应"是指存在药物不良反应;"并发症"是指出现新的并发症或并发症出现异常。如果患者同时并存几种情况,填写最严重的一种情况,同时结合上次随访情况确定患者下次随访时间,并告知患者。

(9)用药情况:根据患者整体情况,为患者开具处方,并填写在表格中,写明用法、用量。同时记录其他医疗卫生机构为其开具的处方药。

(10)转诊:转诊时要写明转诊的医疗机构及科室类别,如××市人民医院内分泌科,并在原因一栏写明转诊原因。

(11)下次随访日期:根据患者此次随访分类,确定下次随访日期,并告知患者。

(12)随访医生签名:随访完毕,核查无误后随访医生签署其姓名。

小 结

2型糖尿病是一组由遗传和环境引起的以慢性血糖水平增高为特征的代谢性疾病,其发病特点为病情隐匿、成年人多发、多有肥胖史、多有家族史和种族或民族性——高发病率族群等。临床表现为代谢紊乱症状群"三多一少"和急、慢性并发症的症状和体征。2型糖尿病诊断分为正常血糖、糖调节受损和糖尿病。糖尿病评估包括临床评估、并发症评估。辖区内35岁及以上2型糖尿病患者为健康管理服务对象,服务内容包括筛查、随访评估、分类干预、健康体检。2 型糖尿病社区综合管理包括社区一级预防及患者转诊。

（刘明清）

能力检测

第九章
严重精神障碍患者健康
管理服务

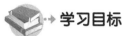 **学习目标**

扫码看课件

掌握: 严重精神障碍患者健康管理服务规范,能对严重精神障碍患者开展健康管理。

熟悉: 精神分裂症的概念、症状、治疗及家庭康复。

了解: 精神分裂症的分型、诊断标准。

案例引导

患者张某,男,50岁,已婚,病退多年。该患者自幼患有癫痫,20年前出现精神异常,变得敏感多疑,出现凭空闻声,经诊断为癫痫所致精神障碍,5年前纳入所在地社区卫生服务中心进行管理,此后一直由社区卫生服务中心定期随访。2015年11月15日,社区医生对该患者进行随访,患者能主动服药,饮食及大小便规律,自己生活能够在家人督促下自行料理,但其他家务不愿参与,不愿与外界多接触,不愿出门,经常会因一些小事与家人争执不休,没有打砸行为。

问题:

1. 如果你是社区医生,如何评估该患者目前的病情?

2. 应如何指导该患者的康复?

第一节 严重精神障碍概述

当前,精神疾病患病率呈逐年上升趋势,严重精神障碍患者肇事肇祸事件时有发生,对社会公共安全造成一定危害。精神疾病不仅仅是重大公共卫生问题,也正在成为一个突出的社会问题,给患者家属和社会都造成严重的经济负担,关系到广大人民群众身心健康和社会稳定。

考点提示 掌握严重精神障碍的定义和范围。

一、严重精神障碍定义

(一)定义

根据《中华人民共和国精神卫生法》第八十三条规定:精神障碍是指由各种原因引起的感知、情感和思维等精神活动的紊乱或者异常,导致患者明显的心理痛苦或者社会适应等功能损害;严重精神障碍是指疾病症状严重,导致患者社会适应等功能严重损害、对自身健康状况或者客观现实不能完整认识,或者不能处理自身事务的精神障碍。精神障碍的致病因素有多方面:先天遗传、个性特征及体质因素、器质因素、社会性环境因素等。许多精神障碍患者有妄想、幻觉、错觉、情感障碍、哭笑无常、自言自语、行为怪异、意志减退,绝大多数患者缺乏自知力,不承认自己有病,不主动寻求医生的帮助。严重精神障碍主要包括精神分裂症、分裂情感性精神病、偏执性精神病、双相障碍、癫痫所致精神障碍、精神发育迟滞伴发精神障碍等6种精神疾病,其中以精神分裂症最为多见。发病时,患者丧失对疾病的自知力或者对行为的控制力,并可能导致危害公共安全、自身或他人人身安全的行为,长期患病会严重损害患者的社会功能。

考点提示 熟悉精神分裂症的定义、症状及治疗。

(二)精神分裂症概述

精神分裂症为一种功能性精神病,是精神病中最常见的一类疾病。到目前为止其病因未明,多在青壮年发病,临床上主要表现为感知、思维、情感、行为等多方面障碍和精神活动的不协调。起病往往较为缓慢,病程多迁延,并呈反复加重或恶化,部分患者可最终出现精神衰退和精神残疾,对家庭和社会具有较大影响。

1. 症状

(1)阳性症状:又称急性症状,多在疾病的早期或急性发作期出现,指精神功能的异常或亢进,涉及感知、思维、情感和行为等多个方面,常见的有幻觉、妄想、思维障碍、反复的行为紊乱和失控等。

(2)阴性症状:又称慢性症状,指精神功能的减退或缺失,常见的有情感平淡、言语贫乏、意志缺乏、无快感体验、注意障碍等。

2. 特征

(1)知觉障碍:包括错觉、幻觉、感知综合障碍。

(2)妄想:在病理基础上产生的歪曲的信念、病态的推论和判断。虽不符合客观现实,也不符合所受教育水平,但患者对此坚信不疑,无法被说服,也不能以亲身体验和经历加以纠正。

（3）被动体验：指患者感受到强加于自身的躯体性幻觉。

（4）思维联想连贯性方面的障碍：可表现为思维松散、接触性离题、思维不连贯、思维破裂、思维贫乏。

（5）注意障碍：注意力很容易分散，不易集中，做事说话都显得心不在焉。

（6）自知力障碍：是指患者对其自身精神状态认识能力的障碍。一般精神分裂症患者均有不同程度的自知力障碍，严重的表现为"自知力缺失"。自知力丧失是判断精神疾病的重要指标之一，其完整程度与变化，也是判断精神病恶化、好转或痊愈的一个标准。

（7）情感障碍：主要表现为情感高涨（躁狂）或低落（抑郁），或两者交替出现，可有情感倒错和表情倒错。

（8）行为障碍：按其表现分为精神运动性抑制与精神运动性兴奋两类。

（9）意志缺乏：表现为对自己的前途毫不关心、没有任何打算，或者虽有计划，却从不实施。活动减少，可以连续坐几个小时而没有任何自发活动。

3. 药物治疗 目前认为最适宜的长期治疗应该是联合治疗，包括药物疗法（典型抗精神病药、非典型抗精神病药）、电休克治疗及其他辅助治疗（心理治疗、社会康复治疗）等。

（1）药物治疗原则：早发现、早诊断、早治疗；尽量单一用药，足量足程，从小剂量开始，缓慢加量以减少副作用，达到最小剂量、最佳疗效、最小副作用，并提高治疗依从性；若疗效差，则换用结构不同的药物，合并治疗宜慎重；维持期长，减量宜慢，以促进患者回归社会为治疗最终目标。

（2）药物分类：第一代（传统）抗精神病药：低效价/大剂量，如氯丙嗪；高效价/小剂量，如氟哌啶醇。第二代（非传统）抗精神病药：5-羟色胺-多巴胺拮抗药如利培酮；多受体作用药如氯氮平、奥氮平；选择性 D_2/D_3 受体拮抗药如氨磺必利；多巴胺受体部分激动剂如阿立哌唑。

（3）抗精神病药的常见不良反应：①多巴胺能药物：锥体外系副反应——抗胆碱能药物如安坦、东莨菪碱；类帕金森症如运动不能、震颤、肌强直、植物神经功能紊乱（流涎、多汗、皮脂溢出）；静坐不能；急性肌张力障碍；迟发性运动障碍（TD）等。应减停药、停用抗胆碱能药物并对症处理。内分泌影响——泌乳素升高：男性乳房发育、女性溢乳、闭经等。②肾上腺素能药物：体位性低血压、鼻塞、射精抑制、反射性心动过速。③胆碱能药物：口干、便秘、视力模糊、窦性心动过速，无特殊处理，或换药。④组胺能药物：镇静、嗜睡、体重增加等，无特殊处理，或换药。⑤其他药物：恶性综合征、癫痫、粒细胞缺乏等。

知识链接

精神分裂症的完整治疗

完全控制症状、全面恢复功能			
控制行为 如激惹攻击 （1～6天）	解除阳性症状 幻想、妄想 （7～30天）	改善阴性症状 改善认知功能、情绪 （2～6个月）	预防复发 心理治疗及社会支持 （6个月以后）
消除症状—恢复健康—回归社会			

4.非药物治疗

（1）心理康复治疗。

①心理康复的方法：支持性心理治疗，适用于各类患者，支持和加强患者防御功能，使患者增加安全感，减少焦虑和不安，方法有解释、安慰、鼓励和保证，以解释最重要；认知疗法，适用于有不良认知的精神分裂症恢复期的患者，可改善患者的不良认知和提高其认知水平，方式较多，有贝克的认知疗法、埃里斯的合理情绪疗法等；行为治疗，包括行为塑造法、生物反馈疗法和森田疗法。

②心理康复的程序：心理康复的具体流程，见图9-1。

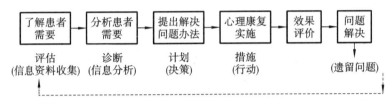

图9-1 心理康复的具体流程

（2）其他方法：改良电抽搐疗法、精神外科治疗、经颅磁刺激（TMS）治疗、认知矫正治疗等。

5.家庭康复

（1）家庭对患者行为的督导：患者服药期间，家属应观察其睡眠、饮食、大便、小便、脉搏、唾液、运动、情绪、性功能、体重、皮肤、化验结果等。要保障患者的安全。患者居住环境中不能有危险物品，保管好治疗精神病药物，注意观察病情变化，关心爱护患者。当患者出现严重情绪抑郁、悲观绝望、原有症状反复出现有日趋加重的现象、拒绝治疗、劝说无效伴有继发性问题，需及时住院治疗。

（2）精神疾病的康复：精神康复又称社会心理康复，目的是使患者的生活、工作、学习、社交等能力全面恢复到病前水平；家属要定期带患者门诊复查，坚持维持治疗，帮助患者客观认识疾病，去除诱因，及时疏导患者的心理问题，识别复发先兆如拒绝服药、失眠、情绪波动、猜疑等；药物维持治疗，目的是降低复发率和再住院率，维持用药时间为首次发作1～2年，复发者2～5年，终生服药的一般标准为病程持续5年以上未治愈或复发次数大于3次；康复措施主要有生活技能训练、文娱治疗、社会技能训练、作业治疗等。

（3）家庭康复训练：包括规律的饮食起居、个人卫生、生活自理、待人接物、兴趣爱好、注意力、记忆力、语言表达、情感交流等方面；制订预防复发的处理计划，如坚持服药、识别复发早期的"预警症状"而及时予以相应处理、正确处理社会心理应激因素、知晓有效和便利的求助策略、保持良好的社会角色、避免使用非法药物等。

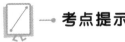

——考点提示 熟悉基层医疗卫生机构的职责。

二、严重精神障碍患者的报告管理

（一）职责

根据精神卫生法规定，县级以上人民政府卫生行政部门应当组织医疗机构为严重精神障碍患者免费提供基本公共卫生服务。社区卫生服务机构、乡镇卫生院、村卫生室应当建立严重精神障碍患者的健康档案,对在家居住的严重精神障碍患者进行定期随访,指导患者服药和开展康复训练,并对患者的监护人进行精神卫生知识和看护知识的培训。县级人民政府卫生行政部门应当为社区卫生服务机构、乡镇卫生院、村卫生室开展上述工作给予指导和培训。

为了进一步规范严重精神障碍的防治工作,卫生部于 2012 年 4 月颁发了《重性精神疾病管理治疗工作规范(2012 年版)》。其中规定,社区卫生服务中心、乡镇卫生院等基层医疗卫生机构应当根据本辖区管理的严重精神障碍患者数量,确定适当数量的执业(助理)医师、注册护士专职或者兼职开展严重精神障碍的社区(乡镇)防治工作。所有人员在上岗前必须经过相关培训和考核。

1. 社区卫生服务中心的主要职责 ①在县级精防机构指导下,承担辖区内严重精神疾病患者信息收集与网络报告工作,开展严重精神障碍患者线索调查、登记已确诊的严重精神疾病患者并建立居民健康档案;必要时联系县级精防机构安排精神卫生医疗机构对未确诊患者进行诊断复核。②在精神卫生医疗机构指导下,定期随访患者,指导患者服药,向患者家庭成员提供护理和康复指导;有条件的地方,可实施患者个案管理计划。③协助精神卫生医疗机构开展严重精神疾病患者应急医疗处置。④向精神卫生医疗机构转诊病情不稳定患者。⑤参与严重精神疾病防治知识健康教育工作。

2. 乡镇卫生院的主要职责 ①协助上级卫生行政部门及精神卫生医疗机构开展村医严重精神疾病防治知识培训,并对其工作进行考核。②在县级精防机构指导下,承担辖区内严重精神疾病患者信息收集与网络报告工作,开展严重精神疾病患者线索调查、登记已确诊的严重精神疾病患者并建立居民健康档案;必要时联系县级精防机构安排精神卫生医疗机构对未确诊患者进行诊断复核。③在精神卫生医疗机构指导下,定期随访患者,指导患者服药,向患者家庭成员提供护理和康复指导;有条件的地方,可实施患者个案管理计划。④向精神卫生医疗机构转诊病情不稳定患者。⑤参与严重精神疾病防治知识健康教育工作。

 考点提示 掌握严重精神障碍患者的报告办法。

(二) 报告

依据精神卫生法,国家卫生健康委员会制定了《严重精神障碍发病报告管理办法》。办法规定:国家建立严重精神疾病信息管理系统,严重精神障碍发病信息是该信息系统的组成部分;医疗机构应当对符合《精神卫生法》第三十条第二款第二项情形(已经发生危害他人安全的行为,或者有危害他人安全的危险的)并经诊断结论、病情评估表明为严重精神障碍的患者,进行严重精神障碍发病报告;县级精神卫生防治技术管理机构应当在严重精神障碍患者出院后 15 个工作日内,将患者出院信息通知患者所在地基层医疗卫生机构,基层医疗卫生机构应当为患者建立健康档案,按照《精神卫生法》第五十五条及国家基本公共卫生服务规范要求,对严重精神障碍患者进行定期随访,指导患者服药和开展康复训练。

1. 疑似患者线索调查 在县级精防机构指导下,基层医疗卫生机构组织人员在辖区常住人口(指连续居住半年及以上者)中开展疑似患者调查。将发现的疑似患者情况报县级精防机构,由县级精防机构组织诊断或复核诊断。

2. 患者报告 基层医疗卫生机构发现有危及自身或他人生命安全或严重影响社会秩序者为疑似精神疾病患者时,应立即报警,由公安机关送往指定的精神卫生医疗机构明确诊断,并在 24 h 内通知监护人或近亲属。

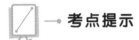 **考点提示** 掌握严重精神障碍患者的危险性评估、分类干预。

(三)患者管理

基层医疗卫生机构应将线索调查和患者报告中明确诊断为严重精神疾病,以及从精神卫生医疗机构出院并签署知情同意书的患者,纳入本地区严重精神障碍患者进行管理及治疗。按要求建立或补充患者居民个人健康档案,按时将患者的相关信息录入国家严重精神障碍信息管理系统。

1. 危险性评估 应对所有患者进行危险性评估,共分为 6 级。

(1) 0 级:无符合以下 1～5 级中的任何行为。

(2) 1 级:口头威胁,喊叫,但没有打砸行为。

(3) 2 级:打砸行为,局限在家里,针对财物。能被劝说制止。

(4) 3 级:明显打砸行为,不分场合,针对财物。不能接受劝说而停止。

(5) 4 级:持续的打砸行为,不分场合,针对财物或人,不能接受劝说而停止。包括自伤、自杀。

(6) 5 级:持械针对人的任何暴力行为,或者纵火、爆炸等行为,无论在家里还是在公共场合。

2. 危重情况处置 观察、询问和检查有无出现暴力、自杀自伤等危险行为,以及急性药物不良反应和严重躯体疾病。如有,对症处理后立即转诊。

3. 分类干预 如无上述危重情况,进一步评估患者病情,检查患者的精神状况,包括感觉、知觉、思维、情感和意志行为、自知力等,询问患者的躯体疾病、社会功能状况、服药情况及各项实验室检查结果等,并根据患者的精神症状是否消失、自知力是否完全恢复,工作、社会功能是否恢复及患者是否存在药物不良反应或躯体疾病情况,将患者分为病情稳定、基本稳定和不稳定患者 3 大类,进行分类干预。

(1) 病情稳定患者:①定义:危险性为 0 级,且精神症状基本消失,自知力基本恢复,社会功能处于一般或良好,无严重药物不良反应,躯体疾病稳定,无其他异常。②干预措施:继续执行上级医院制订的治疗方案,3 个月时随访。

(2) 病情基本稳定患者:①定义:危险性为 1～2 级,或精神症状、自知力、社会功能状况至少有一方面较差。②干预措施:首先应判断是病情波动或药物疗效不佳,还是伴有药物不良反应或躯体症状恶化。分别采取在规定剂量范围内调整现用药物剂量和查找原因对症治疗的措施,必要时与患者原主管医生取得联系,或在精神专科医师指导下治疗,经初步处理后观察 2 周,若情况趋于稳定,可维持目前治疗方案,3 个月时随访;若初步处理无效,则建议转诊到上级医院,2 周内随访转诊情况,对在家治疗者应每 2 周随访 1 次直至病情稳定。

（3）病情不稳定患者：①定义：危险性为3～5级或精神病症状明显、自知力缺乏、有急性药物不良反应或严重躯体疾病。②干预措施：对症处理后立即转诊到精神卫生专业机构接受治疗。必要时报告当地公安部门，协助送院治疗。住院治疗者应在2周内随访，对于在家治疗的患者，应协助精神专科医师进行应急医疗处置，在居委会人员、民警的共同协助下至少每2周随访1次。

（4）每次随访根据患者病情的控制情况，对患者及其家属进行有针对性的健康教育和生活技能训练等方面的康复指导，对家属提供心理支持和帮助。每年至少进行1次健康检查，可与随访相结合。

4. 记录和网络报告 基层医疗卫生机构应按照《国家基本公共卫生服务规范》要求，对确诊的、在家居住的患者建立居民个人健康档案和填写严重精神障碍患者个人信息补充表；按规定分类随访干预登记患者，填写严重精神障碍患者随访服务记录表和严重精神障碍患者个人信息和随访信息补充表。同时，基层医疗卫生机构和市级精防机构应按国家相关要求进行患者信息网络报告。

第二节　严重精神障碍患者管理服务规范

一、服务对象

辖区内常住居民中诊断明确、在家居住的严重精神障碍患者。主要包括精神分裂症、分裂情感性精神病、偏执性精神病、双相障碍、癫痫所致精神障碍、精神发育迟滞伴发精神障碍。

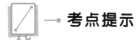 **考点提示** 　掌握严重精神障碍患者管理的服务对象、服务内容、服务流程和服务要求。

二、服务内容

（一）患者信息管理

在将严重精神障碍患者纳入管理时，需由家属提供或直接转自原承担治疗任务的专业医疗卫生机构的疾病诊疗相关信息，同时为患者进行一次全面评估，为其建立居民健康档案，并按照要求填写严重精神障碍患者个人信息补充表。

（二）随访评估

对应管理的严重精神障碍患者每年至少随访4次，每次随访应对患者进行危险性评估（详见前文"患者管理"相关内容）；检查患者的精神状况，包括感觉、知觉、思维、情感和意志行为、自知力等；询问患者的躯体疾病、社会功能情况、服药情况及各项实验室检查结果等。

（三）分类干预

根据患者的危险性分级、社会功能状态、精神症状评估、自知力判断，以及患者是否存在药物不良反应或躯体疾病情况对患者进行分类干预（详见第一节"患者管理"相关内容）。

（四）健康体检

在患者病情许可的情况下，征得监护人（或）患者本人同意后，每年进行 1 次健康检查，可与随访相结合。内容包括一般体格检查、血压、体重、血常规（含白细胞分类）、转氨酶、血糖、心电图等。

三、服务流程

严重精神障碍患者健康管理服务流程，如图 9-2 所示。

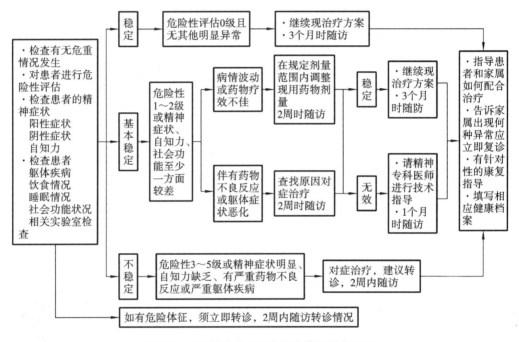

图 9-2　严重精神障碍患者健康管理服务流程

四、服务要求

（1）配备接受过严重精神障碍管理相关培训的专（兼）职人员，开展本规范规定的健康管理工作。

（2）与相关部门加强联系，及时为辖区内新发现的严重精神障碍患者建立健康档案并根据情况及时更新。

（3）随访包括预约患者到门诊就诊、电话追踪和家庭访视等方式。

（4）加强宣传，鼓励和帮助患者进行社会功能康复训练，指导患者参与社会活动，接受职业训练。

五、工作指标

严重精神障碍患者规范管理率＝年内辖区内按照规范要求进行管理的严重精神障碍患者人数/年内辖区内登记在册的确诊严重精神障碍患者人数×100%。

六、相关表格及填表说明

1. 严重精神障碍患者个人信息补充表 详见表9-1。

表 9-1 严重精神障碍患者个人信息补充表

姓名： 编号□□□-□□□□□

监护人姓名			与患者关系	
监护人住址			监护人电话	
辖区村（居）委会联系人、电话				
户别		1.城镇　2.农村		
就业情况		1.在岗工人　2.在岗管理者　3.农民　4.下岗或无业　5.在校学生　6.退休　7.专业技术人员　8.其他　9.不详		
知情同意		1.同意参加管理 0.不同意参加管理 签字：_____ 签字时间_____年_____月_____日		
初次发病时间		_____年_____月_____日		
既往主要症状		1.幻觉　2.交流困难　3.猜疑　4.喜怒无常　5.行为怪异　6.兴奋话多　7.伤人毁物　8.悲观厌世　9.无故外走　10.自语自笑　11.孤僻懒散　12.其他 □/□/□/□/□/□/□/□		
既往关锁情况		1.无关锁　2.关锁　3.关锁已解除 　□		
既往治疗情况	门诊	1.未治　2.间断门诊治疗　3.连续门诊治疗　□ 首次抗精神病药治疗时间_____年_____月_____日		
	住院	曾住精神专科医院/综合医院精神专科_____次		
目前诊断情况		诊断_____确诊医院_____确诊日期_____		
最近一次治疗结果		1.临床痊愈　2.好转　3.无变化　4.加重　□		
危险行为		1.轻度滋事_____次　2.肇事_____次 3.肇祸_____次　4.其他危害行为_____次　□/□/□/□/□/□ 5.自伤_____次　6.自杀未遂_____次　7.无		
经济状况		1.贫困,在当地贫困线标准以下　2.非贫困　3.不详　□		
专科医生的意见 （如果有请记录）				
填表日期		年　　月　　日	医生签字	

表 9-1 的填表说明如下。

（1）对于严重精神障碍患者,在建立居民健康档案时,除填写个人基本信息表外,还应填写此表。在随访中发现个人信息有所变更时,要及时变更。

（2）监护人姓名:法律规定的、目前行使监护职责的人。

（3）监护人住址及监护人电话:填写患者监护人目前的居住地址及可以随时联系的电话。

（4）初次发病时间:患者首次出现精神症状的时间,尽可能精确,可只填写到年份。

（5）既往主要症状:根据患者从第一次发病到填写此表之时的情况,填写患者曾出现过的主要症状。

（6）既往关锁情况:关锁指出于非医疗目的,使用某种工具（如绳索、铁链、铁笼等）限制患者的行动自由情况。

（7）既往治疗情况:根据患者接受的门诊和住院治疗情况填写。首次行抗精神病药治疗时间,尽可能精确,可只填写到年份。若未住过精神专科医院或综合医院精神专科,填写"0",住过院的填写次数。

（8）目前诊断情况:填写患者目前所患精神疾病的诊断名称,并填写确诊医院名称和日期。

（9）临床痊愈:精神症状消失,自知力恢复。

（10）危险行为:根据患者从第一次发病到填写此表之时的情况,若未发生过,填写"0";若发生过,填写相应的次数。

轻度滋事:指公安机关出警但仅作一般教育等处理的案情,如患者打、骂他人或者扰乱秩序,但没有造成生命财产损害的,属于此类。

肇事:指患者的行为触犯了我国《治安管理处罚法》但未触犯《刑法》,如患者有行凶伤人毁物等,但未导致被害人轻、重伤的。

肇祸:指患者的行为触犯了《刑法》,属于犯罪行为的。

（11）经济状况:指患者经济状况。贫困指低保户。

（12）专科医生意见:指建档时由家属提供或患者原治疗医疗机构提供的精神专科医生的意见。如没有相关信息则填写"不详"。

2. 严重精神障碍患者随访服务记录表　详见表 9-2。

表 9-2　严重精神障碍患者随访服务记录表

姓名：　　　　　　　　　　　　　　　　　　　　　　　　编号 □□□-□□□□□

随访日期	_____年_____月_____日		
本次随访形式	1.门诊　2.家庭访视　3.电话		□
若失访,原因	1.外出打工　2.迁居他处　3.走失　4.连续 3 次未到访　5.其他		□
若死亡,日期和原因	死亡日期	_____年_____月_____日	
	死亡原因	1.躯体疾病 ①传染病和寄生虫病　②肿瘤　③心脏病　④脑血管病　⑤呼吸系统疾病　⑥消化系统疾病　⑦其他疾病　⑧不详	□
		2.自杀　3.他杀　4.意外　5.精神疾病相关并发症　6.其他	□

续表

危险性评估	0(0级) 1(1级) 2(2级) 3(3级) 4(4级) 5(5级)	☐
目前症状	1.幻觉 2.交流困难 3.猜疑 4.喜怒无常 5.行为怪异 6.兴奋话多 7.伤人毁物 8.悲观厌世 9.无故外走 10.自语自笑 11.孤僻懒散 12.其他_____	☐/☐/☐/☐/☐/☐/☐/☐/☐/☐/☐/☐
自知力	1.自知力完全 2.自知力不全 3.自知力缺失	☐
睡眠情况	1.良好 2.一般 3.较差	☐
饮食情况	1.良好 2.一般 3.较差	☐
社会功能情况	个人生活料理 1.良好 2.一般 3.较差	☐
	家务劳动 1.良好 2.一般 3.较差	☐
	生产劳动及工作 1.良好 2.一般 3.较差 9.此项不适用	☐
	学习能力 1.良好 2.一般 3.较差	☐
	社会人际交往 1.良好 2.一般 3.较差	☐
危险行为	1.轻度滋事_____次 2.肇事_____次 3.肇祸_____次 4.其他危害行为_____次 5.自伤_____次 6.自杀未遂_____次 7.无	☐
两次随访期间关锁情况	1.无关锁 2.关锁 3.关锁已解除	☐
两次随访期间住院情况	0.从未住院 1.目前正在住院 2.既往住院,现未住院 末次出院时间_____年_____月_____日	☐
实验室检查	1.无 2.有	☐
用药依从性	1.规律用药 2.间断用药 3.不用药 4.医嘱无须用药	☐
药物不良反应	1.无 2.有_____ 9.此项不适用	☐
治疗效果	1.痊愈 2.好转 3.无变化 4.加重 9.此项不适用	☐
是否转诊	1.否 2.是 转诊原因:_____ 转诊至机构及科室:_____	☐
用药情况	药物1:	用法:每日(月) 次	每次剂量 mg
	药物2:	用法:每日(月) 次	每次剂量 mg
	药物3:	用法:每日(月) 次	每次剂量 mg
用药指导	药物1:	用法:每日(月) 次	每次剂量 mg
	药物2:	用法:每日(月) 次	每次剂量 mg
	药物3:	用法:每日(月) 次	每次剂量 mg

续表

康复措施	1.生活劳动能力　2.职业训练　3.学习能力　4.社会交往　5.其他_____ □/□/□/□
本次随访分类	1.不稳定　2.基本稳定　3.稳定　　　　　　　　　　　　　　　　　□
下次随访日期	_____年____月____日　　　随访医生签名

表 9-2 的填表说明如下。

(1) 目前症状:填写从上次随访到本次随访期间发生的情况。

(2) 自知力:患者对其自身精神状态的认识能力。

自知力完全:患者精神症状消失,真正认识到自己有病,能透彻认识到哪些是病态表现,并认为需要治疗。

自知力不全:患者承认有病,但缺乏正确认识和分析自己病态表现的能力。

自知力缺失:患者否认自己有病。

(3) 危险行为:填写从上次随访到本次随访期间发生的情况。若未发生过,填写"0";若发生过,填写相应的次数。

(4) 实验室检查:记录从上次随访到此次随访期间的实验室检查结果,包括在上级医院或其他医院的检查。

(5) 用药依从性:"规律用药"为按医嘱用药;"间断用药"为未按医嘱服药,服药频次或数量不足;"不用药"即为医生开了处方,但患者未使用此药;"医嘱无须用药"为医生认为不需要用药。

(6) 药物不良反应:如果患者服用的药物有明显的药物不良反应,应具体描述为哪种药物及何种不良反应。

(7) 是否转诊:根据患者此次随访的情况,确定是否要转诊,若给出患者转诊建议,填写转诊医院的具体名称。

(8) 用药情况:填写患者实际使用的抗精神病药物名称、用法和用量。

(9) 用药指导:根据患者的总体情况,填写医生开具的患者需要使用的抗精神病药物名称、用法和用量。

(10) 康复措施:根据患者此次随访的情况,给出应采取的康复措施,可以多选。

(11) 本次随访分类:根据从上次随访到此次随访期间患者的总体情况进行选择。

(12) 下次随访日期:根据患者的情况确定下次随访时间,并告知患者和家属。

小　结

严重精神障碍是指疾病症状严重,导致患者社会适应等功能严重损害、对自身健康状况或者客观现实不能完整认识,或者不能处理自身事务的精神障碍。严重精神障碍主要包括精神分裂症、分裂情感性精神病、偏执性精神病、双相障碍、癫痫所致精神障碍、精神发育迟滞伴发精神障碍等 6 种精神疾病。

基层医疗卫生机构应在上级医疗机构指导下,对本辖区内常住人口开展严重精神障碍患者线索调查与患者报告,对已经确诊的患者进行登记,纳入规范管理。基层医疗卫生机构应对管理的严重精神障碍患者建立个人健康档案,同时进行危险性评估,观察有无危重情况并进行处置,分类进行随访干预。对于纳入健康管理的患者,每年至少随访4次。随访的主要目的是提供精神卫生、用药和家庭护理等方面的信息,督导患者服药,防止复发,及时发现疾病复发或加重的征兆,给予相应处置或转诊,并进行紧急处理。

(王 丹)

能力检测

第十章
肺结核患者健康管理服务

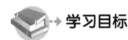

学习目标

扫码看课件

掌握：结核病的流行过程，结核病的分类、诊断标准；肺结核患者健康管理服务及说明。

熟悉：结核病的流行概况，结核病的治疗与社区预防。

了解：结核病恶化的原因。

结核病是一种慢性传染性疾病，20世纪80年代后期以来，全球结核病疫情逐渐上升，结核病再次成为严重的公共卫生问题，在国际上日益被确认为是一个社会问题。2015年，据世界卫生组织估计全世界新发结核病数量约为1040万例，其中590万为男性（占56%），350万为女性（占34%），100万为儿童（占10%）。印度、印度尼西亚、中国、尼日利亚、巴基斯坦和南非这六个国家占新发病例数的60%。从全球看，结核病发病率自2000年以来下降了18%，平均每年下降1.5%。虽然从2000—2015年结核病死亡数量下降了22%，但结核病仍是全世界十大死因之一。

中国是全球22个结核病高负担国家之一，世界卫生组织评估，目前中国结核病年发病人数约为130万，占全球发病人数的14%，位居全球第二位。近年来，中国每年报告肺结核发病人数约100万，始终位居全国甲类和乙类传染病的前列。

案例引导

提高治疗标准，减少结核病发生及死亡

Aleksandr是来自白俄罗斯维捷布斯克地区的一位24岁男子。2010年当他开始从事一份新工作时得知上了结核病。他对这一疾病了如指掌。他的父亲因结核病去世，他的弟弟和妹妹接受过治疗并得以治愈。像他的兄弟姐妹一样，Aleksandr完成了结核病药物标准治疗方案，但几个月后他再次病倒。医生诊断为耐多药结核病，他被送往医院接受第二轮治疗。

耐多药结核病是一种可能致命并且难以治疗的结核类型，对异烟肼和利福平这些

最为有效的抗结核药物具有耐受性。当医生没有开具正确的治疗方案,或者当患者没有完成整个治疗时,就可能产生耐药性。白俄罗斯是全球 27 个耐多药结核病高负担国家之一。2011 年,该国有 9000 多例结核病患者,几乎有四分之一的患者患有耐多药结核病。预防耐多药结核病传播的较为有效方式之一就是充分发现药物敏感性结核病患者并加以治疗。

问题:在社区中如何正确管理结核病患者?

第一节 肺结核临床诊疗技术

一、结核病概述

肺结核(pulmonary tuberculosis,PTB)是由结核杆菌引发的肺部感染性疾病,也是一种最古老、分布最广的传染病。古希腊的 Hippocrates 在公元前 460 年最早给出了有关结核病的正式描述,结核病被称为"消耗病"或"痨病",我国中医内经所载"虚痨"即指慢性肺结核。1882 年 Koch 在显微镜下发现了结核杆菌,并进而证明结核病是由结核杆菌引起的,结核杆菌可以从肺结核患者传播给健康人。1921 年 Calmette 和 Guerin 培育出减毒的结核杆菌——卡介苗,可用于特异性免疫预防。1944 年链霉素的出现,开创了结核病化学治疗时期。异烟肼的临床应用,以及随后发现的利福平、吡嗪酰胺和乙胺丁醇等高效抗结核病药物的问世,使结核病的有效治疗得以实现,结核病化疗方案也已从单一药物的长期治疗(2 年左右),发展到多种药物的联合治疗,并大幅度缩短了疗程,发展为当前的短程化疗(6～9 个月)。目前,全球大多数结核病高负担国家和地区已采用了由 WHO 和国际防痨与肺部疾病联盟共同倡导的直接督导下的短程化疗(directly observed treatment, short-course, DOTS),全球结核病控制工作取得了显著成效。但近三十年来,由于不少国家降低了对结核病危害的认识,对结核病防治工作减少了财政投入,再加上人口的增长和流动速度加快、艾滋病病毒感染、化疗不当等原因,结核病疫情在有些国家和地区有死灰复燃的迹象,耐药结核杆菌感染率呈明显上升趋势,使结核病再次成为主要的公共卫生问题而引起流行病学界的关注。

(一)结核杆菌

结核病的病原体为结核杆菌,典型的形态为直或微弯曲的细长杆菌,有时呈 V 形、Y 形或条索状、短链状排列。结核杆菌革兰染色阳性,具有抗酸性,亦称抗酸杆菌。结核杆菌为需氧菌,在 35～40 ℃范围内均可生长,最适温度 37 ℃。结核杆菌生长缓慢,在罗氏改良培养基和小川培养基上 4～6 周才能繁殖成明显的菌落。结核杆菌属分枝杆菌,主要包括结核分枝杆菌(M. tuberculosis)、牛分枝杆菌(M. bovis)、非洲型分枝杆菌(M. africanum)和田鼠分枝杆菌(M. microti),以结核分枝杆菌对人的感染率和致病率最高,约占 90%,牛分枝杆菌较少(约占 5%)。

结核杆菌在外界环境因素的影响下,容易发生毒力、菌落、耐药性和 L 型等变异,毒力变异的典型例子为卡介苗。结核杆菌的致病性取决于该菌的毒力以及侵入机体的菌量。结核杆菌侵入机体的门户主要是呼吸道。它可以通过血行播散侵袭机体的所有脏器和组织,而肺组织是被结核杆菌侵袭的最常见器官,在各类结核病患者中,最多见的也是肺结核患者,约占结核病患者的90%以上,而且只有肺结核才具有传染性。

✏ 考点提示　掌握结核病的流行过程。

(二)结核病的传播

1. 传染源　痰涂片阳性的肺结核患者是结核病的主要传染源。以成年人为主,其传染性取决于患者的排菌数量。仅仅痰培养阳性的患者的传染性较小,痰涂片和痰培养阴性的患者一般无传染性。儿童肺结核以原发为主,大部分为涂片阴性,传染性小。传染性大小主要取决于患者的排菌数量,可通过痰涂片检查来定量判断。

活动性肺结核患者存在间歇性排菌状态。有空洞形成的患者,其痰中含有大量的结核杆菌,是重要的传染源。化学药物治疗后排菌患者的传染性迅速下降或消失,不再造成新的传播。

2. 传播途径　经空气传播是主要的传播途径,95%以上的结核杆菌的原发感染灶是在肺部,而且是通过称为微滴核的飞沫传播,经尘埃传播的很少。肺结核患者在谈话和咳嗽时从呼吸道排出含有结核杆菌的飞沫,大飞沫迅速落下,小飞沫与空气接触后水分急剧蒸发形成飞沫核(微滴核),小于 $5\mu m$ 的含菌微滴核可进入易感者肺泡造成感染。含有结核杆菌的大尘埃颗粒或 $5\mu m$ 以上的微滴核一般不会造成感染。但也有动物实验发现,菌尘气溶胶可以造成豚鼠感染,因此,仍需注意结核杆菌通过再生气溶胶传播的可能性。

当结核杆菌大量或少量反复进入消化道时,可在肠壁淋巴滤泡形成病灶,造成感染。

3. 易感人群　人群对结核杆菌普遍易感,人群中易感者的比例是结核病流行的重要影响因素。易感者在接触传染源后是否感染与接触时间长度和暴露程度有关,接触时间越长、传染源传染性越强、与传染源接触越密切则获得感染的可能性越大。拥挤、通风不良的居住环境可以增加易感者与传染源接触的密切程度和暴露危险性。易感者的年龄也可影响其感染的危险性,一般认为易感者发生感染的危险性随年龄而增长。在非 HIV 高感染地区,成年男性感染结核杆菌的危险性高于女性。与结核病患者接触的医务人员可成为结核病的高危人群。自然感染后可获得特异性免疫。

(三)结核病流行状况

1. 全球结核病的流行概况　据 WHO 估计,目前全球大约有 1/3 的人感染了结核杆菌,95%的结核病患者及98%的结核病死亡发生在发展中国家。自20世纪初以来,随着社会经济水平和医疗卫生服务的发展,结核病发病率在西方发达国家快速下降;20世纪50年代链霉素等有效抗结核病化疗药物的出现,使结核病在发达国家的流行得到了有效控制。但是,20世纪80年代后期,发达国家出现了结核病发病率回升趋势。同时,结核病仍在贫穷、落后的不发达国家和发展中国家肆虐。结核病、艾滋病和疟疾已成为世界三大传染病死因,对人群健康构成了严重威胁。

结核病流行在不同地区差异明显。据 WHO 估计,非洲撒哈拉以南地区结核病发病率高达 290/10 万,而结核病病例负担最大的国家则在亚洲的印度、中国和印度尼西亚,占了全球结核病病例的 50%。全球 22 个结核病高负担国家中,拥有结核病人数占全球结核病总人数的 80%,这些国家的抗结核工作将直接影响全球结核病疫情的发展。

结核病的另一个高发人群是 HIV 感染者。随着全球 HIV 感染及艾滋病患者的日益增多,由 HIV 引起的结核病患病与死亡的人数也日益增多,HIV 合并结核病的患者中约有三分之一会死于结核病。

2. 我国结核病的流行概况　中国是世界上仅次于印度的结核病高负担国家。每年死于结核病的人数占传染病死亡的 50%,位居传染病死亡第一或第二位。迄今为止,国家已开展了四次全国结核病流行病学抽样调查。据第四次全国性结核病流行病学抽样调查结果显示,我国全年龄组结核杆菌感染率为 44.5%,约 5.5 亿人受到了结核杆菌感染,感染率高于全球人口感染率。农村的结核病患病率为 397/10 万,城市的结核病患病率为 198/10 万。农村结核病的患病率是城市的 2 倍。贫困农村地区结核病死亡率是经济发达城市的 3 倍多。

结核病已成为当前我国重要的公共卫生问题。63.8% 的结核病患者年龄在 15～54 岁之间,处于最具生产能力的年龄段。男性 45 岁之后,结核病患病率上升加快。我国的结核病患者男女性别比约为 2:1,15 岁以下男女性结核病患病率接近,15 岁以上男女之间差异随年龄的增长逐渐扩大,在 35 岁出现一个汇合点,男性结核病患病率至 75 岁组达最高峰(825/10 万人口);而女性到 80 岁时达最高峰(434/10 万人口)。

我国结核病控制面临的一个严峻考验是耐多药结核病流行,目前,我国的部分地区已被 WHO 列入耐多药结核病热点地区。第四次结核病流行病学调查对从 30 个省、市、自治区的 256 个调查点的结核病患者中分离获得的 466 株结核杆菌进行了药物敏感性检测,结果发现,初始耐多药结核和获得性耐多药结核分别占了 7.6% 和 17.1%。

总之,在世界范围内结核病疫情都有加重的趋势。我国结核病流行事态更不容乐观,高感染率、高患病率、高死亡率、高耐药率和低递降率。耐多药结核病的流行使结核病的防控面临更严峻的挑战。

二、结核病分类

2004 年我国实施新的结核病分类标准,突出了对痰结核杆菌检查和化疗史的描述,取消按活动性程度及转归分期的分类,使分类法更符合现代结核病控制的概念和更具实用性。新的分类标准将结核病分为六种类型。

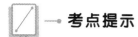 **考点提示**　掌握结核病的分类标准。

1. 原发型肺结核　也称初染结核,含原发复合征及胸内淋巴结结核。

2. 血行播散型肺结核　含急性血行播散型肺结核(急性粟粒型肺结核)及亚急性、慢性血行播散型肺结核。

3. 继发型肺结核　含浸润性肺结核、纤维空洞型肺结核和干酪样肺炎等。

4. 结核性胸膜炎　含结核性干性胸膜炎、结核性渗出性胸膜炎、结核性脓胸。

5. **其他肺外结核** 按部位和脏器命名,如骨关节结核、肾结核、肠结核等。
6. **菌阴肺结核** 菌阴肺结核为三次痰涂片及一次培养阴性的肺结核。

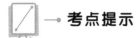 **考点提示** 掌握结核病的诊断标准。

三、结核病诊断标准

1. 原发型肺结核 多见于少年儿童,无症状或症状轻微,多有结核病家庭接触史,结核菌素试验多为强阳性,X线胸片表现为哑铃形阴影,即原发病灶、引流淋巴管炎和肿大的肺门淋巴结,形成典型的原发复合征。原发病灶一般吸收较快,可不留任何痕迹。若X线胸片只有肺门淋巴结肿大,则诊断为胸内淋巴结结核。肺门淋巴结结核可呈团块状、边缘清晰和密度高的肿瘤型或边缘不清、伴有炎性浸润的炎症型。

2. 血行播散型肺结核 急性粟粒型肺结核多见于婴幼儿和青少年,特别是营养不良、患传染病和长期应用免疫抑制剂导致抵抗力明显下降的小儿,多同时伴有原发型肺结核。成人也可发生急性粟粒型肺结核,可由病变中和淋巴结内的结核杆菌侵入血管所致。起病急,持续高热,中毒症状严重,一半以上的小儿和成人合并结核性脑膜炎。虽然病变侵及两肺,但极少有呼吸困难。全身浅表淋巴结肿大,肝和脾大,有时可发现皮肤淡红色粟粒疹,可出现颈项强直等脑膜刺激征,眼底检查约三分之一的患者可发现脉络膜结核结节。部分患者结核菌素试验阴性,随病情好转可转为阳性。X线胸片和CT检查开始为肺纹理重,在症状出现2周左右可发现由肺尖至肺底呈大小、密度和分布“三均匀”的粟粒状结节阴影,结节直径2 mm左右。亚急性、慢性血行播散型肺结核起病较缓,症状较轻,X线胸片呈双上、中肺野为主的大小不等、密度不同和分布不均的粟粒状或结节状阴影,新鲜渗出与陈旧硬结和钙化病灶共存。慢性血行播散型肺结核多无明显中毒症状。

3. 继发型肺结核 多发生在成人,病程长,易反复。肺内病变多为含有大量结核杆菌的早期渗出性病变,易进展,多发生干酪样坏死、液化、空洞形成和支气管播散;同时又多出现病变周围纤维组织增生,使病变局限化和瘢痕形成。病变轻重多寡相差悬殊,活动性渗出病变、干酪样病变和愈合性病变共存。因此,继发型肺结核X线表现特点为多态性,好发在上叶尖后段和下叶背段。痰结核杆菌检查常为阳性。

(1)浸润性肺结核:浸润渗出性结核病变和纤维干酪增殖病变多发生在肺尖和锁骨下,影像学检查表现为小片状或斑点状阴影,可融合和形成空洞。渗出性病变易吸收,而纤维干酪增殖病变吸收很慢,可长期无改变。

(2)空洞性肺结核:空洞形态不一,多由干酪渗出病变溶解形成洞壁不明显的、多个空腔的虫蚀样空洞,伴有周围浸润病变的新鲜的薄壁空洞,当引流支气管壁出现炎症半堵塞时,因活瓣形成,而出现壁薄的、可迅速扩大和缩小的张力性空洞及肺结核球干酪样坏死物质排出后形成的干酪溶解性空洞。空洞性肺结核多有支气管播散病变,临床症状较多,如发热、咳嗽、咳痰和咯血等。空洞性肺结核患者痰中常排菌。应用有效的化学药物治疗后,出现空洞不闭合,但长期多次查痰阴性,空洞壁由纤维组织或上皮细胞覆盖,诊断为净化空洞。但有些患者空洞还残留一些干酪组织,长期多次查痰阴性,临床上诊断为开放菌阴综合征,仍须随访。

（3）结核球:多由干酪样病变吸收和周边纤维膜包裹或干酪空洞阻塞性愈合而形成。结核球内有钙化灶或液化坏死形成空洞,同时 80% 以上结核球有卫星灶,可作为诊断和鉴别诊断的参考。直径在 2~4 cm,多小于 3 cm。

（4）干酪样肺炎:多发生在机体免疫力和体质衰弱,又受到大量结核杆菌感染的患者,或有淋巴结支气管炎,淋巴结中的大量干酪样物质经支气管进入肺内而发生。大叶性干酪样肺炎 X 线呈大叶性密度均匀磨玻璃状阴影,逐渐出现溶解区,呈虫蚀样空洞,可出现播散病灶,痰中能查出结核杆菌。小叶性干酪样肺炎的症状和体征都比大叶性干酪样肺炎轻,X 线呈小叶斑片播散病灶,多发生在双肺中下部。

（5）纤维空洞型肺结核:纤维空洞型肺结核的特点是病程长,反复进展恶化,肺组织破坏重,肺功能严重受损,双侧或单侧出现纤维厚壁空洞和广泛的纤维增生,造成肺门抬高和肺纹理呈垂柳样,患侧肺组织收缩,纵隔向患侧移位,常见胸膜粘连和代偿性肺气肿。结核杆菌长期检查阳性且常耐药。在结核病控制和临床上均为难题,关键在最初治疗中给予合理化学药物治疗,以预防纤维空洞型肺结核的发生。

4. 结核性胸膜炎 根据病史和临床表现,结核性胸膜炎一般可确诊。临床表现主要为中度发热、初起胸痛以后减轻、呼吸困难。

5. 其他肺外结核 诊断标准为:①结核杆菌培养阳性;②病理活检或尸检材料证实为干酪性肉芽肿(CG)和(或)抗酸杆菌阳性;③X 线胸片示双肺粟粒状阴影;④抗结核治疗有效。如结核杆菌培养阴性,则需 2 个或 2 个以上标准才能确诊为肺外结核。

6. 菌阴肺结核 菌阴肺结核为三次痰涂片及一次培养阴性的肺结核,其诊断标准为:①典型肺结核临床症状和胸部 X 线表现;②抗结核治疗有效;③临床可排除其他非结核性肺部疾病;④纯蛋白衍生物(5IU)强阳性,血清抗结核抗体阳性;⑤痰结核杆菌聚合酶链反应(PCR)和探针检测呈阳性;⑥肺外组织病理证实结核病变;⑦支气管肺泡灌洗(BAL)液中检出抗酸杆菌;⑧支气管或肺部组织病理证实结核病变。具备①~⑥中 3 项或⑦~⑧中任何 1 项可确诊。

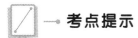 **考点提示** 熟悉结核病的治疗原则。

四、结核病治疗原则

结核病临床上有初、复治之分,患者有排菌和不排菌之别,结核杆菌有处于繁殖生长期和休眠静止期之别。抗结核药物有作用于酸性环境和细胞内酸性环境的药物,还有作用细菌外的碱性或中性环境的药物,一个合理正规的化疗方案必然有两种或两种以上的杀菌药,合理的剂量、科学的用药方法,足够的疗程,还要规律、早期用药,才能治愈结核病。缺少哪一个环节都能导致治疗失败。

1. 早期 对任何疾病都强调早诊断、早治疗,特别对结核病一定要早诊断、早治疗、早期治疗以免组织破坏,造成修复困难,肺结核早期,肺泡内有炎症细胞浸润和纤维素渗出,肺泡结构尚保持完整、可逆性大。同时细菌繁殖旺盛,体内吞噬细胞活跃,抗结核药物对代谢活跃生长繁殖旺盛的细菌最能发挥抑制和杀灭作用。早期治疗可利于病变吸收消散不留痕迹。如不及时治疗小病拖成大病,大病导致不治愈,一害自己,二害周围人。

2. 联合 无论初治还是复治患者均要联合用药、临床上治疗失败的原因往往是单一用药造成难治患者。联合用药必须要联合两种或两种以上的药物治疗,这样可避免或延缓耐药性的产生,又能提高杀菌效果。既有细胞内杀菌药物又有细胞外杀菌药物,又有适合酸性环境内的杀菌药,从而使化疗方案取得最佳疗效。并能缩短疗程,减少不必要的经济浪费。

3. 适量 药物对任何疾病治疗都必须有一个适当的剂量。这样才能达到治疗的目的,又不给人体带来毒副作用,几乎所有的抗结核药物都有毒副作用,如剂量过大,血液的药物浓度过高,对消化系统、神经系统、泌尿系统,特别对肝、肺可产生毒副反应;但剂量不足,血液浓度过低,达不到折菌、杀菌的目的,易产生耐药性。所以一定要采用适当的剂量,在专科医生的指导下用药。

4. 规律 一定要在专科医生指导下规律用药,因为结核杆菌是一种分裂周期长,生长繁殖缓慢、杀灭困难大的顽固细菌。在治疗上必须规律用药,如果用药不当,症状缓解就停用,必然导致耐药的发生,造成治疗失败。日后治疗更加困难,对规律用药必须做到一丝不苟,一顿不漏,决不可自以为是。

5. 全程 所谓全程用药就是医生根据患者的病情判定化疗方案,完成化疗方案所需要的时间,一个疗程 3 个月。全疗程一年或一年半。短程化疗不少于 6 个月或 10 个月。

要想彻底治疗肺结核必须遵循以上五个原则,即早期、联合、适量、规律、全程,才能确保查出必治、治必彻底。

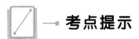 **考点提示** 熟悉结核病的社区预防。

五、结核病的社区预防

结核病是由结核杆菌引起的一种呼吸道传染病。多数患者是通过呼吸道感染的。结核杆菌在潮湿阴暗的环境中可以生存几个月。当患有活动期肺结核的患者吐痰后,结核杆菌就可随干了的痰迹飞散到四周,随时都可以感染健康人。人体对结核杆菌普遍易感,除毛发外几乎全身所有组织都可以感染结核杆菌,导致患肠结核、骨结核、淋巴结核等。由于结核病主要是经呼吸道进行传播,因此肺结核的发生率比其他器官结核病发生率高,占人体结核病的首位。患结核病后,患者可有低烧、盗汗、疲乏无力、干咳或痰中带血丝,颜面潮红,身体消瘦等症状。如不及时彻底治疗,会使病情转化为慢性,甚至引起中毒症状,造成患者死亡。

为了预防结核病的发生,应该注意做到以下几点。

(1)加强卫生教育,使青年人懂得结核病的危害和传染方式。养成不随地吐痰的良好卫生习惯。对结核病患者的痰要焚烧或药物消毒。

(2)在社区人群中积极开展肺结核或者疑似肺结核患者筛查工作,发现患者使之及时得到规范的治疗和管理,恢复健康,减少结核杆菌在人群中的传播。除此之外,还要按时给婴幼儿接种卡介苗,以使机体产生免疫、减少结核病的发生。

(3)对于筛查出肺结核可疑症状者,建议其到结核病定点医疗机构进行结核病检查。一周内进行随访,检查是否前去就诊,督促其及时就医。

(4)对患者的居住环境进行评估,告诉患者及家属做好防护工作,防止传染。

第二节 肺结核患者健康管理服务规范

一、服务对象

辖区内确诊的肺结核患者。

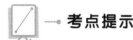 **考点提示** 掌握结核病患者健康管理服务规范及说明。

二、服务内容

(一)筛查及推介转诊

对辖区内前来就诊的居民或患者,若发现有慢性咳嗽、咳痰≥2周,咯血、血痰,或发热、盗汗、胸痛或不明原因消瘦等肺结核可疑症状者,在鉴别诊断的基础上,填写"双向转诊单"。推荐其到结核病定点医疗机构进行结核病检查。一周内进行电话随访,看是否前去就诊,督促其及时就医。

(二)第一次入户随访

乡镇卫生院、村卫生室、社区卫生服务中心(站)接到上级专业机构管理肺结核患者的通知单后,要在72 h内访视患者,具体内容如下。

(1)确定督导人员,督导人员优先为医务人员,也可为患者家属。

(2)对患者的居住环境进行评估,告诉患者及家属做好防护工作,防止传染。

(3)对患者及家属进行结核病防治知识宣传教育。

(4)告诉患者出现病情加重、严重不良反应、并发症等异常情况时,要及时就诊。

若72 h内2次访视均未见到患者,则将访视结果向上级专业机构报告。

知识链接

督导员选择原则

大多数结核病患者总是忘记服药,特别是当他们开始感觉好转并回到工作中去的时候(也就是在强化期前几周的治疗之后)督导治疗,在进行治疗的最初两个月尤为重要。选择一个合适的督导员能够督促患者按时服药、按时复查,在患者治疗的整个过程中帮助患者克服一些困难、完成整个疗程的规划治疗。选择督导员时应遵循下列原则。

（1）全面了解患者的情况。

（2）尊重患者的选择权。

（3）首先考虑村医/社区医生。

（4）如若选择家属，则必须对家属进行培训。同时与患者确定服药地点和服药时间。按照化疗方案，告知督导人员患者的"肺结核患者治疗记录卡"或"耐多药肺结核患者服药卡"的填写方法、取药的时间和地点，提醒患者按时取药和复诊。

（三）督导服药和随访管理

1. 督导服药

（1）医务人员督导：患者服药日，医务人员对患者进行直接面视下督导服药。

（2）家庭成员督导：患者每次服药要在家属的面视下进行。

2. 随访评估

对于由医务人员督导的患者，医务人员至少每个月记录 1 次对患者的随访评估结果；对于由家庭成员督导的患者，基层医疗卫生机构要在患者的强化期或注射期内每 10 天随访 1 次，继续期或非注射期内每个月随访 1 次。

（1）评估是否存在危急情况，如有则紧急转诊，2 周内主动随访转诊情况。

（2）对无须紧急转诊的，了解患者服药情况（包括服药是否规律，是否有不良反应），询问上次随访至此次随访期间的症状。询问其他疾病状况、用药史和生活方式。

3. 分类干预

（1）对于能够按时服药，无不良反应的患者，则继续督导服药，并预约下一次随访时间。

（2）患者未按定点医疗机构的医嘱服药，要查明原因。若是不良反应引起的，则转诊；若因其他原因，则要对患者强化健康教育。若患者漏服药次数超过 1 周及以上，要及时向上级专业机构进行报告。

（3）对出现药物不良反应、并发症或合并症的患者，要立即转诊，2 周内随访。

（4）提醒并督促患者按时到定点医疗机构进行复诊。

（四）结案评估

当患者停止抗结核治疗后，要对其进行结案评估，包括：记录患者停止治疗的时间及原因；对其全程服药管理情况进行评估；收集和上报患者的"肺结核患者治疗记录卡"或"耐多药肺结核患者服药卡"。同时将患者转诊至结核病定点医疗机构进行治疗转归评估，2 周内进行电话随访，看是否前去就诊及了解确诊结果。

三、服务流程

对辖区前来就诊的居民或患者进行筛查，若发现慢性咳嗽、咳痰≥2 周，咳血，发热，盗汗，胸痛或不明原因消瘦≥2 周的患者推介转诊至结核病定点医疗机构进行结核病检查。肺结核患者筛查与推介转诊流程，如图 10-1 所示。

在接到上级专业机构管理肺结核患者的通知后，对肺结核患者进行第一次入户随访。

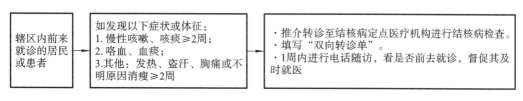

图 10-1　肺结核患者筛查与推介转诊流程

肺结核患者第一次入户随访流程,如图 10-2 所示。

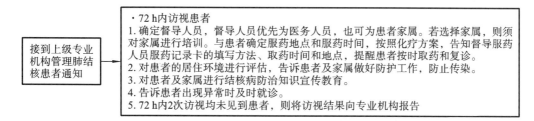

图 10-2　肺结核患者第一次入户随访流程

检查患者是否有紧急情况、有无不能处理的危险疾病或其他疾病,根据评估结果进行分类干预。肺结核患者督导服药与随访管理流程,如图 10-3 所示。

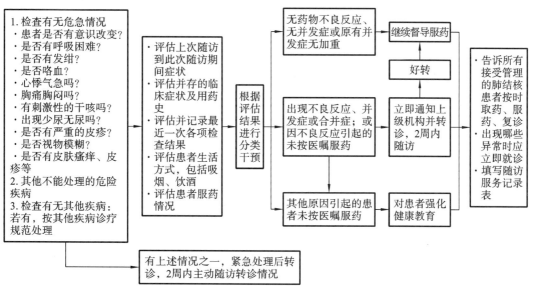

图 10-3　肺结核患者督导服药与随访管理流程

四、服务要求

(1) 在农村地区,主要由村医开展肺结核患者的健康管理服务。

(2) 肺结核患者健康管理医务人员需接受上级专业机构的培训和技术指导。

(3) 患者服药后,督导人员按上级专业机构的要求,在患者服完药后在"肺结核患者治疗记录卡"或"耐多药肺结核患者服药卡"中记录服药情况。患者完成疗程后,要将"肺结核患者治疗记录卡"或"耐多药肺结核患者服药卡"交上级专业机构留存。

（4）提供服务后及时将相关信息记入"肺结核患者随访服务记录表"，每月记入 1 次，存入患者的健康档案，并将该信息与上级专业机构共享。

（5）管理期间如发现患者从本辖区居住地迁出，要及时向上级专业机构报告。

五、工作指标

（1）肺结核患者管理率＝已管理的肺结核患者人数/辖区同期内经上级定点医疗机构确诊并通知基层医疗卫生机构管理的肺结核患者人数×100％。

（2）肺结核患者规则服药率＝按照要求规则服药的肺结核患者人数/同期辖区内已完成治疗的肺结核患者人数×100％。

规则服药：在整个疗程中，患者在规定的服药时间实际服药次数占应服药次数的 90％以上。

六、管理服务规范表格及说明

1. 肺结核患者第一次入户随访记录表 详见表 10-1。

表 10-1 肺结核患者第一次入户随访记录表

姓名：　　　　　　　　　　　　　　　　　　　　　　　　编号□□□-□□□□□

随访时间		年　　　月　　　日	
随访方式		1.门诊　2.家庭	□
患者类型		1.初治　2.复治	□
痰菌情况		1.阳性　2.阴性　3.未查痰	□
耐药情况		1.耐药　2.非耐药　3.未检测	□
症状及体征： 0.没有症状　1.咳嗽咳痰 2.低热盗汗　3.咯血或血痰 4.胸痛消瘦　5.恶心纳差 6.头痛失眠　7.视物模糊 8.皮肤瘙痒、皮疹 9.耳鸣、听力下降		□/□/□/□/□/□/□ 其他：	
用药	化疗方案		
	用法	1.每日　2.间歇	□
	药品剂型	1.固定剂量复合制剂 □　　2.散装药 □ 3.板式组合药 □　　4.注射剂 □	
督导人员选择		1.医生　2.家属　3.自服药　4.其他	□
家庭居住环境评估	单独的居室	1.有　2.无	□
	通风情况	1.良好　2.一般　3.差	□

生活方式评估	吸　烟	／　　支/天	
	饮　酒	／　　两/天	
健康教育及培训	取药地点、时间	地点： 时间：　　年　　月　　日	
	服药记录卡的填写	1.掌握　　　2.未掌握	□
	服药方法及药品存放	1.掌握　　　2.未掌握	□
	肺结核治疗疗程	1.掌握　　　2.未掌握	□
	不规律服药危害	1.掌握　　　2.未掌握	□
	服药后不良反应及处理	1.掌握　　　2.未掌握	□
	治疗期间复诊查痰	1.掌握　　　2.未掌握	□
	外出期间如何坚持服药	1.掌握　　　2.未掌握	□
	生活习惯及注意事项	1.掌握　　　2.未掌握	□
	密切接触者检查	1.掌握　　　2.未掌握	□
下次随访时间		年　　月　　日	
评估医生签名			

表 10-1 的填表说明如下。

（1）本表为医生在首次入户访视结核病患者时填写。同时查看患者的"肺结核患者治疗记录卡"、耐多药患者查看"耐多药肺结核患者服药卡"。

（2）编号：填写居民健康档案的后 8 位编码。前面 3 位数字，表示村（居）委会等，具体划分为：001～099 表示居委会，101～199 表示村委会，901～999 表示其他组织；后面 5 位数字，表示居民个人序号，由建档机构根据建档顺序编制。

（3）患者类型、痰菌情况、耐药情况和用药的信息，均在患者的"肺结核患者治疗记录卡"、耐多药患者查看"耐多药肺结核患者服药卡"中获得。

（4）督导人员选择：根据患者的情况，与其协商确定督导人员。

（5）家庭居住环境评估：入户后，了解患者的居所情况并记录。

（6）生活方式评估：在询问患者生活方式时，同时对患者进行生活方式指导，与患者共同制定下次随访目标。

吸烟情况：斜线前填写目前吸烟量，不吸烟填"0"，吸烟者写出每天的吸烟量"＊＊支/天"斜线后填写吸烟者下次随访目标吸烟量"＊＊支/天"

饮酒情况："从不饮酒者"不必填写其他有关饮酒情况项目。"日饮酒量"应折合相当于白酒"××两"。白酒 1 两折合葡萄酒 4 两、黄酒半斤、啤酒 1 瓶、果酒 4 两。

（7）健康教育及培训的主要内容。

①肺结核治疗疗程：只要配合医生、遵从医嘱，严格坚持规律服药，绝大多数肺结核是可以彻底治愈的。服用抗结核药物 1 个月以后，传染性一般就会消失。一般情况下，初治肺结核患者的治疗疗程为 6 个月，复治肺结核患者为 8 个月，耐多药肺结核患者 24 个月。

②不规律服药危害：如果不遵从医嘱，不按时服药，不完成全疗程治疗，就会导致初次

治疗失败,严重者会发展为耐多药结核病。治疗疗程明显延长,治愈率也会大大降低,甚至终生不愈。治疗费用也会大幅度增加。如果传染给其他人,被传染者一旦发病也是耐药结核病。

③服药方法及药品存放:抗结核药物宜采用空腹顿服的服药方式,一日的药量要在同一时间一次服用。应放在阴凉干燥、孩子接触不到的地方。夏天宜放在冰箱的冷藏室。

④服药后不良反应及处理:常见的不良反应有胃肠道不舒服、恶心、皮肤瘙痒、关节痛、手脚麻木等,严重者可能会呕吐、视物不清、皮疹、听力下降等;当出现上述任何情况时,应及时和医生联系,不要自行停药或更改治疗方案。服用利福平后出现尿液变红、红色眼泪现象为正常现象,不必担心。为及时发现并干预不良反应,每月应到定点医疗机构进行血常规、肝肾功能复查。

⑤治疗期间复诊查痰:查痰的目的是让医生及时了解患者的治疗状况、是否有效,是否需要调整治疗方案。初治肺结核患者应在治疗满 2、5、6 个月时,复治肺结核患者在治疗满 2、5、8 个月时,耐多药肺结核患者注射期每个月,非注射期每 2 个月均需复查痰涂片和培养。正确的留痰方法是:深呼吸 2～3 次,用力从肺部深处咳出痰液,将咳出的痰液留置在痰盒中,并拧紧痰盒盖。复查的肺结核患者应收集两个痰标本(夜间痰、清晨痰)。夜间痰:送痰前一日,患者晚间咳出的痰液;清晨痰:患者晨起立即用清水漱口后,留存咳出的第 2 口、第 3 口痰液。如果患者在留痰前吃过东西,则应先用清水漱口,再留存咳出的第 2 口、第 3 口痰液;装有义齿的患者在留取痰标本前应先将义齿取出。唾液或口水为不合格标本。

⑥外出期间如何坚持服药:如果患者需要短时间的外出,应告知医生,并带够足量的药品继续按时服药,同时要注意将药品低温、避光保存;如果改变居住地,应及时告知医生,以便能够延续治疗。

⑦生活习惯及注意事项:患者应注意保持良好的卫生习惯。避免将疾病传染他人,最好住在单独的光线充足的房间,经常开窗通风。不能随地吐痰,也不要下咽,应把痰吐在纸中包好后焚烧,或吐在有消毒液的痰盂中;不要对着他人大声说话、咳嗽或打喷嚏;传染期内应尽量少去公共场所,如需外出应佩戴口罩。

吸烟会加重咳嗽、咳痰、咯血等症状,大量咯血可危及生命。另抗结核药物大部分经肝脏代谢,并且对肝脏有不同程度的损害,饮酒会加重对肝脏的损害,降低药物疗效,因此在治疗期间应严格戒烟、禁酒。要注意休息,避免重体力活动,加强营养,多吃奶类、蛋类、瘦肉等高蛋白食物,还应多吃绿叶蔬菜、水果以及杂粮等富含维生素和无机盐的食品,避免吃过于刺激的食物。

⑧密切接触者检查:建议患者的家人、同班同学、同宿舍同学、同办公室同事或经常接触的好友等密切接触者,及时到定点医疗机构进行结核杆菌感染和肺结核筛查。

(8)下次随访时间:确定下次随访日期,并告知患者。

(9)评估医生签名:随访完毕,核查无误后随访医生签署其姓名。

2. 肺结核患者随访服务记录表　详见表 10-2。

表 10-2 肺结核患者随访服务记录表

随访时间	年 月 日	年 月 日	年 月 日	年 月 日
治疗月序	第 月	第 月	第 月	第 月
督导人员	1.医生 2.家属 3.自服药 4.其他	1.医生 2.家属 3.自服药 4.其他	1.医生 2.家属 3.自服药 4.其他	1.医生 2.家属 3.自服药 4.其他
随访方式	1.门诊 2.家庭 3.电话 □	1.门诊 2.家庭 3.电话 □	1.门诊 2.家庭 3.电话 □	1.门诊 2.家庭 3.电话 □
症状及体征： 0.没有症状 1.咳嗽咳痰 2.低热盗汗 3.咯血或血痰 4.胸痛消瘦 5.恶心纳差 6.关节疼痛 7.头痛失眠 8.视物模糊 9.皮肤瘙痒、皮疹 10.耳鸣、听力下降	□/□/□/□/□/ □/□ 其他：	□/□/□/□/□/ □/□ 其他：	□/□/□/□/□/ □/□ 其他：	□/□/□/□/□/ □/□ 其他：
生活方式指导 吸烟	/ 支/天	/ 支/天	/ 支/天	/ 支/天
生活方式指导 饮酒	/ 两/天	/ 两/天	/ 两/天	/ 两/天
用药 化疗方案				
用药 用法	1.每日 2.间歇 □	1.每日 2.间歇 □	1.每日 2.间歇 □	1.每日 2.间歇 □
用药 药品剂型	1.固定剂量复合制剂 □ 2.散装药 □ 3.板式组合药 □ 4.注射剂 □	1.固定剂量复合制剂 □ 2.散装药 □ 3.板式组合药 □ 4.注射剂 □	1.固定剂量复合制剂 □ 2.散装药 □ 3.板式组合药 □ 4.注射剂 □	1.固定剂量复合制剂 □ 2.散装药 □ 3.板式组合药 □ 4.注射剂 □
用药 漏服药次数	次	次	次	次
药物不良反应	1.无 □ 2.有_____	1.无 □ 2.有_____	1.无 □ 2.有_____	1.无 □ 2.有_____
并发症或合并症	1.无 □ 2.有_____	1.无 □ 2.有_____	1.无 □ 2.有_____	1.无 □ 2.有_____
转诊 科别				
转诊 原因				
转诊 2周内随访，随访结果				

续表

处理意见				
下次随访时间				
随访医生签名				
停止治疗及原因	1.出现停止治疗时间　　年　　月　　日 2.停止治疗原因:完成疗程□　死亡□　丢失□　转入耐多药治疗□			
全程管理情况	应访视患者_____次,实际访视_____次; 患者在疗程中,应服药_____次,实际服药_____次,服药率_____%			
	评估医生签名:_____			

表 10-2 的填表说明如下。

(1) 本表为结核病患者在接受随访服务时由医生填写。同时查看患者的"肺结核患者治疗记录卡"、耐多药患者查看"耐多药肺结核患者服药卡"。

(2) 编号:填写居民健康档案的后 8 位编码。前面 3 位数字,表示村(居)委会等,具体划分为:001～099 表示居委会,101～199 表示村委会,901～999 表示其他组织;后面 5 位数字,表示居民个人序号,由建档机构根据建档顺序编制。

(3) 生活方式指导:在询问患者生活方式时,同时对患者进行生活方式指导,与患者共同制定下次随访目标。

吸烟:斜线前填写目前吸烟量,不吸烟填写"0",吸烟者写出每天的吸烟量"＊＊支/天",斜线后填写吸烟者下次随访目标吸烟量"＊＊支/天"。

饮酒:"从不饮酒者"不必填写其他有关饮酒情况项目。"日饮酒量"应折合相当于白酒"××两"。白酒 1 两折合葡萄酒 4 两、黄酒半斤、啤酒 1 瓶、果酒 4 两。

(4) 漏服药次数:上次随访至本次随访期间漏服药次数。

(5) 药物不良反应:如果患者服用抗结核药有明显的药物不良反应,具体描述何种不良反应或症状。

(6) 合并症或并发症:如果患者出现了合并症或并发症,则具体记录。

(7) 转诊:如果转诊要写明转诊的医疗机构及科室类别,如××市人民医院结核科,并在原因一栏写明转诊原因。

(8) 2 周内随访,随访结果:转诊 2 周后,对患者进行随访,并记录随访结果。

(9) 处理:根据患者服药情况,对患者督导服药进行分类干预。

(10) 下次随访时间:根据患者此次随访分类,确定下次随访日期,并告知患者。

(11) 随访医生签名:随访完毕,核查无误后随访医生签署其姓名。

(12) 全程管理情况:肺结核患者治疗结案时填写。

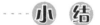

小　结

　　肺结核是由结核杆菌引发的肺部感染性疾病。痰涂片阳性的肺结核患者是结核病的主要传染源。多数患者是通过呼吸道感染的。人群对结核杆菌普遍易感,人群中易感者的比例是结核病流行的重要影响因素。中国是世界上仅次于印度的结核病高负担国家。每年死于结核病的人数占传染病死亡的 50%，位居传染病死亡第一或第二位。肺结核分为原发型肺结核、血行播散型肺结核、继发型肺结核、结核性胸膜炎、其他肺外结核和菌阴肺结核六种类型。对肺结核及时、准确的诊断和彻底治愈患者，不仅在于恢复患者健康，而且是消除传染源、控制结核病流行的最重要措施。同时需要建立结核病患者健康服务管理规范，以便结核病专业医师及其他有关医疗卫生机构医师取得共识，正确掌握诊断技术，合理使用化疗方案，提高肺结核的诊断和处理水平。

（关红军）

能力检测

第十一章
传染病及突发公共卫生事件应急处理

 学习目标

扫码看课件

掌握:传染病的定义、流行过程三环节、预防措施、报告时限。突发公共卫生事件的概念、传染病及突发公共卫生事件报告和处理服务规范及说明。

熟悉:潜伏期概念及流行病学意义、流行过程影响因素、法定传染病的分类分级。突发公共卫生事件报告分类、应急管理。

了解:我国重点监控的突发公共卫生事件、群体不明原因疾病。

案例引导

中东呼吸综合征

据报道,沙特一名44岁成年男子死于新型冠状病毒感染所致的中东呼吸综合征(MERS)。沙特阿卜杜勒阿齐兹国王大学等机构的科研人员对其死因进行了调查。该男子饲养9头骆驼。研究人员发现,该名男子饲养的9头骆驼中4头骆驼生病流鼻涕,他曾在发病前一周,为一头患病骆驼的鼻子抹药,但是7天后,这名男子就因为感染中东呼吸症候群冠状病毒而病倒。而这头骆驼后被证实体内带有新型冠状病毒,且两者感染的病毒经全基因组测序发现"几乎百分之百一致"。因此,研究人员相信,上述这一新型冠状病毒引起人类死亡病例是因密切接触染病骆驼被传染所致。

当MERS在2012年首次被发现时,沙特向全世界招募医生和护士,从美国的休士顿跨越至远在亚洲的菲律宾马尼拉。在当时,很多医护人员奔赴沙特展开救援和研究。而今,极具有讽刺意味的是,MERS病毒搭乘医疗人员,一起回到了自己的家乡。新型冠状病毒与SARS病毒同属冠状病毒。感染者多会出现严重的呼吸系统问题并伴有急性肾衰竭。但至今未找到预防和医治该病的有效方法。

问题：

1. 什么是中东呼吸综合征？
2. 简述中东呼吸综合征的流行过程。

在漫长的人类历史长河中，传染病曾是危害人类健康和生命的最严重的一类疾病。随着社会的发展、科学的进步，传染病得到了较好的控制。虽然传染病不再是引起人类死亡的首要疾病，但是，随着人类生活环境和行为生活方式的变化，各类新的传染病不断出现，并对人类健康构成巨大威胁。

第一节　传染病防治基本知识

一、传染病的定义

传染病（infectious disease）是由病原体（细菌、病毒和寄生虫等）引起的，能在人与人、动物与动物及人与动物之间相互传播的多种疾病的总称。

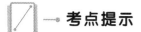 **考点提示**　掌握传染病的定义及流行过程的三环节。

二、传染病流行的基本环节

传染病在人群中的发生，必须具备三个相互连接的条件，即传染源、传播途径和易感人群。这三个条件统称传染病流行过程的三环节，当这三个条件同时存在并相互作用时就造成传染病的发生与蔓延。流行过程既受自然因素影响，也受社会因素影响。如果能正确认识各种传染病流行过程的规律性，及时采取有效措施，切断其中任意一个环节，即可阻止传染病在人群中的传播和流行，从而达到预防和控制传染病的目的。

（一）传染源

传染源（sourse of infectious）是指体内有病原体生长、繁殖并且能排出病原体的人和动物。包括传染病患者、病原携带者和受感染的动物。

1. 患者　传染病患者体内通常存在大量病原体，又具有利于病原体排出的临床症状如咳嗽、腹泻等，因此，患者在传染病的流行过程中起到极其重要的作用。如流行性感冒等呼吸道传染病患者的咳嗽、咳痰，急性肝炎等消化道传染病患者的呕吐、腹泻等均可大量排出病原体，增加易感染者感染的机会。

传染病患者作为传染源的意义在其病程的不同阶段有所不同，取决于各阶段是否排出病原体、排出的病原体数量和频度及持续时间长短。

（1）潜伏期（incubation period）：自病原体侵入机体到最早出现临床症状这一段时间称为潜伏期。不同传染病的潜伏期长短各异，其变化范围从几小时到数十年，受到病原体数量、毒力、侵入途径和机体状态的影响。

考点提示 熟悉潜伏期的概念及流行病学意义。

潜伏期的流行病学意义在于：①可以根据潜伏期判断患者受感染时间，用于追踪传染源，查找传播途径；②可以根据潜伏期确定接触者的留验、检疫和医学观察期限，一般为平均潜伏期加1～2天，危害严重者按该病的最长潜伏期予以留验和检疫；③可以根据潜伏期确定免疫接种时间；④可以根据潜伏期评价预防措施效果，一项预防措施实施后经过一个潜伏期，如果发病数明显下降，则可认为可能与措施有关；⑤潜伏期长短还可影响疾病的流行特征，一般潜伏期短的疾病，一旦流行，常呈暴发，且疫势凶猛。

（2）临床症状期：出现疾病特异性症状和体征的时期。由于此阶段病原体在体内繁殖最为旺盛，某些临床症状又有利于病原体排出和传播，因此患者的传染性在临床症状期最强，严格的隔离措施有助于限制病原体的播散。

（3）恢复期：此时疾病的传染性逐步消失，有些传染病患者已不再作为传染源，如水痘；但也有些疾病如痢疾、伤寒等患者在恢复期仍可排除病原体并继续起到传染源的作用。

不同的传染病排出病原体的时期及时间长短各不相同，流行病学上将患者排出病原体的整个时期，称为传染期（communicable period）。传染期的流行病学意义在于它是决定传染病患者隔离期限的重要依据。同时，传染期的长短也可影响疾病的流行特征，如传染期短的疾病，继发病例常成簇出现；传染期长的疾病，继发病例陆续出现，持续时间可能较长。

尽管有临床症状的患者是重要的传染源，但轻型或非典型患者的传染性因其未能受到管理、活动和排出病原体范围广泛而不容忽视。

2. 病原携带者 病原携带者（carrier）是指没有任何临床表现而能排出病原体的人。根据病原体的不同，病原携带者可以分为：带菌者、带毒者和带虫者。病原携带者按其携带状态和疾病分期分为潜伏期病原携带者、恢复期病原携带者和健康病原携带者三类。

（1）潜伏期病原携带者：在潜伏期内携带并排出病原体者。只有少数的传染病如麻疹、甲肝等才有此类携带者。多数的传染病是在潜伏期的末期才能排出病原体。

（2）恢复期病原携带者：临床症状消失后，仍能在一定时间内排出病原体的人。如痢疾、伤寒、白喉、流行性脑脊髓膜炎和乙肝等，都可以有恢复期病原携带者。凡临床症状消失后病原携带时间在三个月以内者，称为暂时性病原携带者；超过三个月者，称为慢性病原携带者。少数人甚至可携带终身。慢性病原携带者因其携带病原时间长，应高度重视其作为传染源的作用。

（3）健康病原携带者：整个感染过程中均无明显临床症状与体征而排出病原体的人。此类携带者多为隐性感染的结果，一般只能用实验方法证实。作为以隐性感染为主的传染病如脊髓灰质炎、乙肝等，健康病原携带者数量众多，是非常重要的传染源。

病原携带者作为传染源的意义主要取决于：其排出的病原体量、携带病原体的时间长短、携带者的职业、社会活动范围、个人卫生习惯、环境卫生条件及防疫措施等。在饮食服务行业、供水企业、托幼机构等单位工作的病原携带者对人群的威胁比较大。

3. 受感染的动物 人类的某些传染病是由动物传播造成的。这些疾病的病原体在自然界的动物间传播，因此也称动物传染病（zoonosis）；在一定条件下可以传染给人，所致疾病称为自然疫源性疾病或人畜共患病,如鼠疫、森林脑炎、钩端螺旋体病、狂犬病、炭疽、血吸虫病等。动物作为传染源的意义主要取决于:人与受感染的动物接触的机会和密切程度,动物传染源的种类和密度,以及环境中是否有适宜该疾病传播的条件等。

(二)传播途径

传播途径(route of transmission)指病原体从传染源排出后,侵入新的易感宿主前,在外环境中所经历的全部过程。传染病可通过一种或多种途径传播,常见的传播途径有如下几种。

1. 经空气传播(air-borne infection) 经空气传播其方式包括以下三种方式。

(1)经飞沫传播:患者呼气、打喷嚏、咳嗽时可以经口鼻将含有大量病原体的飞沫排入环境。大的飞沫(直径在 $100~\mu m$ 以上)迅速降落到地面,小的飞沫(直径在 $15\sim100~\mu m$)在空气中短暂停留,局限于传染源周围。因此,经飞沫传播只能累及传染源周围的密切接触者。这种传播在一些拥挤的公共场所如车站、影剧院、临时工棚等较易发生。对环境抵抗力较弱的流感病毒、百日咳杆菌和脑膜炎双球菌常经此方式传播。

(2)经飞沫核传播:飞沫核是飞沫表层水分蒸发后剩下的蛋白质和病原体组成的核。直径约 $1~\mu m$ 的飞沫核可以气溶胶的形式漂流至远处。结核杆菌、白喉杆菌等耐干燥的病原体可经飞沫核传播。

(3)经尘埃传播:含有病原体的飞沫或分泌物落在地面,干燥后形成尘埃。易感者吸入后即可感染。对外界抵抗力较强的病原体,如结核杆菌和炭疽杆菌的芽胞等,可通过尘埃传播。

经空气传播传染病的流行特征如下:①传播广泛,传播途径易实现,发病率高;②冬春季高发;③少年儿童及老年人多见;④在未免疫预防人群周期性升高;⑤受居住条件和人口密度等因素的影响较大。

2. 经水传播(water-borne infection) 传染病经水传播的方式包括经饮用水和疫水传播。

(1)经饮水传播:如伤寒、霍乱、痢疾、甲肝等许多肠道传染病都可经饮用水源进行传播。饮用水受到污染的情况很多,如自来水管网破损污水渗入所致,也可因粪便、污物或地面污物等污染水源所致。经饮水传播的疾病常呈现为暴发。其流行特征为:①病例分布与供水范围一致,有饮用同一水源史;②在水源经常受到污染处病例终年不断;③除哺乳婴儿外,发病无年龄、性别、职业差别;④停用污染水源或采取消毒、净化措施后,暴发或流行即可平息。

(2)经疫水传播:易感者接触含有病原体的疫水时,病原体经过破损的皮肤、黏膜侵入机体而造成的传播,如血吸虫病、钩端螺旋体病等。其流行特征如下:①患者均有疫水接触史;②发病有季节性、职业性和地区性;③大量易感者进入疫区接触疫水时可致暴发或流行;④加强疫水处理和个人防护,可控制病例发生。

3. 经食物传播(food-borne infection) 当食物本身含有病原体或受到病原体的污染时,可引起传染病的传播。经食物传播的传染病包括许多肠道传染病和某些寄生虫病,个别呼吸道传染病(如结核病)及少数人畜共患病(如炭疽病)也可通过食物传播。受感染的动物食物,如未经煮熟或消毒即食用便可引起感染。

其流行病学特征为:①患者有进食某一食物史,不食者不发病;②一次大量污染可呈现暴发;③停止供应污染食品后,暴发或流行可平息。

4. 接触传播(contact infection) 包含下列两类传播方式。

(1)直接接触传播:在没有任何外界因素参与下,传染源与易感者直接接触而引起疾病的传播,如性传播疾病、狂犬病等。

(2)间接接触传播:易感者接触了被传染源的排出物或分泌物等污染的日常生活用品所造成的传播,又称为日常生活接触传播。被污染的手在此类传播中起重要作用。常见于一些肠道传染病、皮肤传染病及某些对外环境抵抗力较强的呼吸道传染病。

其流行特征为:①传染病经间接接触传播一般呈散发,很少造成流行;②无明显季节性;③个人卫生习惯不良和卫生条件较差地区发病较多;④如切实改善个人卫生习惯及卫生条件后,可以减少或防止病例发生。

5. 经媒介节肢动物传播(arthropod/vector-borne infection) 传播方式包括机械携带和生物性传播。

(1)机械携带传播:媒介生物与病原体之间没有生物学依存关系,媒介生物对病原体仅起机械携带作用。如伤寒、痢疾等肠道传染病的病原体可以在苍蝇、蟑螂等体表和体内存活数天。节肢动物通过接触、反吐和粪便排出病原体等方式,污染食物或餐具,使接触者感染。

(2)生物性传播:病原体进入媒介生物体内经过发育或繁殖,然后传给易感者。如乙脑病毒、疟原虫等是通过此方式传播。

其流行特征为:①地区性分布明显;②具有职业性特征;③有一定的季节性;④暴露机会多的人群发病较多,如青壮年。

6. 经土壤传播(soil-borne infection) 有些传染病可通过被污染的土壤传播。一些能形成芽胞的病原体(如炭疽、破伤风等)污染土壤后可保持传染性达数十年之久。有些寄生虫卵从宿主排出后,需在土壤中发育一段时间,才具有感染易感者的能力。经土壤传播的流行病学意义主要取决于病原体在土壤中的存活能力与存活时间、个体与土壤接触的机会、个人卫生习惯和卫生条件等因素。

7. 医源性传播(nosocomial transmission) 在医疗、预防工作中,由于未能严格执行规章制度和操作规程,而人为引起某些传染病的传播。如医疗器械消毒不严,药品或生物制剂被污染,患者在输血时感染艾滋病、丙肝等。我国也曾报道过血友病患者因使用进口第Ⅷ因子而感染 HIV 的事例。

8. 垂直传播(vertical infection) 病原体通过母体传给子代,也被称为围生期传播或母婴传播。其传播方式包括如下几种。

(1)经胎盘传播:受感染孕妇体内的病原体可经胎盘血液使胎儿受到感染。常见的如风疹病毒、艾滋病病毒、巨细胞病毒和乙肝病毒等。

(2)上行性感染:病原体从孕妇阴道经宫颈到达绒毛膜或胎盘引起胎儿感染,如单纯疱疹病毒、葡萄球菌、白色念珠菌等。

(3)分娩时引起传播:分娩过程中胎儿在通过严重感染的产道时可被感染。如淋球菌、疱疹病毒均可通过这种方式实施传播。

传播途径是病原体实现不同宿主间转移所必须经历的中间环节,当某种传染病发生流行时,为控制传染病在人群中的传播蔓延,必须通过深入的流行病学调查了解其传播途径,并采取有针对性的防治措施,才能控制传染病的继续传播和流行。需要注意的是许多传染病可通过一种以上途径传播,以哪一种途径传播取决于病原体所处环境的流行病学特征和病原体自身的流行病学特征。如甲肝既可经水、食物传播,还可经媒介节肢动物、日常生活接触等多种途径进行传播。

(三)易感人群

易感人群是指有可能发生传染病感染的人群。换句话说,易感人群就是对某传染病的病原体不具备免疫力的人群。人群作为一个整体对传染病的易感程度称为人群易感性(herd susceptibility)。人群易感性的高低取决于该人群中易感个体占全部人口的比例。与之相对应的是人群免疫力(herd imminity),即人群作为一个整体对传染病侵入和传播的抵抗能力。要评价人群易感性高低,可以从人群中该病既往流行情况、针对该病的预防接种情况以及抗体水平检测结果等进行判定。

1. 影响人群易感性升高的主要因素

(1)新生儿增加:婴儿出生后胎传免疫会逐渐减弱,一般出生 6 个月以上未经人工免疫的婴儿,对许多传染病易感。

(2)易感人口迁入:流行区的居民因隐性或显性感染而获得免疫力,当大量缺乏相应免疫力的非流行区居民进入,则会使流行区人群的易感性增高。

(3)免疫人口免疫力自然消退:当人群的病后免疫或人工免疫水平随时间逐渐消退时,人群的易感性升高。

(4)免疫人口死亡:免疫人口的死亡可相对地使人群易感性增高。

2. 影响人群易感性降低的主要因素

(1)预防接种:预防接种可提高人群对传染病的特异性免疫力,是降低人群易感性的重要措施。预防接种必须按程序规范实施。

(2)传染病流行:一次传染病流行后,人群中相当部分的人因发病或隐性感染而获得免疫,人群中免疫人口数量和比例增加,人群易感性降低。但这种免疫力可以持续较短时间,也可以是终身免疫,因病种而不同。

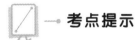 **考点提示**　　熟悉影响传染病流行过程的因素。

(四)影响传染病流行过程的因素

传染病的流行依赖于传染源、传播途径和易感者三个环节的连接和延续,任何一个环节的变化都可能影响传染病的流行和消长。这三个环节的连接往往受到自然因素和社会因素的影响和制约。比如,艾滋病流行的生物学因素是艾滋病病毒的出现,而人们不正确的社会价值观,不良的性观念、性行为以及吸毒等则是导致其流行的社会因素。

1. 自然因素　影响流行过程的自然因素包括气候、地理、土壤等环境物质条件方面的因素以及动、植物方面的生物学因素,其中气候与地理因素对流行过程的影响最为明显。某些地形、地貌,某些种类的动物传染源生存,因而成为某些疾病的自然疫源。如野鼠鼠疫的传染源旱獭,只栖息在高山、草原;而肾病综合征出血热传染源黑线姬鼠则栖息在潮湿、多草地区。

2. 社会因素 影响流行过程的社会因素包括人类的一切活动,如人们的卫生习惯、卫生条件、医疗卫生状况、生活条件、居住环境、人口流动、风俗习惯、宗教信仰、社会动荡等。近年来新发、再发传染病的流行,很大程度上受到了社会因素的影响。社会因素对流行过程的影响也是复杂的,既可以促进传染病的流行,也可以对传染病的流行产生抑制作用。例如,人类社会经济的发展推动了医学科学技术的进步,也促进了人们卫生条件、卫生习惯、卫生知识水平的明显改善,可以对传染病流行产生明显的抑制作用。相反,社会经济发展水平低下,社会生活秩序动荡不安甚至发生战争、灾害等往往可以促进传染病的发生和流行。

综上所述,自然因素与社会因素对传染病流行过程都能产生影响。实际工作中,应该认真分析传染病流行因素,从生物学防治与社会学防治两方面开展传染病的防治工作。

三、法定传染病分类

我国 1989 年颁布的《中华人民共和国传染病防治法》中规定的传染病分为甲、乙、丙三类,共 35 种。2004 年修订后,规定的传染病仍为甲、乙、丙三类,病种调整为 37 种;2008 年卫生部公布增加手足口病为丙类传染病,2009 年卫生部公布增加甲型 H1N1 流感为乙类传染病,目前我国法定报告传染病共 39 种。

◆── 考点提示 熟悉法定传染病的分类。

1. 甲类 鼠疫、霍乱,共 2 种。

2. 乙类 传染性非典型肺炎、艾滋病、病毒性肝炎、脊髓灰质炎、人感染高致病性禽流感、麻疹、甲型 H1N1 流感、流行性出血热、狂犬病、流行性乙型脑炎、登革热、炭疽、细菌性和阿米巴性痢疾、肺结核、伤寒和副伤寒、流行性脑脊髓膜炎、百日咳、白喉、新生儿破伤风、猩红热、布鲁氏菌病、淋病、梅毒、钩端螺旋体病、血吸虫病、疟疾,共 26 种。

3. 丙类 手足口病、流行性感冒、流行性腮腺炎、风疹、急性出血性结膜炎、麻风病、流行性和地方性斑疹伤寒、黑热病、棘球蚴病(包虫病)、丝虫病,除霍乱、细菌性和阿米巴性痢疾、伤寒和副伤寒以外的感染性腹泻病,共 11 种。

同时规定,对乙类传染病中传染性非典型肺炎、炭疽中的肺炭疽和人感染高致病性禽流感、甲型 H1N1 流感,采取甲类传染病的预防、控制措施。其他乙类传染病和突发原因不明的传染病需要采取甲类传染病的预防、控制措施的,由国务院卫生行政部门及时报经国务院批准。省、自治区、直辖市人民政府对本行政区域内常见、多发的其他地方性传染病,可以根据情况决定按照乙类或者丙类传染病管理并予以公布,报国务院卫生行政部门备案。

四、传染病的预防

在未来相当长一段时间内,传染病的预防与控制仍将是我国疾病预防与控制的重要内容之一。由于传染源、传播途径和易感人群是构成传染病流行过程的三个基本环节,必须同时具备,缺一不可,因此,传染病预防和控制的基本策略就是针对这三个环节采取相应措施。

(一)针对传染源的措施

1. 患者 针对患者的措施应做到"五早",即早发现、早诊断、早报告、早隔离、早治疗。

2. 病原携带者 对病原携带者,应做好登记、管理和随访,直至其病原体检查 2~3 次阴性。在饮食、托幼和服务行业工作的病原携带者须暂时离开工作岗位,久治不愈的伤寒或病毒性肝炎病原携带者不得从事威胁性职业。艾滋病、乙肝和丙肝、疟疾病原携带者严禁做献血员。

3. 接触者 凡与传染源有过接触并有可能受感染者都应接受检疫。检疫期为最后接触日至该病的最长潜伏期。

(1)留验:隔离观察。甲类传染病接触者应留验,即在指定场所进行观察,限制活动范围,实施诊察、检验和治疗。

(2)医学观察:乙类和丙类传染病接触者可正常工作、学习,但需接受体检、测量体温、病原学检查和必要的卫生处理等医学观察。

(3)应急接种和药物预防:对潜伏期较长的传染病如麻疹,可对接触者施行预防接种。此外还可采用药物预防,如服用青霉素预防猩红热,服用乙胺嘧啶或氯喹预防疟疾等。

4. 动物传染源 对危害大且经济价值不大的动物传染源应予以彻底消灭。对危害大的病畜或野生动物应予以捕杀、焚烧或深埋。对危害不大且有经济价值的病畜可予以隔离治疗。此外,还要做好家畜和宠物的预防接种和检疫。

(二)针对传播途径的措施

由于不同传染源的传播途径存在差异,因此需要针对各自传播途径的特点采取不同措施。如肠道传染病应做好粪便、垃圾、污水处理,注意食品和饮水卫生,培养个人卫生习惯等。经媒介昆虫传播的疾病,可根据不同媒介昆虫的生态习性特点采取不同的杀虫方法。呼吸道传染病应采取空气消毒、戴上口罩、加强通风等措施。

(三)针对易感者的措施

1. 免疫预防 传染病的免疫预防包括主动免疫和被动免疫。其中计划免疫是预防传染病流行的重要措施,属于主动免疫。此外,当传染病流行时,被动免疫可以为易感者提供及时的保护抗体,如注射胎盘球蛋白和丙种球蛋白预防麻疹、流行性腮腺炎、甲肝等。高危人群应急接种可以通过提高群体免疫力来及时制止传染病大面积流行。

2. 药物预防 药物预防也可以作为一种应急措施来预防传染病的扩散。但药物预防作用时间短、效果不巩固,易产生耐药性,因此其应用具有较大的局限性。一般情况下不提倡使用药物预防。

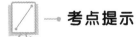 **考点提示** 掌握传染病的预防措施。

3. 个人防护 接触传染病的医务人员和实验室工作人员应严格遵守操作规程,配置

和使用必要的个人防护用品。有可能暴露于传染病生物传播媒介的个人需穿戴防护用品如口罩、手套、护腿、鞋套等。疟疾流行区可使用个人防护蚊帐。安全的性生活应使用安全套。

(四)传染病暴发、流行的紧急措施

根据传染病防治法规定,在有传染病暴发、流行时,县级以上地方人民政府应当立即组织力量,按照预防、控制预案进行防治,切断传染病的传播途径,报经上一级人民政府决定后,可以采取下列紧急措施。

(1)限制或者停止集市、影剧院演出或者其他人群聚集的活动。

(2)停工、停业、停课。

(3)封闭或者封存被传染病病原体污染的公共饮用水源、食品以及相关物品。

(4)控制或者扑杀染疫野生动物、家畜家禽。

(5)封闭可能造成传染病扩散的场所。

甲类和乙类传染病暴发、流行时,县级以上地方人民政府报经上一级人民政府决定,可以宣布本行政区域部分或者全部为疫区;国务院可以决定并宣布跨省、自治区、直辖市的疫区。县级以上地方人民政府可以在疫区内采取上述紧急措施,并可以对出入疫区的人员、物资和交通工具实施卫生检疫。省、自治区、直辖市人民政府可以决定对本行政区域内的甲类传染病疫区实施封锁;但是,封锁大、中城市的疫区或者封锁跨省、自治区、直辖市的疫区,以及封锁疫区导致中断干线交通或者封锁国境的,由国务院决定。

五、传染病报告和处理

1. 传染病的发现和登记 门诊部、住院部等有关科室接诊传染病患者时,首先进行登记,填写传染病报告卡,然后做好处置工作。检验科、放射科等检验部门发现与传染病诊断有关的异常检验结果应及时反馈给临床医生,以便及时做出诊断并报告。

2. 疫情报告和公布 2006年卫生部新修订的《突发公共卫生事件与传染病疫情监测信息报告管理办法》中明确规定:各级各类医疗机构、疾病预防控制机构、采供血机构均为责任报告单位;其执行任务的人员和乡村医生、个体开业医生均为责任疫情报告人,必须按照传染病防治法的规定进行疫情报告,履行法律规定的义务。

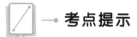 **考点提示**   掌握传染病的报告时限。

责任报告单位和责任疫情报告人发现甲类传染病和乙类传染病中的肺炭疽、传染性非典型肺炎、脊髓灰质炎、人感染高致病性禽流感的患者或疑似患者时,或发现其他传染病和不明原因疾病暴发时,应于2 h内将传染病报告卡通过网络报告;未实行网络直报的责任报告单位应于2 h内以最快的通信方式(电话、传真)向当地县级疾病预防控制机构报告,并于2 h内寄送出传染病报告卡。对其他乙、丙类传染病患者、疑似患者和规定报告的传染病病原体携带者在诊断后,实行网络直报的责任报告单位应于24 h内进行网络报告;未实行网络直报的责任报告单位应于24 h内寄送出传染病报告卡。

《传染病防治法》还规定,对乙类传染病中传染性非典型肺炎、炭疽中的肺炭疽和人感

染高致病性禽流感、甲型 H1N1 流感,采取甲类传染病的预防、控制措施。其他乙类传染病和突发原因不明的传染病需要采取甲类传染病的预防、控制措施的,由国务院卫生行政部门及时报经国务院批准。省、自治区、直辖市人民政府对本行政区域内常见、多发的其他地方性传染病,可以根据情况决定按照乙类或者丙类传染病管理并予以公布,报国务院卫生行政部门备案。

六、传染病的隔离

甲类传染病患者、病原携带者必须强制隔离治疗,隔离期限根据各种传染病的最长传染期及医学检查结果确定。对甲类传染病的疑似患者,确诊前在指定场所单独隔离治疗。拒绝隔离治疗的,可以由公安机关协助医疗机构采取强制隔离治疗措施。乙类或丙类传染病患者、病原携带者根据病情采取必要的治疗或者控制传播措施。凡与传染源有过接触并有可能感染者应根据具体情况进行隔离、留验、医学观察。

七、传染病的消毒

消毒(disinfection)是用化学、物理、生物的方法杀灭或消除环境中致病性微生物的一种措施。从公共卫生角度分类,消毒可分为预防性消毒和疫源地消毒两大类。

1. 预防性消毒　指针对可能受到病原微生物污染的场所和物品施行消毒,如乳制品消毒、饮水消毒、空气消毒等。

2. 疫源地消毒　指对现有或曾经有传染源存在的场所进行消毒,目的是消灭传染源排出的致病性微生物。疫源地消毒又分为随时消毒和终末消毒。

(1)随时消毒(current disinfection):当传染源还存在时,对其排泄物、分泌物及其所污染的物品和场所及时进行消毒。

(2)终末消毒(terminal disinfection):当传染源痊愈、死亡或离开后所作的一次性彻底消毒。其目的是完全清除传染源所播散、留下的病原微生物。通常情况下,病原微生物对外界抵抗力较强的疾病才需要进行终末消毒,如霍乱、鼠疫、伤寒、病毒性肝炎、肺结核、炭疽、白喉等;而对外界抵抗力较弱的疾病如水痘、流感、麻疹等一般不需要进行终末消毒。

知识链接

传染病突发公共卫生事件

　　根据近年来,全球台风、海啸、洪水、地震、雪灾、高热等自然灾难经常发生,在某些国家和地区因各种原因导致战争、冲突和生物恐怖袭击等人为灾难也不断出现,由于缺乏基本的卫生保障,灾难和传染病相伴发生。传染病突发公共卫生事件包括地震、洪水、战争等灾难引发的传染病和新发传染病,可造成国家和社会严重的经济损失和广泛的社会影响。此外,突发传染病和新发传染病与生物威胁、生物恐怖有着不可分割的联系,越来越成为威胁人类生命健康的重大公共卫生问题。因此需加强重大传染病突发公共卫生事件的研究,对我国传染病突发公共卫生事件提出前瞻性的应对措施和宏观指导策略,提升我国传染病的防控能力和防治水平。

第二节　突发公共卫生事件

突发公共卫生事件由于缺乏先兆,突然发生,直接威胁公众身心健康与生命安全。随着全球人口的不断增长和资源的逐渐耗竭,突发公共卫生事件的危害日益突出。当前,许多国家已将突发公共卫生事件列为重要的公共卫生问题。探索突发公共卫生事件的发生、发展规律,以及研究预防事件发生、控制事件发展、消除事件危害的对策和措施,是突发公共卫生事件研究的重要任务。

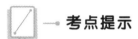 **考点提示** 掌握突发公共卫生事件的概念。

一、突发公共卫生事件的定义

国务院 2003 年 5 月 7 日颁布施行了《突发公共卫生事件应急条例》,在其中明确了突发公共卫生事件(emergency public health events)的概念:指突然发生,造成或者可能造成社会公众健康严重损害的重大传染病疫情、群体性不明原因疾病、重大食物和职业中毒及其他严重影响公众健康的事件。突发公共卫生事件必然具备两个基本要素:一是事件突然发生,出乎意料;二是威胁到公众的健康,可以认为突发公共卫生事件是突发事件的特例。SARS 是人类未曾经历过的疾病,而且突然发生,迅速传播,造成大量人员健康受损,甚至死亡,属于重大传染病疫情,是一起典型的突发公共卫生事件。

二、突发公共卫生事件报告种类

目前突发公共卫生事件的分类常采用两种方法,一是按照引发突发公共卫生事件的原因和性质分为生物因素所致疾病、自然灾害、人为事故、不明原因引起的群体性疾病。另一种按照《突发公共卫生事件应急条例》将突发公共卫生事件分为重大传染病疫情、群体性不明原因疾病、重大中毒事件和其他严重影响公众健康的事件四类。

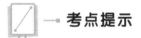 **考点提示** 熟悉突发公共卫生事件报告种类。

1. 重大传染病疫情　某种传染病在短时间内发生、波及范围广泛,出现大量的患者或死亡病例,其发病率远远超过常年的发病率水平。

2. 群体性不明原因疾病　在短时间内,某个相对集中的区域内,同时或者相继出现具有共同临床表现患者,且病例不断增加,范围不断扩大,又暂时不能明确诊断的疾病。

3. 重大中毒事件　由于食品污染和职业危害的原因,而造成的人数众多或者伤亡较重的中毒事件。

4. 其他严重影响公众健康的事件　包括医源性感染暴发，药品或免疫接种引起的群体性反应或死亡事件，严重威胁或危害公众健康的水、环境、食品污染和放射性、有毒有害化学性物质丢失、泄漏等事件，生物、化学、核辐射等恐怖袭击事件，有毒有害化学品生物毒素等引起的集体性急性中毒事件，有潜在威胁的传染病动物宿主、媒介生物发生异常，学生因意外事故自杀或他杀出现 1 例以上的死亡，以及上级卫生行政部门临时规定的其他重大公共卫生事件。

三、突发公共卫生事件的级别

根据突发公共卫生事件导致人员伤亡和健康危害情况将医疗卫生救援事件分为特别重大（Ⅰ级）、重大（Ⅱ级）、较大（Ⅲ级）和一般（Ⅳ级）四级。

1. Ⅰ级　有下列情形之一的为特别重大突发公共卫生事件。

（1）肺鼠疫、肺炭疽在大、中城市发生并有扩散趋势，或肺鼠疫、肺炭疽疫情波及 2 个以上的省份，并有进一步扩散趋势。

（2）发生传染性非典型肺炎、人感染高致病性禽流感病例，并有扩散趋势。

（3）涉及多个省份的群体性不明原因疾病，并有扩散趋势。

（4）发生新传染病或我国尚未发现的传染病发生或传入，并有扩散趋势，或发现我国已消灭的传染病重新流行。

（5）发生烈性病菌株、毒株、致病因子等丢失事件。

（6）周边及与我国通航的国家和地区发生特大传染病疫情，并出现输入性病例，严重危及我国公共卫生安全的事件。

（7）国务院卫生行政部门认定的其他特别重大突发公共卫生事件。

2. Ⅱ级　有下列情形之一的为重大突发公共卫生事件。

（1）在一个县（市）行政区域内，一个平均潜伏期（6 天）内发生 5 例以上肺鼠疫、肺炭疽病例，或者相关联的疫情波及 2 个以上的县（市）。

（2）发生传染性非典型肺炎、人感染高致病性禽流感疑似病例。

（3）腺鼠疫发生流行，在一个市（地）行政区域内，一个平均潜伏期内多点连续发病 20 例以上，或流行范围波及 2 个以上市（地）。

（4）霍乱在一个市（地）行政区域内流行，1 周内发病 30 例以上，或波及 2 个以上市（地），有扩散趋势。

（5）乙类、丙类传染病波及 2 个以上县（市），1 周内发病水平超过前 5 年同期平均发病水平 2 倍以上。

（6）我国尚未发现的传染病发生或传入，尚未造成扩散。

（7）发生群体性不明原因疾病，扩散到县（市）以外的地区。

（8）发生重大医源性感染事件。

（9）预防接种或群体预防性服药出现人员死亡。

（10）一次食物中毒人数超过 100 人并出现死亡病例，或出现 10 例以上死亡病例。

（11）一次发生急性职业中毒 50 人以上，或死亡 5 人以上。

（12）境内外隐匿运输、邮寄烈性生物病原体、生物毒素造成我境内人员感染或死亡的。

(13) 省级以上人民政府卫生行政部门认定的其他重大突发公共卫生事件。

3. Ⅲ级 有下列情形之一的为较大突发公共卫生事件。

(1) 发生肺鼠疫、肺炭疽病例,一个平均潜伏期内病例数未超过 5 例,流行范围在一个县(市)行政区域以内。

(2) 腺鼠疫发生流行,在一个县(市)行政区域内,一个平均潜伏期内连续发病 10 例以上,或波及 2 个以上县(市)。

(3) 霍乱在一个县(市)行政区域内发生,1 周内发病 10~29 例,或波及 2 个以上县(市),或市(地)级以上城市的市区首次发生。

(4) 一周内在一个县(市)行政区域内,乙、丙类传染病发病水平超过前 5 年同期平均发病水平 1 倍以上。

(5) 在一个县(市)行政区域内发现群体性不明原因疾病。

(6) 一次食物中毒人数超过 100 人,或出现死亡病例。

(7) 预防接种或群体预防性服药出现群体心因性反应或不良反应。

(8) 一次发生急性职业中毒 10~49 人,或死亡 4 人以下。

(9) 市(地)级以上人民政府卫生行政部门认定的其他较大突发公共卫生事件。

4. Ⅳ级 有下列情形之一的为一般突发公共卫生事件。

(1) 腺鼠疫在一个县(市)行政区域内发生,一个平均潜伏期内病例数未超过 10 例。

(2) 霍乱在一个县(市)行政区域内发生,1 周内发病少于 9 例。

(3) 一次食物中毒人数 30~99 人,未出现死亡病例。

(4) 一次发生急性职业中毒少于 9 人,未出现死亡病例。

(5) 县级以上人民政府卫生行政部门认定的其他一般突发公共卫生事件。

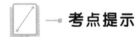 **考点提示** 了解我国重点监控的突发公共卫生事件。

四、我国重点监控的突发公共卫生事件

突发公共卫生事件发生后,无论病因是否明确,应迅速成立针对高危人群或者全人群(如 SARS)的疾病监测系统,以有效控制其暴发流行。建立健全疫情监测系统能及时掌握疾病的分布和疫情动态变化趋势,评价预防措施效果,及时调整预防控制策略和措施,并为不明原因疾病流行特征和自然规律提供研究线索。中国疾病预防控制中心(CDC)组织相关部门和专家对国内外突发公共卫生事件及需关注的重点传染病风险进行评估,通过系统回顾近期国内外突发公共卫生事件和传染病疫情发生情况,截至 2017 年 5 月需重点监控人感染禽流感、蚊媒传染病、手足口病及食物中毒等突发公共卫生事件。

五、群体性不明原因疾病

群体性不明原因疾病具有临床表现相似性、发病人群聚集性、流行病学关联性、健康损害严重性的特点。这类疾病可能是传染病(包括新发传染病)、中毒或其他未知因素引起的

疾病。《群体性不明原因疾病应急处置方案(试行)》中将群体性不明原因疾病分为特别重大群体性不明原因疾病事件(Ⅰ级)、重大群体性不明原因疾病事件(Ⅱ级)、较大群体性不明原因疾病事件(Ⅲ级)3级。

 考点提示 了解群体不明原因疾病。

1. Ⅰ级(特别重大群体性不明原因疾病事件) 在一定时间内,发生涉及两个及以上省份的群体性不明原因疾病,并有扩散趋势;或由国务院卫生行政部门认定的相应级别的群体性不明原因疾病事件。

2. Ⅱ级(重大群体性不明原因疾病事件) 一定时间内,在一个省多个县(市)发生群体性不明原因疾病;或由省级卫生行政部门认定的相应级别的群体性不明原因疾病事件。

3. Ⅲ级(较大群体性不明原因疾病事件) 一定时间内,在一个省的一个县(市)行政区域内发生群体性不明原因疾病;或由地市级卫生行政部门认定的相应级别的群体性不明原因疾病事件。

 考点提示 熟悉突发公共卫生事件的应急管理。

六、突发公共卫生事件的应急管理

(一)突发公共卫生事件应急管理的四阶段

1. 第一阶段 潜伏期,即有迹象表明潜在有可能发生突发公共卫生事件。

2. 第二阶段 发生期,关键的突发公共卫生事件突然暴发,而且迅速演变。

3. 第三阶段 蔓延期,突发公共卫生事件的影响在存在的同时逐步扩大。

4. 第四阶段 衰退期,突发公共卫生事件的影响渐渐消退,但仍需保持警惕,以免突发公共卫生事件重复。

(二)突发事件的预防与应急准备

突发事件的预防与应急准备是指在突发事件发生前,通过政府主导和动员全社会参与,采取各种有效措施,消除突发事件隐患,避免突发事件发生;或在突发事件来临前,做好各项充分准备,防止突发事件升级或扩大,最大限度地减少突发事件造成的损失和影响。突发事件预防和应急准备的主要内容如下。

1. 制定各类突发事件应急预案 国务院制定国家突发事件总体应急预案,组织制定国家突发事件专项应急预案;国务院有关部门根据各自的职责和国务院相关应急预案,制定国家突发事件部门应急预案。地方各级人民政府和县级以上地方各级人民政府有关部门根据有关法律、法规、规章、上级人民政府及其有关部门的应急预案以及本地区的实际情况,制定相应的突发事件应急预案。

2. 注重对民众的宣传教育 居委员会、村委员会、企业和事业单位开展突发事件应急知识的宣传普及活动和必要的应急演练。新闻媒体应当无偿地开展突发事件预防与应急、自救和互救知识的公益宣传。

3. 普查和监控风险隐患 县级人民政府应当对本行政区域内容易引起自然灾害、事故灾难和公共卫生事件的危险源、危险区域进行调查、登记、风险评估,定期进行检查、监控,并责令有关单位采取安全防范措施。省级和设区的市级人民政府应当对本行政区内容易引发特别重大、重大突发事件的危险源、危险区域进行调查、登记、风险评估,组织进行检查、监控,并责令有关部门采取安全防范措施。

4. 组织培训、建立专业性应急救援队伍、对应急预案进行演练 县级以上人民政府应当建立健全突发事件应急管理培训制度,对人民政府及其有关部门负有处置突发事件职责的工作人员定期进行培训。县级以上人民政府建立综合性应急救援队伍;有关部门建立专业应急救援队;单位应当建立由本单位职工组成的专职或兼职应急救援队。县级以上人民政府组织专业和非专业应急救援队伍合作,联合培训,联合演练。中国人民解放军、中国人民武装警察部队和民兵组织应当有计划组织开展应急救援的专门训练。

5. 加强有关突发事件预防技术的研发 国家鼓励、扶持具备相应条件的教学科研机构和有关企业研究开发用于突发事件预防、监测、预警、应急处置和救援的新技术、新设备和新工具。

6. 确立突发事件应对保障制度 国家建立健全应急物资储备保障制度;设区的市级以上人民政府和突发事件易发、多发地区的县级人民政府建立物资储备制度。应急物资储备制度从 1998 年起,民政部和财政部建立了全国救灾物资储备网络。现有 10 个中央救灾物资储备库;30 多个省、自治区、直辖市和新疆生产建设兵团建立了省级救灾物资储备库,250 多个地市建立了地级储备库,近 1100 个县建立了县级储备库。各级政府预算应当按照本级政府预算支出额的 1‰~3‰ 设置预备费,用于当年预算执行中的自然灾害救济开支及其他难以预见的特殊开支。国家建立健全应急通信保障体系。

7. 城乡建设符合突发事件预防和应急准备的要求 城乡规划应当符合预防、处置突发事件的需要,统筹安排应对突发事件所必需的设备和基础设施建设,合理确定应急避难场所。

(三)应急处理

突发公共卫生事件的发生难以预测,而且一旦发生往往对我国的国民经济和社会秩序造成了巨大的影响和破坏。因此,突发公共卫生事件的应急处理就必须遵循预防为主、常备不懈的方针,建立和完善突发公共卫生事件的应急反应体系,制定应急预案,一旦发生突发公共卫生事件能立即响应,在短时间内使事态得到控制,保障人民群众的生命财产安全及社会稳定和经济发展。

1. 启动应急预案 应急预案启动前,县级以上各级人民政府有关部门应当根据突发事件的实际情况,做好应急处理准备,采取必要的应急措施。应急预案启动后,突发事件发生地的人民政府有关部门,应当根据预案规定的职责要求,服从突发事件应急处理指挥部的统一指挥,立即到达规定岗位,采取有关的控制措施。

2. 应急处理措施

(1)根据突发事件应急处理的需要,突发事件应急处理指挥部有权紧急调集人员、储备的物资、交通工具及相关设施和设备;必要时,对人员进行疏散或者隔离,并可以依法对传染病疫区实行封锁。突发事件应急处理指挥部根据突发事件应急处理的需要,可以对食物和水源采取控制措施。

（2）县级以上地方人民政府卫生行政主管部门应当对突发事件现场等采取控制措施，宣传突发事件防治知识，及时对易受感染的人群和其他易受损害的人群采取应急接种、预防性投药、群体防护等措施。参加突发事件应急处理的工作人员，应当按照预案的规定，采取卫生防护措施，并在专业人员的指导下进行工作。国务院卫生行政主管部门或者其他有关部门指定的专业技术机构，有权进入突发事件现场进行调查、采样、技术分析和检验，对地方突发事件的应急处理工作进行技术指导，有关单位和个人应当予以配合；任何单位和个人不得以任何理由予以拒绝。对新发现的突发传染病、不明原因的群体性疾病、重大食物和职业中毒事件，国务院卫生行政主管部门应当尽快组织力量制定相关的技术标准、规范和控制措施。

（3）突发事件发生后，国务院有关部门和县级以上地方人民政府及其有关部门，应当保证突发事件应急处理所需的医疗救护设备、救治药品、医疗器械等物资的生产、供应；铁路、交通、民用航空行政主管部门应当保证及时运送。

（4）医疗卫生机构应当对因突发事件致病的人员提供医疗救护和现场救援，对就诊患者必须接诊治疗，并书写详细、完整的病历记录；对需要转送的患者，应当按照规定将患者及其病历记录的复印件转送至接诊的或者指定的医疗卫生机构。医疗卫生机构内应当采取卫生防护措施，防止交叉感染和污染。医疗卫生机构应当对传染病患者密切接触者采取医学观察措施，传染病患者密切接触者应当予以配合。医疗卫生机构收治传染病患者、疑似传染病患者，应当依法报告所在地的疾病预防控制机构。接到报告的疾病预防控制机构应当立即对可能受到危害的人员进行调查，根据需要采取必要的控制措施。

（5）交通工具上发现根据国务院卫生行政主管部门的规定需要采取应急控制措施的传染病患者、疑似传染病患者，其负责人应当以最快的方式通知前方停靠点，并向交通工具的营运单位报告。交通工具的前方停靠点和营运单位应当立即向交通工具营运单位行政主管部门和县级以上地方人民政府卫生行政主管部门报告。卫生行政主管部门接到报告后，应当立即组织有关人员采取相应的医学处置措施。交通工具上的与传染病患者密切接触者，由交通工具停靠点的县级以上各级人民政府卫生行政主管部门或者铁路、交通、民用航空行政主管部门，根据各自的职责，依照传染病防治法律、行政法规的规定，采取控制措施。涉及国境口岸和入出境的人员、交通工具、货物、集装箱、行李、邮包等需要采取传染病应急控制措施的，依照国境卫生检疫法律、行政法规的规定办理。

（6）对传染病暴发、流行区域内流动人口，突发事件发生地的县级以上地方人民政府应当做好预防工作，落实有关卫生控制措施；对传染病患者和疑似传染病患者，应当采取就地隔离、就地观察、就地治疗的措施。有关部门、医疗卫生机构应当对传染病做到早发现、早报告、早隔离、早治疗，切断传播途径，防止扩散。在突发事件中需要接受隔离治疗、医学观察措施的患者、疑似患者和传染病患者密切接触者在卫生行政主管部门或者有关机构采取医学措施时应当予以配合；拒绝配合的，由公安机关依法协助强制执行。

（四）突发公共卫生事件应急处置的关键环节

1. 建立预警系统

（1）确定风险来源。

（2）分析应急事件：频率、影响力、管理难度与公众关注度。

（3）制定防控策略。

2. 健全决策机制

（1）事先决策。

（2）效率至上。

（3）沟通交流。

（4）依法科学决策。

（5）建立问责机制。

3. 规范信息传播　及时、准确、全面公布准确、客观、公正、正确的导向信息。

4. 保障物资供应　医疗设备、防护设备、生活物品、通信设备等。

5. 依法行政　防止无序管理、挪用物资、百姓心态不平等。

第三节　传染病及突发公共卫生事件报告和处理服务规范

一、服务对象

辖区内服务人口。

二、服务内容

（一）传染病疫情和突发公共卫生事件风险管理

在疾病预防控制机构和其他专业机构指导下，乡镇卫生院、村卫生室和社区卫生服务中心（站）协助开展传染病疫情和突发公共卫生事件风险排查、收集和提供风险信息，参与风险评估和应急预案制（修）订。突发公共卫生事件是指突然发生，造成或者可能造成社会公众健康严重损害的重大传染病疫情、群体性不明原因疾病、重大中毒事件和其他严重影响公众健康的事件。

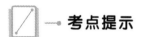 **考点提示**　掌握突发公共卫生事件报告和处理服务规范。

（二）传染病和突发公共卫生事件的发现、登记

乡镇卫生院、村卫生室和社区卫生服务中心（站）应规范填写门诊日志、入/出院登记本、X线检查和实验室检测结果登记本。首诊医生在诊疗过程中发现传染病患者及疑似患者后，按要求填写中华人民共和国传染病报告卡；如发现或怀疑为突发公共卫生事件时，按要求填写突发公共卫生事件相关信息报告卡。

（三）传染病和突发公共卫生事件相关信息报告

1. 报告程序与方式　具备网络直报条件的机构，在规定时间内进行传染病和（或）突

发公共卫生事件相关信息的网络直报;不具备网络直报条件的,按相关要求通过电话、传真等方式进行报告,同时向辖区县级疾病预防控制机构报送传染病报告卡和(或)突发公共卫生事件相关信息报告卡。

2. 报告时限 发现甲类传染病和乙类传染病中的肺炭疽、传染性非典型肺炎、脊髓灰质炎、人感染高致病性禽流感患者或疑似患者,或发现其他传染病、不明原因疾病暴发和突发公共卫生事件相关信息时,应按有关要求于 2 h 内报告。发现其他乙、丙类传染病患者、疑似患者和规定报告的传染病病原携带者,应于 24 h 内报告。

3. 订正报告和补报 发现报告错误,或报告病例转归或诊断情况发生变化时,应及时对传染病报告卡和(或)突发公共卫生事件相关信息报告卡等进行订正;对漏报的传染病病例和突发公共卫生事件,应及时进行补报。

（四）传染病和突发公共卫生事件的处理

1. 患者医疗救治和管理 按照有关规范要求,对传染病患者、疑似患者采取隔离、医学观察等措施,对突发公共卫生事件伤者进行急救,及时转诊,书写医学记录及其他有关资料并妥善保管。

2. 传染病密切接触者和健康危害暴露人员的管理 协助开展传染病接触者或其他健康危害暴露人员的追踪、查找,对集中或居家医学观察者提供必要的基本医疗和预防服务。

3. 流行病学调查 协助对本辖区患者、疑似患者和突发公共卫生事件开展流行病学调查,收集和提供患者、密切接触者、其他健康危害暴露人员的相关信息。

4. 疫点疫区处理 做好医疗机构内现场控制、消毒隔离、个人防护、医疗垃圾和污水的处理工作,协助对被污染的场所进行卫生处理,开展杀虫、灭鼠等工作。

5. 应急接种和预防性服药 协助开展应急接种、预防性服药、应急药品和防护用品分发等工作,并提供指导。

6. 宣传教育 根据辖区传染病和突发公共卫生事件的性质和特点,开展相关知识技能和法律法规的宣传教育。

（五）协助宣传

协助上级专业防治机构做好结核病和艾滋病患者的宣传、指导服务及非住院患者的治疗管理工作,相关技术要求参照有关规定。

三、服务流程

针对辖区内服务人口开展传染病和突发公共卫生事件的风险管理。首诊医生在诊疗过程中发现传染病患者及疑似患者后,按要求填写中华人民共和国传染病报告卡,发现或怀疑为突发公共卫生事件时,按要求填写突发公共卫生事件相关信息报告卡。在规定时间内进行传染病和(或)突发公共卫生事件相关信息的网络直报,不具备网络直报条件的,按相关要求通过电话、传真等方式进行报告,同时向辖区县级疾病预防控制机构报送传染病报告卡和(或)突发公共卫生事件相关信息报告卡,并进行相关的处理。传染病及突发公共卫生事件报告和处理服务流程,如图 11-1 所示。

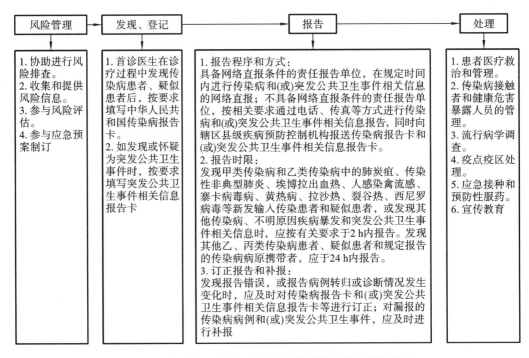

图 11-1　传染病及突发公共卫生事件报告和处理服务流程

四、服务要求

（1）乡镇卫生院、村卫生室和社区卫生服务中心（站）应按照《中华人民共和国传染病防治法》《突发公共卫生事件应急条例》《国家突发公共卫生事件应急预案》等法律法规要求，建立健全传染病和突发公共卫生事件报告管理制度，协助开展传染病和突发公共卫生事件的报告和处置。

（2）乡镇卫生院、村卫生室和社区卫生服务中心（站）要配备专（兼）职人员负责传染病疫情及突发公共卫生报告管理工作，定期对工作人员进行相关知识和技能的培训。

（3）乡镇卫生院、村卫生室和社区卫生服务中心（站）要做好相关服务记录，传染病报告卡和突发公共卫生事件相关信息报告卡应至少保留 3 年。

五、工作指标

（1）传染病疫情报告率＝报告卡片数/登记传染病病例数×100%。

（2）传染病疫情报告及时率＝报告及时的病例数/报告传染病病例数×100%。

（3）突发公共卫生事件相关信息报告率＝及时报告的突发公共卫生事件相关信息数/应报告突发公共卫生事件相关信息数×100%。

六、管理服务规范表格及说明

1. 传染病报告卡　详见表 11-1。

表 11-1 传染病报告卡

卡片编号：_____　　　　　　　　　　　报卡类别：1.初次报告　2.订正报告

患者姓名＊：_____（患儿家长姓名：_____）

身份证号：_____　　　　　　　　　性别＊：　男　女

出生日期＊：____年____月____日（如出生日期不详,实足年龄：____　年龄单位：岁　月　天）

工作单位：_____　联系电话：_____

患者属于＊：　本县区　本市其他县区　本省其他地市　外省　港澳台　外籍

现住址(详填)＊：____省____市____县(区)____乡(镇、街道)____村____(门牌号)

患者职业＊：

　幼托儿童、散居儿童、学生(大中小学)、教师、保育员及保姆、餐饮食品业、商业服务、医务人员、工人、民工、农民、牧民、渔(船)民、干部职员、离退人员、待业、不详、其他_____

病例分类＊：(1)疑似病例、临床诊断病例、实验室确诊病例、病原携带者、阳性检测结果(献血员)

　　　　　　(2)急性、慢性(乙肝、血吸虫病填写)

发病日期＊：____年____月____日(病原携带者填初检日期或就诊时间)

诊断日期＊：____年____月____日

死亡日期：____年____月____日

甲类传染病＊：

鼠疫、霍乱

乙类传染病＊：

　传染性非典型肺炎、艾滋病、病毒性肝炎(甲型、乙型、丙型、戊型、未分型)、脊髓灰质炎、人感染高致病性禽流感、麻疹、流行性出血热、狂犬病、流行性乙型脑炎、登革热、甲型 H1N1 流感、炭疽(肺炭疽、皮肤炭疽、未分型)、痢疾(细菌性、阿米巴性)、肺结核(涂阳、仅培阳、菌阴、未痰检)、伤寒(伤寒、副伤寒)、流行性脑脊髓膜炎、百日咳、白喉、新生儿破伤风、猩红热、布鲁氏菌病、淋病、梅毒(Ⅰ期、Ⅱ期、Ⅲ期、胎传、隐性)、钩端螺旋体病、血吸虫病、疟疾(间日疟、恶性疟、未分型)

丙类传染病＊：

　流行性感冒、流行性腮腺炎、风疹、急性出血性结膜炎、手足口病、麻风病、流行性和地方性斑疹伤寒、黑热病、包虫病、丝虫病、除霍乱、细菌性和阿米巴性痢疾、伤寒和副伤寒以外的感染性腹泻病

其他法定管理及重点监测传染病：　　肠出血性大肠杆菌感染性腹泻　　不明原因传染病

订正病名：_____　　退卡原因：_____

报告单位：_____　　联系电话：_____

报告医生：_____　　填卡日期＊：____年____月____日

备注：

2. 突发公共卫生事件相关信息报告卡　详见表 11-2。

表 11-2 突发公共卫生事件相关信息报告卡

□初步报告　□进程报告(_____次)　□结案报告

填报单位(盖章):_____　填报日期:_____年_____月_____日

报告人:_____　联系电话:_____

事件名称:_____

信息类别:1.传染病;2.食物中毒;3.职业中毒;4.其他中毒事件;5.环境卫生;6.免疫接种;7.群体性
不明原因疾病;8.医疗机构内感染;9.放射性卫生;10.其他公共卫生

突发事件等级:1.特别重大;2.重大;3.较大;4.一般;5.未分级;6.非突发事件

初步诊断:_____　初步诊断时间:_____年_____月_____日

订正诊断:_____　订正诊断时间:_____年_____月_____日

确认分级时间:_____年_____月_____日　订正分级时间:_____年_____月_____日

报告地区:_____省_____市_____县(区)

发生地区:_____省_____市_____县(区)_____乡(镇)

详细地点:_____

事件发生场所:1.学校;2.医疗卫生机构;3.家庭;4.宾馆饭店写字楼;5.餐饮服务单位;6.交通运输工
具;7.菜场、商场或超市;8.车站、码头或机场;9.党政机关办公场所;10.企事业单位办
公场所;11.大型厂矿企业生产场所;12.中小型厂矿企业生产场所;13.城市住宅小区;
14.城市其他公共场所;15.农村村庄;16.农村农田野外;17.其他重要公共场所;18.若
为医疗卫生机构,则:(1)类别:①公办医疗机构;②疾病预防控制机构;③采供血机构;
④检验检疫机构;⑤其他及私立机构;(2)感染部门:①病房;②手术室;③门诊;④化验
室;⑤药房;⑥办公室;⑦治疗室;⑧特殊检查室;⑨其他场所;19.若为学校,则类别
为:①托幼机构;②小学;③中学;④大、中专院校;⑤综合类学校;⑥其他

事件信息来源:1.属地医疗机构;2.外地医疗机构;3.报纸;4.电视;5.特服号电话95120;6.互联网;
7.市民电话报告;8.上门直接报告;9.本系统自动预警产生;10.广播;11.填报单位人
员目睹;12.其他

事件信息来源详细:_____

事件波及的地域范围:_____

新报告病例数:_____;新报告死亡数:_____;排除病例数:_____

累计报告病例数:_____;累计报告死亡数:_____

事件发生时间:_____年_____月_____日_____时_____分

接到报告时间:_____年_____月_____日_____时_____分

首例患者发病时间:_____年_____月_____日_____时_____分

末例患者发病时间:_____年_____月_____日_____时_____分

主要症状:1.呼吸道症状;2.胃肠道症状;3.神经系统症状;4.皮肤黏膜症状;5.精神症状;6.其他(对
症状的详细描述可在附表中详填)

主要体征:(对体征的详细描述可在附表中详填)

主要措施与效果:(见附表中的选项)

表 11-2 的填卡说明如下。

(1) 填报单位(盖章):填写本报告卡的单位全称。

(2) 填报日期:填写本报告卡的日期。

(3) 报告人:填写事件报告人的姓名,如事件由某单位上报,则填写单位。

（4）联系电话:事件报告人的联系电话。

（5）事件名称:本起事件的名称,一般不宜超过 30 字,名称一般应包含事件的基本特征,如发生地、事件类型及级别等。

（6）信息类别:在明确的事件类型前画"○"。

（7）突发事件等级:填写事件的级别,未经过分级的填写"未分级",非突发事件仅适用于结案报告时填写。

（8）初步诊断及时间:事件的初步诊断及时间。

（9）订正诊断及时间:事件的订正诊断及时间。

（10）确认分级时间:本次报告级别的确认时间。

（11）报告地区:至少填写到县区,一般指报告单位所在的县区。

（12）发生地区:需详细填写到乡镇(街道),若发生地区已超出一个乡镇范围,则填写事件的源发地或最早发生的乡镇(街道),也可直接填写发生场所所在的地区。

（13）详细地点:事件发生场所所处的详细地点,越精确越好。

（14）事件发生场所:在明确的事件类型前画"○",若为医疗卫生机构,选择相应类别,并选择事件发生的部门;若为学校,选择学校类别,若发生学校既有中学,又有小学,则为综合类学校,余类似。

（15）事件信息来源:填写报告单位接收到事件信息的途径。

（16）事件信息来源详细:填写报告单位接收到事件信息的详细来源,机构需填写机构详细名称,报纸注明报纸名称,刊号、日期、版面;电视注明哪个电视台,几月几日几时哪个节目;互联网注明哪个 URL 地址;市民报告需注明来电号码等个人详细联系方式;广播需注明哪个电台、几时几分哪个节目。

（17）事件波及的地域范围:传染源可能污染的范围。

（18）新报告病例数:上次报告后到本次报告前新增的病例数。

（19）新报告死亡数:上次报告后到本次报告前新增的死亡数。

（20）排除病例数:上次报告后到本次报告前排除的病例数。

（21）累计报告病例数:从事件发生始到本次报告前的总病例数。

（22）累计报告死亡数:从事件发生始到本次报告前的总死亡数。

（23）事件发生时间:此起事件可能的发生时间或第一例病例发病的时间。

（24）接到报告时间:网络报告人接到此起事件的时间。

（25）首例患者发病时间:此起事件中第一例患者的发病时间。

（26）末例患者发病时间:此起事件中到本次报告前最后一例病例的发病时间。

（27）主要症状及体征:填写症状的分类。

（28）主要措施与效果:选择采取的措施与效果。

（29）附表:传染病、食物中毒、职业中毒、农药中毒、其他化学中毒、环境卫生事件、群体性不明原因疾病、免疫接种事件、医疗机构内感染、放射卫生事件、其他公共卫生事件相关信息表。注意在相应选项处画"○"。

小 结

  传染病是由病原体(细菌、病毒和寄生虫等)引起的,能在人与人、动物与动物及人与动物之间相互传播的多种疾病的总称。传染病在人群中的发生,必须具备三个相互连接的条件,即传染源、传播途径和易感人群。当这三个条件同时存在并相互作用时就造成传染病的发生与蔓延。流行过程既受自然因素影响,也受社会因素影响。《中华人民共和国传染病防治法》中规定的传染病分为甲、乙、丙三类,共39种。在未来相当长一段时间内,传染病的预防与控制仍将是我国疾病预防与控制的重要内容之一。针对传染源、传播途径和易感人群三个基本环节采取相应措施,预防和控制传染病的发生。突发公共卫生事件由于缺乏先兆,突然发生,直接威胁公众身心健康与生命安全。随着全球人口的不断增长和资源的逐渐耗竭,突发公共卫生事件的危害日益突出。当前,许多国家已将突发公共卫生事件列为重要的公共卫生问题。探索突发公共卫生事件的发生、发展规律,研究预防事件发生、控制事件发展、消除事件危害的对策和措施,是突发公共卫生事件研究的重要任务。建立传染病及突发公共卫生事件报告和处理服务规范,有效预防、及时处理和控制传染病及突发公共卫生事件。

(关红军)

能力检测

第十二章
卫生计生监督协管服务

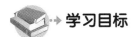 **学习目标**

扫码看课件

　　掌握:卫生计生监督协管服务内容、服务流程;食源性疾病及相关信息的报告、非法行医和非法采供血的报告、饮用水卫生安全巡查。
　　熟悉:卫生计生监督协管的概念及目标;食源性疾病、计划生育、非法行医及非法采供血的概念。
　　了解:生活饮用水的基本知识。

　　卫生计生监督协管服务是国家基本公共卫生服务规范中的服务项目之一,是贯彻落实医药卫生体制改革"保基本、强基层、建机制"的重要内容,是实施基本公共卫生服务逐步均等化的重要举措,是国家关爱民生、彰显政府责任的重要体现。

案例引导

非法行医案例辨析

　　周某,男,退休医师,退休后在家里为街道居民看病,不收挂号费,只收取药品费用(自带药品、针剂者不收费)。某日7时许,王某(女,65岁)因咳嗽多日,自带青霉素针剂来到周某家里。周某为王某做完皮试后,按操作规程为王某注射了其自带的青霉素针剂。十几分钟后,周某发现王某有青霉素过敏反应特征,立即按规范为其抢救,并立即叫邻居李某通知王某的大女儿杨某来到周某家。杨某见状立即拨打"110""120"电话。9时15分,王某被送到医院抢救,9时32分,王某因呼吸循环衰竭而死亡。法医鉴定:王某因注射青霉素引起过敏性休克而急性死亡。以上事实,有法医鉴定结论、证人证言等证据予以证实。

　　问题:
　　1. 周某的行为是否属于非法行医?
　　2. 如果你是卫生计生监督协管员,接到类似案例应该怎么做?

第一节 卫生计生监督协管服务的相关概念

一、卫生计生监督

1. 定义 卫生计生监督是卫生计生行政部门及其卫生计生监督执法机构依据卫生计生法律、法规的授权,对公民、法人和其他组织贯彻执行卫生计生法律、法规的情况进行督促检查,对违反卫生计生法律、法规的行为追究法律责任的一种卫生计生行政执法行为。

知识链接

卫生计生监督主体

卫生计生监督主体必须是经过法律、法规授权的卫生计生部门或卫生计生监督执法机构,如果未经法律、法规授权的机构,不能成为卫生计生监督的主体。

在现行的卫生法律、法规中,除《中华人民共和国国境卫生检疫法》《中华人民共和国药品管理法》和《公共场所卫生管理条例》三部法律、法规,《中华人民共和国食品安全法》和《中华人民共和国职业病防治法》的部分监督职能授予其他国家行政机关外,其他卫生计生监督事项的主体都授予卫生计生行政部门。

所以卫生计生监督执法机构常以卫生计生行政部门的名义开展卫生计生监督工作。

2. 实施措施 卫生计生监督工作的主要内容如下:①制定和组织实施卫生和计划生育法律法规执行情况监督检查的规划;②依法组织部署和协调开展医疗卫生、公共卫生、计划生育、中医服务等卫生与健康领域综合监督管理与执法;③依法依规查处违法行为。不同时期我国卫生计生监督工作的侧重点有所不同,在"十三五"期间我国卫生计生监督工作实施措施如下。

(1) 推行全行业监管:推行全行业监管,需要逐步建立并完善以政府监管为主导、第三方广泛参与、医疗卫生机构自我管理和社会监督为补充的集中、统一、专业、高效的综合监管和执法监督体系,形成政府监管、执法监督、行业自律、各方参与、社会共治的综合监管治理的新格局。主要措施如下:①着力完善综合监管法律法规体系,切实落实主体责任,促进全行业监管;②加强综合监管机制建设,完善综合监管运行机制,做好职能衔接,增强综合监管合力,加强事中事后监管;③推进信息化平台建设、信用体系建设和医疗卫生大数据应用,不断提高综合监管信息化水平和综合监管效率。

(2) 深入开展法律法规监督检查:①全面完成《卫生计生重要法律法规监督检查工作规划(2014—2017 年)》和"回头看"工作;②进一步完善法律法规监督检查工作协调机制,强化综合监管;③推进监督检查结果运用,以检查发现的突出问题为重点,制订监督检查计划,细化评价标准和方法,对问题整改情况进行全面、系统检查,提高整治效果;④坚持法律法规落实情况监督检查与法制宣传引导相结合,引导卫生计生全行业自觉落实法律法规要求,提升依法行政能力和水平。

（3）加强医疗服务监督:①加强医疗机构的管理:强化医疗机构主体责任,落实和规范医疗机构自查工作,提高其自我管理水平。②加强医疗机构及医务人员依法执业的监督检查:一级（含）以上医疗机构监督覆盖率每年不低于95％;深入开展打击非法行医工作,严厉打击无证行医行为;采供血机构、放射卫生技术服务机构的监督覆盖率每年达到100％。③严格执法:加大违法行为查处力度,坚持"零容忍",严厉打击违法行为,发现一起,坚决查处一起;对违法问题久拖不决、屡查屡犯的,依法从重处罚;及时组织查处社会舆论反映强烈、各方高度关注的重大违法案件,依法严厉打击违法行为;对存在问题严重的单位和责任人,要依法依纪追究责任。

（4）加大医疗卫生机构传染病防治和突发公共卫生事件应对监督:①加大监督检查力度:加大对预防接种、传染病疫情报告、疫情控制、消毒隔离制度执行、医疗废弃物处置和病原微生物实验室生物安全等的监督检查力度。②提高工作效率:按照风险管理原则,推进对各级各类医疗卫生机构的分类监督综合评价,促进传染病防治相关法律法规和规范的落实。

（5）强化公共卫生监督:①全面落实公共场所卫生监督量化分级管理:加强公共场所控烟监督工作。②开展学校卫生综合监督评价工作:对传染病预防控制、饮用水卫生和教学环境等进行系统评价,促进学校全面落实卫生要求。③进一步加强生活饮用水卫生监督:城市集中式供水单位每年监督检查全覆盖,加强农村集中式供水安全巡查,健全农村饮水安全工程监督档案,逐步提高监督检查覆盖率。④加强消毒产品、涉水产品监督:督促生产企业和经营使用单位落实相关主体责任,建设完善产品生产经营和使用监督信息平台,及时掌握信息,提高监督效率。

（6）提升计划生育监督能力:①加强各级计划生育监督工作机构建设:围绕计划生育工作重大战略和重要工作部署,明确监督职责,增补监督人员,探索开展计划生育分类监督综合评价。②完善计划生育监督工作机制:建立计划生育行政执法专项督查和从事计划生育技术服务的机构监督检查制度。③加强计划生育监督:到2020年对从事计划生育技术服务机构的监督覆盖率不低于95％。④强化"两非"等计划生育重大案件督查督办:提高部门依法行政和机构依法执业监督的能力。

（7）加强中医服务监督:①完善中医服务监督法规标准,健全中医服务监督执法工作机制,推动建立中医服务监督信息数据平台,重点加强对中医诊所,以师承方式学习中医或者经多年实践、医术确有专长、取得医师执业资格人员的监管;②整顿和规范中医医疗服务市场秩序,严厉打击无证行医行为,查处重大违法案件;③加强中医服务监督执法力量,提高中医服务监督能力,开展中医服务监督执法培训和交流。

（8）开展国家监督抽检:实施国家监督抽检工作,逐步扩大医疗服务、公共卫生和计划生育国家监督抽检比例。①建立随机抽取检查对象、随机选派监督人员的"双随机"抽查工作机制;②建立国家监督抽检网络信息平台,收集汇总监督抽检信息,掌握和评估总体情况。

二、卫生计生监督协管

卫生计生监督协管是地方各级卫生计生行政部门授权的协管单位对辖区内的居民实

施信息报告、安全巡查及相关服务工作的统称。协管单位一般指的是乡镇卫生院、村卫生室和社区卫生服务中心(站)等基层医疗卫生机构,地方各级卫生计生行政部门授权的其他医疗卫生机构也可作为协管单位。

卫生计生监督协管服务是政府免费提供的公共卫生产品,主要任务是由各城乡基层医疗卫生机构协助基层卫生计生监督执法机构进行食品安全、饮用水卫生、学校卫生、计划生育、非法行医和非法采供血等方面的巡查、信息收集、信息报告并协助调查。目标是在基层医疗卫生机构开展卫生计生监督协管服务,充分利用三级公共卫生网络和基层医疗卫生机构的前哨作用,解决基层卫生监督相对薄弱的问题,从而进一步建成横向到边、纵向到底,覆盖城乡的卫生计生监督网络体系,及时发现违反卫生法律法规的行为,保障广大群众公共卫生安全。同时,通过对广大居民的宣传、教育,不断提高城乡基层群众健康知识水平和卫生法律政策的知晓率,提升人民群众食品安全风险和疾病防控意识,切实为广大群众提供卫生健康保障。

三、食源性疾病

1. 定义　食源性疾病指食品中致病因素进入人体引起的感染性、中毒性等疾病,包括食物中毒。

知识链接

"食物中毒"概念的变化

在食品安全管理方面,外国主要采用"食源性疾病"的概念,我国常采用"食物中毒"的概念,"食源性疾病"的范围比食物中毒更广。为与国际接轨,考虑概念使用上的科学性和适用性,2015 年 4 月 24 日修订的《食品安全法》,删除了"食物中毒"的概念,并从照顾习惯用法及过渡的角度明确了食源性疾病包含食物中毒。

---

2. 分类　食源性疾病的种类繁多,致病因素和发病机制不尽相同,可按多种方式进行分类,目前按致病因素进行分类比较常见。

(1)细菌性食源性疾病:常见的致病因素有沙门菌、副溶血性弧菌、金黄色葡萄球菌、肉毒梭菌、变形杆菌等。

(2)病毒性食源性疾病:常见的致病因素有轮状病毒、腺病毒、甲型肝炎病毒、戊型肝炎病毒等。

(3)食源性寄生虫病:常见的致病因素有蛔虫、绦虫、包虫、吸虫等。

(4)化学性食物中毒:包括天然有毒物质中毒、天然植物毒素中毒、环境污染物中毒。其中属于天然有毒物质中毒的有甲醇中毒、重金属中毒、河豚毒素中毒等,天然植物毒素中毒有毒蕈中毒、发芽马铃薯中毒和菜豆中毒等,环境污染物中毒有二噁英中毒、农药残留中毒、兽药残留中毒等。

(5)食源性肠道传染病:常见的致病因素有霍乱弧菌、结核杆菌、炭疽杆菌等。

(6)食源性变态反应性疾病:该病又称食物过敏,主要表现为胃肠炎、皮炎,严重可致休克。常见的有食物过敏性胃肠炎、摄入食物引起的皮炎等。

（7）食源性放射病：如摄入放射性污染的食物后出现的胃肠炎和结肠炎。

3. 食源性疾病的特征 食源性疾病通常具有如下特征：①发病与食物有关：发病者在相近时间内食用过被致病因素污染过的食物，未食用者不发病。食源性疾病波及范围与污染食物供应范围一致；停止供应污染食物后，食源性疾病的暴发很快终止。②如果食物一次大量污染，则在用餐者中可出现暴发；如果食物被多次污染或多次供应，则可有持续暴发，病例的事件分布可以超过一个潜伏期。如果是食源性肠道传染病，还可出现人与人之间传播。③停止污染食物供应或采取有效控制措施后，食源性疾病的暴发很快终止。④临床表现相似：发病者具有相似的临床表现，大多表现为急性胃肠炎症状，如恶心、呕吐、腹泻、腹痛等。⑤在污染食物和发病者中，可以检出与引起中毒临床表现一致的致病因素。

知识链接

卫生计生行政部门在食源性疾病方面的职责

卫生计生行政部门在食源性疾病方面承担的主要职责如下：①国家建立食品安全风险监测制度，对食源性疾病进行监测，由国家卫生健康委员会和省级卫生计生行政部门负责制定国家监测计划和地方监测方案；②医疗机构发现其接收的患者属于食源性疾病患者、食物中毒患者，或者疑似食源性疾病患者、疑似食物中毒患者的，应当及时向辖区卫生计生行政部门报告；③各级卫生计生行政部门应当对报告的食源性疾病信息核实分析；④各级卫生计生行政部门向相关部门通报食源性疾病监测发现的食品安全隐患；⑤各级卫生计生行政部门组织疾控机构依法开展食品安全事故流行病学调查；⑥卫生计生行政部门开展预防食源性疾病相关预警工作。

四、生活饮用水

1. 定义 生活饮用水指由集中式供水单位直接供给居民作为饮水和生活用水，该水的水质必须确保居民终生饮用安全。集中式供水指由水源集中取水，经统一净化处理和消毒后，由输水管网送至用户的供水方式（包括公共供水和单位自建设施供水）。二次供水是将来自集中式供水的管道水另行加压、储存，再送至水站或用户的供水方式。由于城市多为高层建筑，集中式供水水压较低，无法将生活饮用水送入高层建筑，需加压后才能到达用户，故城市多采用二次供水的方式提供生活饮用水，而农村主要为集中式供水。

2. 生活饮用水水质基本要求 我国《生活饮用水卫生标准》（GB 5749—2006）适用于城乡各类集中式供水的生活饮用水，其规定生活饮用水水质应符合九项基本要求，保证用户饮用安全。其前五条为原则性内容：①生活饮用水中不得含有病原微生物；②生活饮用水中化学物质不得危害人体健康；③生活饮用水中放射性物质不得危害人体健康；④生活饮用水的感官性状良好；⑤生活饮用水应经消毒处理。

3. 生活饮用水水质具体要求 我国《生活饮用水卫生标准》（GB 5749—2006）中，将生活饮用水水质标准分为水质常规标准及限值、饮用水中消毒剂常规指标及要求、水质非常规标准及限值三大类。常规指标是能反映生活饮用水水质基本状况的水质指标,非常规指标是根据地区、时间或特殊情况需要测定的生活饮用水水质指标。生活饮用水水质指标共106项,常规指标有38项、消毒剂常规指标4项、非常规指标64项。

(1) 常规指标:分为4组,分别为微生物学指标、毒理学指标、感官性状和一般化学指标、放射性指标。其中微生物学指标是为了保证水质在流行病学上安全而制定的,感官性状和一般化学指标主要是为了保证水的感官性状良好,毒理学指标和放射性指标是为了保证水质对人体健康不产生毒性和潜在危害。

①微生物学指标包括总大肠菌群、耐热大肠菌群、大肠埃希菌和菌落总数等;②毒理学指标包括砷、镉、铬、铅、汞、氰化物、氟化物、三氯甲烷等;③感官性状和一般化学指标包括色度、浊度、臭味、肉眼可见物、pH值、铝、铁等;④放射性指标包括总 α 放射性、总 β 放射性。

(2) 消毒剂常规指标:包括氯气及游离氯制剂、一氯胺、臭氧和二氧化氯4项,根据消毒方式的不同确定需要测定的消毒剂和消毒副产物指标。氯气及游离氯制剂要求与水接触至少 30 min 方可出厂,出厂水中根据游离氯含量确定消毒效果和安全性,一般要求出厂水中游离氯不超过 4 mg/L,游离氯余量不低于 0.3 mg/L,管网末梢水中游离氯余量不低于 0.05 mg/L,其余消毒剂常规指标及要求参见《生活饮用水卫生标准》(GB 5749—2006)。

知识链接

常见的生活饮用水消毒方式

氯化消毒是最常见的消毒方式,其利用投入到水中的氯气及游离氯制剂杀灭微生物。在整个消毒过程中,会产生各种消毒副产物(如三氯甲烷、四氯乙烯等)给人体健康带来损害。

一氯胺消毒的致突变性低于氯气,持续消毒的效果优于氯化消毒,但会产生亚硝胺、亚硝酸盐等副产物,且需要专门设置加氨间和加氯间,氨氯投加比例失当时会激活水中的氨氧化细菌,使水中亚硝酸盐和氨氮超标。

二氧化氯对常见的致病微生物、真菌和病毒等均具有高效、迅速的灭活能力,不会生成三卤甲烷和其他有机卤副产物,但其产生的非有机副产物也会威胁人类健康。

臭氧消毒具有较强的灭活能力,但生产效率低,成本较高,同时其稳定性差,无法维持管网中的消毒效果,易产生二次污染。

(3) 非常规指标:分为3组,分别为微生物学指标、毒理学指标、感官性状和一般化学指标。其中微生物学指标包括贾第鞭毛虫、隐孢子虫等易引起腹泻等肠道疾病且一般消毒方法很难全部杀死的微生物,毒理学指标主要包括农药、除草剂、氯化消毒副产物等。

4. 二次供水卫生要求

(1) 二次供水卫生管理要求:①二次供水管理人员要求。二次供水管理人员每年进行一次健康检查和卫生知识培训,合格上岗。②二次供水管理单位要求。负责设施的日常运转、保养、清洗、消毒;制定设施的卫生制度并予以实施,每年应对二次供水设施进行一次全面清洗、消毒并对水质进行检验；发生供水事故时，立即采取应急措施保证居民日常生活用水，同时报告当地卫生部门并协助卫生部门进行调查处理。

（2）二次供水水质要求：二次供水水质必测项目为色度、浊度、臭味及肉眼可见物、pH值、大肠菌群、细菌总数、余氯，选测项目为总硬度、氯化物、硝酸盐氮、挥发酚、氰化物、砷、六价铬、铁、锰、铅、紫外线强度，增测项目为氨氮、亚硝酸盐氮、耗氧量。其中紫外线强度要求大于 70 pW/cm，其余检测项目标准见《生活饮用水卫生标准》（GB 5749—2006）和《二次供水设施卫生规范》（GB 17051—1997）。

五、非法行医及非法采供血

（一）非法行医的概念

非法行医，指机构或个人违反《刑法》或卫生计生行政法律法规开展诊疗活动的行为。常见的卫生计生行政法律法规有《执业医师法》《医疗机构管理条例》《乡村医生从业管理条例》等。诊疗活动是指通过各种检查，使用药物、器械及手术等方法，对疾病作出判断和消除疾病、缓解病情、减轻痛苦、改善功能、延长生命、帮助患者恢复健康的活动。

（二）非法行医的常见形式

1. 违反《刑法》的非法行医 指未取得医师执业资格的人擅自从事医疗业务活动。常见形式有以下几种。

（1）未取得或者以非法手段取得医师执业资格从事医疗活动的。

（2）被依法吊销医师执业证书期间从事医疗活动的。

（3）未取得乡村医生执业证书，从事乡村医疗活动的。

（4）家庭接生员实施家庭接生以外的医疗行为的。

知识链接

《刑法》关于非法行医的规定

《刑法》第三百三十六条第一款规定：未取得医生执业资格的人非法行医，情节严重的，处三年以下有期徒刑、拘役或者管制，并处或者单处罚金；严重损害就诊人身体健康的，处三年以上十年以下有期徒刑，并处罚金；造成就诊人死亡的，处十年以上有期徒刑，并处罚金。

2. 违反卫生计生行政法律法规的非法行医 违反卫生计生行政法律法规的非法行医种类繁多，表现形式多种多样，常见形式如下。

（1）未取得合法医疗机构执业许可证擅自执业。具体表现如下：①未取得医疗机构执业许可证，擅自开展执业活动的；②通过买卖、转让、租借医疗机构执业许可证开展执业活动的；③使用过期、失效的医疗机构执业许可证开展执业活动的，使用伪造、涂改的医疗机构执业许可证开展执业活动的；④逾期不校验医疗机构执业许可证仍从事诊疗活动的或者拒不校验的。

（2）超出登记范围开展执业活动的，即超出医疗机构执业许可证核准登记范围开展执业活动的，包括诊疗活动超出登记的诊疗科目范围、变更执业地点、主要负责人、名称未做变更登记。

（3）医疗机构将本单位的科室、门诊部、业务用房租借或承包给社会非卫生技术人员从事医疗活动的；医疗机构将科室或房屋出租、承包给非本医疗机构人员或者其他机构，打着医疗机构的幌子利用欺诈手段开展诊疗活动的行为。

（4）外地医务人员来本行政区域内从事医疗活动，未对其执业证书变更登记。

（5）医疗卫生机构使用、聘用非卫生技术人员从事医疗卫生技术工作或开展诊疗活动。

（6）未经批准或备案擅自开展义诊。

（7）利用B超非法开展胎儿性别鉴定或选择性终止妊娠手术。

（8）出具虚假医学证明文件。

（9）发布虚假医疗广告信息。

（10）未经国家卫生健康委员会和外经贸部批准而擅自成立中外合资、中外合作医疗机构并开展医疗活动或以合同方式经营诊疗项目的，视同非法行医。

（11）外国医师来华短期行医未取得外国医师短期行医许可证的。

（三）非法采供血的概念

非法采供血，指未经过国家主管部门批准或超过批准的业务范围，采集、供应血液或者制作、供应血液制品的行为，或者采集血液、供应血液、制作血液制品、供应血液制品不符合国家相关法律、法规的要求。

知识链接

非法采供血相关知识

我国常见的法定采供血机构为血站，该机构是不以营利为目的的公益性组织。血站包括一般血站和特殊血站，一般血站由地方人民政府设立，包括血液中心、中心血站和中心血库；特殊血站由卫生行政部门根据医学发展需要批准、设置，常见的有脐带血造血干细胞库、单采血浆站等。

非法采供血判定的法律依据主要有《中华人民共和国献血法》《血液制品管理条例》《血站管理办法》《血站质量管理规范》《单采血浆站管理办法》《单采血浆站质量管理规范》《医疗机构临床用血管理办法》等。

（四）非法采供血的常见形式

非法采供血的常见形式如下：①未经批准，擅自设置血站，开展采供血活动；②超出执业登记的项目、内容、范围开展业务活动；③非法组织他人出卖血液，献血单位雇人顶替单位献血指标；④临床用血的保障、储存、运输不符合国家卫生标准和要求。

六、计划生育

（一）计划生育的概念

计划生育，就是有计划地生育子女。这里的"计划"，是在社会主义制度下，由中央政府宏观规划、统一领导，在全社会范围内对人口再生产进行有计划的调节，并针对各种具体情况，区别对待，分类指导，使人口数量、素质、分布和结构等与经济和社会的发展相适应，以促进社会的可持续发展。其目的是实现人口与经济、社会、资源、环境的协调发展，维护公民的合法权益，促进家庭幸福、民族繁荣与社会进步。

（二）计划生育的内容

我国是人口众多的国家，实行计划生育是国家的基本国策。国家采取综合措施，控制人口数量，提高人口素质。依靠宣传教育、科学技术进步、综合服务、建立健全奖励和社会保障制度，开展人口与计划生育工作。

计划生育的主要内容如下：①制定与实施人口发展规划；②推行生育调节，如国家提倡一对夫妻生育两个子女、生育调节以避孕为主、实行计划生育的育龄夫妻免费享受国家规定的基本项目的计划生育技术服务等；③奖励与社会保障，国家对实行计划生育的夫妻，按照规定给予奖励，国家建立、健全基本养老保险、基本医疗保险、生育保险和社会福利等社会保障制度，促进计划生育；④提供计划生育技术服务。

（三）计划生育技术服务

计划生育技术服务是指使用手术、药物、工具、仪器、信息及其他技术手段，有目的地向育龄公民提供生育调节及其他有关的生殖保健服务的活动，包括计划生育技术指导、咨询及与计划生育有关的临床医疗服务。

1. 计划生育技术指导、咨询

（1）避孕节育与降低出生缺陷发生风险及其他生殖健康的科普宣传、指导和咨询。

（2）提供避孕药具，对服务对象进行相关的指导、咨询、随访。

（3）对施行避孕、节育手术和输卵（精）管复通手术的，在手术前、后提供相关的指导、咨询和随访。

2. 与计划生育有关的临床医疗服务

（1）避孕和节育的医学检查，主要指按照避孕、节育技术常规，为了排除禁忌证、掌握适应证而进行的术前健康检查及术后康复和保证避孕安全、有效所需要的检查。

（2）各种计划生育手术并发症和计划生育药具不良反应的诊断、鉴定和治疗。

（3）施行各种避孕、节育手术和输卵（精）管复通术等恢复生育力的手术，以及与施行手术相关的临床医学诊断和治疗。

（4）根据国家卫生健康委员会制定的有关规定，开展围绕生育、节育、不育的其他生殖保健服务。

（5）病残儿医学鉴定中必要的检查、观察、诊断、治疗活动。

（四）计划生育监督

为加强和规范计划生育监督工作，根据《中华人民共和国人口与计划生育法》《中华人民共和国母婴保健法》《计划生育技术服务管理条例》等法律法规及相关规章,于2015年5月4日国家相关部委制定了《计划生育监督工作规范(试行)》,供各级卫生计生行政部门、国家卫生计生监督执法机构及地方各级卫生计生综合监督机构在开展计划生育监督工作时遵照执行。

计划生育监督主要内容如下:①计划生育相关法律法规执行情况的监督检查;②对从事计划生育技术服务的机构及人员的监督;③对打击非医学需要的胎儿性别鉴定和选择性别的人工终止妊娠行为(简称"两非"行为)的监督;④计划生育重大案件的督查督办及承担法律法规规定的其他监督职责。

1. 计划生育相关法律法规执行情况的监督

(1)监督内容:①计划生育法律法规贯彻执行情况;②卫生计生行政部门依法履职情况;③行政管理相对人的法定权利维护情况;④法律法规中的具体监督管理制度落实情况。

(2)监督方法:采用的方法包括日常监督、专项督查和专项调查、督查督办违法案件及其他必要的监督方法。

2. 对从事计划生育技术服务的机构及人员的监督

(1)监督内容:①机构执业资质合法性情况;②计划生育技术服务从业人员执业资格情况;③计划生育技术服务项目及业务范围依法开展情况。

(2)监督方法:检查机构的相关执业资格证或许可证,检查医务人员、技术服务人员的执业资格证,核对执业许可证批准的诊疗科目、服务项目、设备设施等情况,对违法违规执业行为进行调查、取证、处理,依法采取其他必要的监督方法。

3. 对打击"两非"行为的监督

(1)监督内容:①打击"两非"行为制度建设情况;②从事计划生育技术服务的机构及人员落实禁止"两非"相关制度情况;③"两非"行为案件的查处情况,包括打击非法行医中涉及"两非"的案件查处情况。

(2)监督方法:对打击"两非"行为的制度执行情况进行检查,对病历、医师门诊记录、实验室报告及相关诊疗档案进行随机抽查,与相关部门联合开展监督工作,对"两非"案件进行督查督办,依法采取其他必要的监督方法。

4. 计划生育重大案件的督查督办 指对因计划生育管理和服务行为引发的具有重要影响的案件的督查督办。

(1)督查督办内容:①造成人员死亡的案件;②导致人员重伤残,造成恶劣社会影响的案件;③造成国家、集体或者公民个人财产严重损失的案件;④危及社会稳定的群体性案件;⑤造成其他社会影响和国际影响较大,可能危及社会稳定、损害国家形象的案件。

(2)督查督办方法:①下达督办通知书,规定办理时限,提出工作要求,有条件的地方可建立重大案件网络督查督办机制,运用信息化手段跟踪督办重大案件;②现场督办等其他必要的监督方法。

5. 计划生育监督的要求 县级以上地方卫生计生行政部门及综合监督机构实施计划生育监督后,应当依法按程序及时向被监督单位和人员提出监督意见。监督人员在履行职务时,应当出示证件,并对从事计划生育服务的机构和相关人员提供的资料负有保密义务。县级以上地方卫生计生行政部门及综合监督机构发现被监督单位和人员存在未依法履行职责、违法行政、违法违规执业等行为的,应当依法处理。

第二节　卫生计生监督协管服务规范

一、服务对象

辖区内居民。

二、服务内容

(一)食源性疾病及相关信息报告

发现或怀疑有食源性疾病、食品污染等对人体健康造成危害或可能造成危害的线索和事件,及时报告给当地的卫生计生监督执法机构。

知识链接

食品污染

食品污染指在食品生产、加工、存储、运输、销售到食用的全过程中,对人体健康有害的生物性、化学性和物理性物质进入食品的现象。

生物性污染,主要指病原体污染,包括细菌、病毒、真菌及其毒素、寄生虫及其虫卵等的污染。细菌主要为致病菌(如沙门菌、副溶血性弧菌等),病毒有轮状病毒、甲型肝炎病毒等,真菌及其毒素有黄曲霉毒素、镰刀菌毒素等,寄生虫及其虫卵有蛔虫、包虫等。

化学性污染主要是食品受到各种有害的无机化合物、有机化合物或人工合成物质的污染。例如,农药残留量超标,工业废水、废渣、废气的排放,造成多环芳烃类化合物对食品的污染。

物理性污染主要来自食品生产、存储、运输等过程中的杂物污染,如食品掺假、放射性污染等。

1. 食源性疾病及相关信息的来源　食源性疾病及相关信息的来源通常有四个方面:①接诊医生在诊疗过程中发现或怀疑有食源性疾病的患者后,通报卫生计生监督协管员;②食品安全事故发生单位与引发食品安全事故的食品生产经营单位报告的信息;③公众举报的信息;④媒体报告的信息。

考点提示　食源性疾病及相关信息报告。

2. 信息记录　卫生计生监督协管员发现或收到食源性疾病或食品污染等相关信息后,应做好这些信息的记录,这些记录的信息也是向当地卫生计生监督执法机构报告的内容。信息记录的内容如下。

（1）信息报告人员的姓名、身份证号码、联系方式、家庭住址、工作单位，以便进行信息核实和接下来的调查。

（2）发生食品安全事故的单位名称、地址、电话。

（3）食品安全事故患者的发病时间、发病人数、死亡人数。

（4）食品安全事故患者的主要症状、就诊地点或现处位置、救治措施。

（5）引发食品安全事故的可疑食品品种、进食时间和进食人数。

3. 信息接报后的处理 卫生计生监督协管员在接到上述信息的报告并做好记录后，可通知相关单位保护好事故现场、留存患者粪便和呕吐物、封存引发事故的可疑食品，并对食源性疾病及相关信息进行核实。初步核实后，应及时（2 h内）将食源性疾病及相关信息报告给当地卫生计生监督执法机构，同时填写卫生计生监督协管信息报告登记表。

知识链接

食品安全事故

食品安全事故指食源性疾病、食品污染等源于食品，对人体健康有危害或者可能有危害的事故。食品安全事故分四级，分别为特别重大食品安全事故、重大食品安全事故、较大食品安全事故、一般食品安全事故。

我国 2008 年发生的奶制品污染事件，为特别重大食品安全事故。事故起因是很多食用三鹿集团生产的奶粉的婴儿被发现患有肾结石，随后在奶粉中发现化学原料三聚氰胺。据报告，截至 2008 年 9 月 21 日，因食用该奶粉住院的有 12892 人，死亡 4 人。随后国家质检总局对国内乳制品抽检，发现伊利、蒙牛、光明、圣元和雅士利等 22 个厂家的奶粉均检出三聚氰胺。该奶制品污染事件，不仅对人体健康造成损害，亦重创了我国食品的信誉，多个国家禁止中国乳制品进口，大多数民众也不敢买国产奶粉。

考点提示 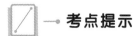 饮用水卫生安全巡查。

（二）饮用水卫生安全巡查

协助卫生计生监督执法机构对农村集中式供水、城市二次供水和学校供水进行巡查，协助开展饮用水水质抽检服务，发现异常情况及时报告；协助有关专业机构对供水单位从业人员开展业务培训。

知识链接

学 校 供 水

学校饮用水的供水方式较多，有市政集中式供水、自建设施集中式供水、分散式供水、开水供给、直饮水供给、桶装水供给等多种方式。

自建设施集中式供水,指学校内部以自建供水管道及其附属设施向本学校生活、生产提供用水;分散式供水,指以浅井水、泉水、江河、湖塘水等为水源直接供生活饮用的水;开水供给,指将自来水等煮沸烧开后盛装在保暖桶等储水容器内供学生饮用;直饮水供给,指用水处理材料或水质处理器对自来水等原水水质进一步过滤净化处理后供学生直接饮用。

1. 农村集中式供水单位巡查

(1) 卫生许可证检查:确定供水单位是否取得了有效的卫生许可证。

(2) 水源卫生检查:检查水源地卫生防护情况,是否按相关要求做好水源卫生防护工作。具体查看水源(自备井井口;河流、湖泊的取水口)周围半径100 m内是否有旱厕、渗水坑、畜禽养殖场、垃圾堆、化粪池、废渣和污水管道及其他生活生产设施,是否使用工业废水或生活污水灌溉和使用难降解或剧毒的农药。在水源防护地带明显处是否设置固定的告示牌。

(3) 环境卫生和防护设施检查:查看水厂生产区和单独设立的泵房、沉淀池、粗滤池、清水池周围50 m范围卫生状况,是否有旱厕、化粪池、渗水坑、垃圾堆、畜禽养殖场(畜圈)和污水管道;清水池观察孔孔盖是否加锁、透气管是否安全,有无防护网罩。

(4) 卫生管理规章制度和质量保证体系检查:检查水厂是否建立、健全了生活饮用水卫生管理规章制度,是否有专(兼)职工作人员管理饮用水卫生工作,水厂的质量保证体系是否有效运转。

(5) 水处理及卫生设施运转情况检查:检查水处理及卫生设施是否完善、运转情况是否正常,如有无净化和消毒措施,净化和消毒措施是否正常运转,有无使用和维护记录,查看水厂记录与实际检查内容是否一致。加氯间是否备有防毒面具,有无泄氯处理措施,二氧化氯的原料储存是否有安全措施。

(6) 供方的资料检查:检查水厂所用与水接触的化学处理剂、水处理材料、水质处理器、输配水设备等涉水产品及消毒产品,是否按照国家有关要求索取了卫生许可批件、产品质量或卫生安全合格证明等,进货后是否进行验收,有无验收记录,判断使用的材料是否卫生安全。

(7) 从业人员检查:直接从事供、管水人员是否经过卫生知识培训,是否定期健康检查,体检不合格人员是否及时调离;检查不同工作岗位的从业人员,是否经过技术培训,能否胜任相应工作,从而保证供水卫生安全。

(8) 水质检验情况检查:检查有无检验室,有无相应的检验人员和仪器设备,检验人员几名,能做哪些项目;是否建立健全水质检验制度,定期对水源水、出厂水和管网末梢水进行水质检验,有无日常水质检测记录或报告,采样点与检验频率是否符合要求,水质检验记录是否完整清晰,档案资料是否保存完好,有无按要求上报水质资料。

知识链接

水样的采集

水质检验前应先对水样进行采集,采样点选择与水样的类型有关。

水源水,指集中式供水水源地的原水。地表水源水的采样点通常选择在汲水处。

出厂水,指集中式供水单位水处理工艺过程完成的水。采样点应设在出厂进入输送管道以前。

管网末梢水,是指出厂水经输水管网输送至终端(用户水龙头)处的水。采样点即设置在用户水龙头处。

二次供水的采集应包括水箱(或蓄水池)进水、出水及末梢水。

(9)水厂的防污染和事故应急措施检查:是否有防止污染的措施和事故应急处理方案,有无水污染事件报告制度,是否健全。

2. 城市二次供水单位巡查

(1)卫生许可证情况检查:确定供水单位是否取得了有效的卫生许可证。供水设施产权单位是否取得主管卫生行政部门颁发的卫生许可证,是否按要求复核、换证。检查供水设施所使用的供水设备和有关涉水、消毒产品是否具有省级以上卫生行政部门颁发的卫生许可批件。

(2)水箱检查:查看二次供水水箱是否专用。

(3)环境卫生检查:检查供水设施周围环境卫生是否良好。查看水箱周围 10 m 内是否有渗水坑、化粪池、垃圾堆等污染源。水箱周围 2 m 内不应有污水管线及污染物。

(4)防护设施检查:检查供水设施是否加盖上锁,溢流管是否有防蚊措施,是否与下水管道相连。水消毒处理装置是否正常运转。水池是否定期清洗、消毒,有无清洗、消毒记录,清洗、消毒后水质是否经检验合格。

(5)卫生管理规章制度检查:供水单位是否建立健全的卫生管理制度,有无水污染报告制度和应急处置预案,是否配备专/兼职人员负责饮用水卫生管理。

(6)从业人员检查:管水人员是否经过卫生知识培训和定期进行健康检查,体检不合格人员是否及时调离。

(7)水质检验情况检查:是否定期进行水质检验,检验报告(或水质检测记录)是否保存完好。

3. 学校供水巡查 学校供水巡查内容主要是学校有无依法落实各项饮用水卫生管理要求,包括一般巡查和分类巡查。一般巡查内容包括有无制定饮用水突发污染事故及水源性传染病应急处置预案和卫生管理制度;是否设专/兼职人员负责学校饮用水卫生管理工作;管水的从业人员是否进行每年一次的健康体检并取得健康体检合格证;学生的供水量是否充足;用于饮用水消毒的产品是否具备有效的卫生许可批件。分类巡查根据学校供水方式的不同,巡查内容有所不同。

(1)若学校使用市政集中式供水,巡查内容主要是供水单位是否持有有效的卫生许可证,学校有无擅自改建市政集中式供水,管网末梢水水质是否符合卫生标准。

(2)若学校使用二次供水,巡查内容主要是二次供水蓄水池周围 10 m 内有无污染源,水箱周围 2 m 内有无污水管线及污染物,储水设备是否加盖上锁并定期清洗消毒,水质检测频次是否符合要求及检测结果是否达标。

(3)若学校使用自建设施集中式供水,巡查内容主要是学校自建设施供水周边 30 m

范围内是否有生活垃圾、建筑垃圾、旱厕、污水管线或污水沟等污染源;泵房内外环境是否整洁,是否堆放杂物及有毒有害物质,是否有通风措施,是否有卫生安全设施;是否有饮用水消毒处理装置,是否正常运转;使用的供水设备和有关涉水、消毒产品是否具有省级以上卫生行政部门颁发的卫生许可批件;储水设备(蓄水池)观察孔孔盖是否加锁、透气管是否安全、有无防护网罩,是否定期清洗、消毒;水质是否消毒,水质检测频次是否符合要求及检测结果是否达标。

(4) 若学校使用开水供给,则可现场检查盛装开水的器皿是否每天清洗并加盖上锁,水量是否充足和方便学生饮用。

(5) 若学校使用桶装水供给,巡查内容主要是学校有无索取桶装水的水质检验合格报告、是否索取饮水机有效卫生许可批件并定期清洗消毒。

(6) 若学校使用直饮水供给,巡查内容主要是直饮水水质处理器、输配水设备、水处理材料等涉水产品有无索取有效的卫生许可批件,管道设备是否定期清洗消毒,水处理材料是否定期更换、水质检测频次是否符合要求及检测结果是否达标。

4. 饮用水水质抽检 饮用水水质抽检包括饮用水的采集、保存和检验等工作,饮用水采样与保存参照《生活饮用水标准检验方法 水样的采集与保存》(GB/T5750.2—2006),饮用水水质检验方法参照《生活饮用水卫生标准》(GB 5749—2006)。饮用水水质抽检位置,可按实际巡查对象进行选择。包括对供水设施出口水进行检测,对居民家庭水龙头水进行检测,对学校水龙头水进行检测等。

5. 异常情况及时报告 发现现场水质检测不合格、日常巡查发现异常、接到水质异常反映、24 h 内出现 3 例以上可能与共同饮水史有关的疑似病例,填写卫生计生监督协管信息报告登记表,立即报告辖区卫生计生监督执法机构。

(1) 现场检测异常情况报告:现场水质检测过程中,发现任意 1 件水样的任何指标出现不合格,及时报告卫生计生监督执法机构。报告内容包括被检测单位名称、地点、检测水样种类、检测不合格项目。

(2) 日常巡查异常情况报告:日常巡查中发现影响水质卫生安全的问题(隐患)或接到群众反映水质感官出现异常(异色、异味、异物、温度异常)的报告时,应立即报告卫生计生监督执法机构。

(3) 接到水质异常反映:对群众反映的水质异常,应在报告后前往现场进行核实。若确为水质异常,及时报告卫生计生监督执法机构。报告内容包括发现问题(隐患)的地点、内容等,发现出现水质异常的单位名称、地址,水质异常的表现,影响范围,有无人员发病等。

(4) 疑似病例:24 h 内出现 3 例以上可能与共同饮水史有关的疑似病例,应立即引起重视。可能与饮用水被污染有关,有发生介水传染病的风险,应立即报告辖区卫生计生监督执法机构。

知识链接 -

介水传染病

介水传染病是由于饮用或接触受病原体污染的水而导致的一类传染病,通常因水源水被污染后未经妥善处理或者处理后的饮用水在输送和储水过程中重新被污染引起。常见的介水传染病有霍乱、伤寒、血吸虫病等。因饮用同一水源的人较多,故而介水传染病的波及面广、发病人数多、危害较大。

介水传染病的流行特点如下:①水源一次严重污染后,发病呈暴发性,短期内突然出现大量患者,且多数患者发病日期集中在同一潜伏期内,若水源经常受污染,则发病者可终年不断。②病例分布与供水范围一致。大多数患者都有饮用或接触同一水源的历史。③一旦对污染源采取处理措施,并加强饮用水的净化和消毒后,疾病的流行能迅速得到控制。

6. 协助有关专业机构对供水单位从业人员开展业务培训

(1)协助组织辖区内给供水单位从业人员参加饮用水卫生工作培训。

(2)协助开展供水单位从业人员饮用水卫生相关法律、法规、标准、规范的培训,指导供水单位合法生产经营。

(3)协助开展饮用水卫生安全知识宣传、咨询,通过开设宣传栏、展出宣传板画、发放宣传材料、解答咨询等形式或利用各种媒体,提高城乡群众的饮用水卫生安全意识和法律意识。

(三)学校卫生服务

协助卫生计生监督执法机构定期对学校传染病防控开展巡访,发现问题隐患及时报告;指导学校设立卫生宣传栏,协助开展学生健康教育。协助有关专业机构对校医(保健教师)开展业务培训。

1. 协助定期对学校传染病防控开展巡访 协助对学校传染病防控开展定期巡访,发现问题(隐患)及时报告,巡访内容如下。

(1)巡访机构和人员:①有无学校校长为第一责任人的学校传染病防控管理部门;②有无学校在编人员专门负责学校传染病疫情报告工作;③有无专职或兼职的传染病防治管理人员,如是否有校医或保健教师专门负责学生晨检、因病缺课等健康信息的收集与报告工作。

(2)巡访学校卫生管理情况:①是否将传染病防控工作纳入年度工作计划;②是否将健康教育纳入年度教学计划;③是否有学校传染病突发事件防控应急预案;④是否建立传染病疫情报告制度,报告的内容、方式、时限是否正确,传染病疫情报告后是否有记录;⑤是否建立学生晨检制度和学生因病缺勤与病因追查登记制度,是否有记录,大学一般不做晨检要求,传染病流行期间除外;⑥是否建立学生传染病病愈返校复课医学证明查验制度,是否有记录;⑦是否建立学生健康管理制度,对学生进行体检,并建立学生健康档案;⑧是否对新生入学预防接种证进行查验并进行登记,对无证或漏种学生是否有预防接种补证、补种记录;⑨是否对学生进行传染病预防知识的宣传;⑩是否对发生传染病的学生班级、宿舍等相关环境进行及时消毒并记录。

2. 指导学校设立卫生宣传栏,协助开展学生健康教育 学校健康教育的目的是引导学生自觉地采纳和保持有益于健康的行为和生活方式。可通过多种形式(如设立卫生宣传栏、课堂教学、示教等)传授科学知识,提高学生认知,树立正确的态度,培养自我保健意识,帮助他们掌握各种必要的健康保健和安全应急的技能。常见的健康教育的内容如下。

（1）健康行为和生活方式：使学生能正确认识个人行为和生活方式对于健康的重要性，形成合理饮食、适量运动等健康行为和生活方式。

（2）疾病预防：帮助学生学习认识常见疾病，如传染病的传播、学校环境中的有害因素等，提高学生自我保健的能力。

（3）心理健康：了解心理健康的影响因素，保持积极情绪、发展良好自我认知、提高心理社会适应能力。

（4）生长发育与青春期保健：为学生提供正确的生长发育和生殖健康的知识和保健技能，培养学生以一种负责的态度、健康的方式维护个体及青春期健康。

（5）安全应急与避险：学习在不同环境下的安全知识，培养相关技能和应对策略，保证学生自身和他人的安全。

3. 协助有关专业机构对校医(保健教师)开展业务培训 校医(保健教师)是校长在学校卫生管理工作的助手和参谋，其承担着学生健康状况监测、学生健康教育、传染病防治等多项学校卫生工作，校医(保健教师)业务水平的高低决定了学校卫生工作能否顺利开展。卫生计生协管服务机构可协助有关专业机构对校医(保健教师)开展业务培训，提高校医(保健教师)的知识、技能和业务水平。

（四）非法行医和非法采供血信息报告

协助定期对辖区内非法行医、非法采供血开展巡访，发现相关信息及时向卫生计生监督执法机构报告。非法行医和非法采供血的信息来源如下：①定期巡访发现；②社区卫生服务站或村卫生室的报告；③群众提供的线索或者举报；④开展其他公共卫生服务时发现。

考点提示 掌握非法行医和非法采供血信息的报告。

卫生计生监督协管员收集到非法行医或非法采供血的信息时，及时向卫生计生监督执法机构报告，并做好登记记录。报告内容包括非法行医或非法采供血的地点、行医时间和特点、行医人员的数量、诊疗行为、诊疗标识、报告人的基本信息、接报人的基本信息等。

（五）计划生育相关信息报告

协助卫生计生监督执法机构定期对辖区内计划生育机构计划生育工作进行巡查，协助对辖区内与计划生育相关的活动开展巡访，发现相关信息及时报告。

巡查内容主要包括如下几点：①检查计划生育技术服务的机构的相关执业资格证或许可证；②检查医务人员、技术服务人员的执业资格证；③核对执业许可证批准的诊疗科目、服务项目、设备设施等情况；④对病历、医师门诊记录、实验室报告及相关诊疗档案进行随机抽查，确定是否开展非医学需要的胎儿性别鉴定和有否选择性别的人工终止妊娠行为。

三、服务流程

卫生计生监督协管服务有三个重要流程，分别为协助专业机构培训人员、开展宣传教育和制订协管服务计划，具体内容归纳见图12-1。

1. 协助专业机构培训人员 ①对供水单位从业人员开展业务培训；②对校医或保健

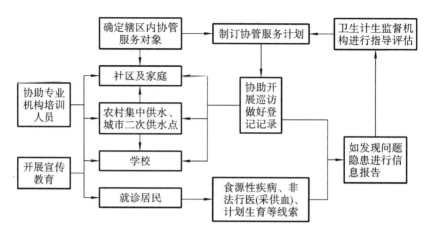

图 12-1　卫生计生监督协管服务流程

教师开展业务培训。

2. 开展宣传教育　①指导学校设立卫生宣传栏,协助开展学生健康教育;②对辖区内居民尤其是就诊居民开展宣传教育,让他们了解食源性疾病、非法行医、非法采供血、计划生育的法律法规和相关知识,以便提供相应的线索。

3. 制订协管服务计划　卫生计生监督协管单位依据规范确定的协管服务对象并在卫生计生监督执法机构的指导和评估下,制订协管服务计划,协管单位根据该计划开展巡访工作并做好登记记录,发现问题隐患及时报告。卫生计生监督执法机构根据报告的信息评估是否调整协管服务计划。

四、服务要求

(1) 县(区)级卫生计生行政部门要建立健全各项协管工作制度和管理规定,为基层医疗卫生机构开展卫生计生监督协管工作创造良好的条件。如:制定协管员聘用与管理制度,对协管员的准入、聘用流程及管理方式进行规定;也可制定协管员的工作守则,要求协管员持证上岗,廉洁自律,规范其行政执法行为;还可制定协管员学习培训制度、例会制度、考核评议制度加强对协管员的管理,提高协管员的业务素质等。尽可能为基层医疗卫生机构开展卫生计生监督协管工作创造良好的条件。

(2) 县(区)卫生计生监督执法机构要采用在乡镇、社区设派出机构或派出人员等多种方式,加强对基层医疗卫生机构开展卫生计生监督协管的指导、培训并参与考核评估。

(3) 乡镇卫生院、社区卫生服务中心要建立健全卫生计生监督协管服务有关工作制度,配备专(兼)职人员负责卫生计生监督协管服务工作,明确责任分工。有条件的地区可以实行零报告制度。

> **知识链接** ·····················

卫生计生监督协管员

卫生计生监督协管员普遍不具备行政执法资格,主要负责辖区内受监督单位的本底资料建档、日常巡查、信息报告、法制宣传等工作,协助卫生计生监督员完成处罚调查、应急处置、卫生保障、从业人员培训、举报投诉受理等卫生监督工作。在设置派出机构的统筹管理模式中,卫生计生监督协管员可在卫生计生监督员的直接带领下,参与日常监督检查、处罚调查、应急保障、举报投诉受理等全方位卫生监督工作,一些区县还将卫生行政许可审查等工作下沉到基层中队,由基层中队的监督员和协管员共同完成。依托医疗机构的统筹管理模式中少数区县协管员持行政执法证,承担基层监督员工作职责。

(4)要按照国家法律、法规及有关管理规范的要求提供卫生计生监督协管服务,及时做好相关工作记录,记录内容应齐全完整、真实准确、书写规范。

五、工作指标

(1)卫生计生监督协管信息报告率＝报告的事件或线索次数/发现的事件或线索次数×100％。其中报告事件或线索包括食源性疾病、饮用水卫生安全、学校卫生、非法行医和非法采供血、计划生育。

(2)协助开展的食源性疾病、饮用水卫生安全、学校卫生、非法行医和非法采供血、计划生育实地巡查次数。

六、管理服务规范表格及说明

(一)卫生计生监督协管信息报告登记表

在开展卫生计生监督协管服务时,发现问题隐患,及时进行信息报告并填写卫生计生监督协管信息报告登记表,见表12-1。该表中机构名称为开展卫生计生监督协管巡查的协管单位,信息类别分为食源性疾病、饮用水卫生、学校卫生、非法行医(采供血)、计划生育,根据发现的问题进行归类。信息内容即对发现问题的地点、内容等有关情况进行简单描述。发现时间为发现问题隐患的时间,报告时间为填写报告登记表的时间,报告人为填写报告登记表的协管员。

表 12-1 卫生计生监督协管信息报告登记表

机构名称:

序号	发现时间	信息类别	信息内容	报告时间	报告人

注:①信息类别:食源性疾病、饮用水卫生、学校卫生、非法行医(采供血)、计划生育。
②信息内容:注明发现问题(隐患)的地点、内容等有关情况简单描述。

(二)卫生计生监督协管巡查登记表

根据协管服务计划开展卫生计生监督协管巡查,及时填写卫生计生监督协管巡查登记表，见表 12-2。该表中机构名称为开展卫生计生监督协管巡查的协管单位，巡查地点为被监督单位，内容可在食源性疾病、饮用水卫生、学校卫生、非法行医（采供血）、计划生育等五种类别中选择，发现的主要问题可简单进行描述。巡查日期即实际巡查的日期，巡查人通常为两人及以上。备注栏填写发现问题后的处置方式，如报告卫生计生监督执法机构或帮助整改等内容。

表 12-2　卫生计生监督协管巡查登记表

机构名称：　　　　　　　　　　　　　　　　　　　　　　　　　　　　　________年度

序号	巡查地点与内容	发现的主要问题	巡查日期	巡查人	备注

注：对食源性疾病、饮用水卫生、学校卫生、非法行医（采供血）、计划生育开展巡查，填写本表。备注栏填写发现问题后的处置方式（如报告卫生计生监督执法机构或帮助整改）等内容。

小结

卫生计生监督协管是地方各级卫生计生行政部门授权的协管单位对辖区内的居民实施信息报告、安全巡查及相关服务工作的统称，是协助卫生计生行政部门或卫生计生监督执法机构开展行政执法工作，其定位在于协助而不是执法。

协管单位一般聘用卫生计生监督协管员开展卫生计生监督协管服务，协管员普遍不具备行政执法资格，主要负责辖区内受监督单位的本底资料建档、日常巡查、信息报告、法制宣传等工作，协助卫生计生监督员完成处罚调查、应急处置、卫生保障、从业人员培训、举报投诉受理等卫生监督工作。

开展卫生计生监督协管服务时，积极发挥协管单位的“前哨”作用，发现食源性疾病、食品污染、饮用水卫生、学校卫生、非法采供血和非法行医、计划生育等方面的问题隐患及时报告并做好记录，协助专业机构做好相关人员的业务培训，开展卫生知识的宣传教育，充分发挥基层医疗卫生机构的公共卫生职能作用，使广大人民群众真正感受到卫生计生监督协管服务，享受到医药卫生体制改革的成果。

（董　赟　张力文）

能力检测

参考文献

Cankao Wenxian

[1] 杨柳清,黄贺梅.预防医学基础[M].2 版.武汉:华中科技大学出版社, 2014.

[2] 国家卫生和计划生育委员会.国家基本公共卫生服务规范(第三版)[EB/ OL].（2017-02-28）[2017-03-28].http://www. nhfpc. gov. cn/ ewebeditor/uploadfile/2017/04/20170417104506514.pdf.

[3] 崔树起,杨文秀.社区卫生服务管理[M].北京:人民卫生出版社,2016.

[4] 王万荣,李芳.预防医学[M].北京:中国协和医科大学出版社,2016.

[5] 刘爱民.病案信息学[M].北京:人民卫生出版社,2014.

[6] 国家卫生和计划生育委员会.国家免疫规划疫苗儿童免疫程序及说明 (2016 年版)[EB/OL].(2016-12-06)[2016-12-29].http://www. nhfpc. gov. cn/ewebeditor/uploadfile/2016/12/20161229154305808.docx.

[7] 国家卫生和计划生育委员会.预防接种工作规范(2016 年版)[EB/OL]. （2016-12-06）[2016-12-29].http://www. nhfpc. gov. cn/ewebeditor/ uploadfile/2016/12/20161229154650861.doc.

[8] 洪佳冬,方强.社区卫生服务中心突发公共卫生事件应急处置[M].北京: 科学出版社,2014.

[9] 石淑华.儿童保健学[M].3 版.北京:人民卫生出版社,2014.

[10] 崔焱.儿科护理学[M].5 版.北京:人民卫生出版社,2012.

[11] 杨锡强,易著文.儿科学[M].6 版.北京:人民卫生出版社,2003.

[12] 中国卫生部办公厅.新生儿访视技术规范[EB/OL].(2012-04-20)[2016- 03-31]. https://wenku. baidu. com/view/019fba736bec0975f565e2c6. html. 30. http://www. wanfangdata. com. cn/details/detail. do? _type ＝degree&id＝Y608156.

[13] 张佩斌,朱宗涵,Joan Ozanne－Smith.儿童伤害预防与急救[M].北京: 人民卫生出版社,2010.

[14] 世界卫生组织.世界预防儿童伤害报告[EB/OL].[2008-01].http:// apps. who. int/iris/bitstream/handle/10665/69871/WHO _ NMH _

VIP08.01_chi.pdf? sequence＝2.

[15] 中国卫生部疾病预防控制局.儿童溺水干预技术指南[EB/OL].[2011-09-07]. http://www. 360doc. com/content/11/0910/19/5621986 _ 147323706. shtml.

[16] 肖峰,李瑞莉,王利红,等.我国0～6岁儿童健康管理服务实施情况分析[J].中国妇幼保健,2014,35:5741-5744.

[17] 董翠红,刘勇.社区护理学[M].北京:中国医药科技出版社,2015.

[18] 王承明.全科医学[M].北京:中国协和医科大学出版社,2016.

[19] 杨术兰.老年护理[M].北京:人民卫生出版社,2016.

[20] 中国高血压防治指南修订委员会.中国高血压防治指南 2010[J].中国医学前沿杂志(电子版),2011,3(5):42-93.

[21] 《中国高血压患者教育指南》编撰委员会.中国高血压患者教育指南[M].北京:人民卫生出版社,2014.

[22] 李小鹰,孙宁玲.2010 中国高血压防治指南:临床医师 100 问[M].北京:人民军医出版社,2012.

[23] 张晓林.高血压的社区筛查[J].中华全科医师杂志,2009,8(4):220-221.

[24] 中华医学会糖尿病学分会.中国 2 型糖尿病防治指南(2013 年版).中华糖尿病杂志,2014,6(7):447-498.

[25] 李立明.流行病学[M].6 版.北京:人民卫生出版社,2007.

[26] 葛均波,徐永健.内科学[M].8 版.北京:人民卫生出版社,2013.

[27] 国家卫生和计划生育委员会.肺结核患者健康管理服务规范(2015 年版)[EB/OL].(2015-10-15)[2015-10-27]. http://www. nhfpc. gov. cn/ewebeditor/uploadfile/2015/10/20151027135428269. docx.

[28] 国家卫生和计划生育委员会."十三五"全国卫生计生监督工作规划[EB/OL].(2017-01-22)[2017-07-20]. http://www. ndrc. gov. cn/fzgggz/fzgh/ghwb/gjjgh/201707/W020170720473543710941. doc.

[29] 医师资格考试指导用书专家编写组.医学综合应试指南(公共卫生执业助理医师)[M].北京:人民卫生出版社,2013.

[30] 杨发祥.当代中国计划生育史研究[D].浙江:浙江大学.2003[2010-10-18].